中医常见疑难病医案实录

刘敬霞 主编

全国百佳图书出版单位
中国中医药出版社
·北京·

图书在版编目（CIP）数据

中医常见疑难病医案实录／刘敬霞主编．—北京：
中国中医药出版社，2023.12
ISBN 978-7-5132-8441-7

Ⅰ.①中⋯　Ⅱ.①刘⋯　Ⅲ.①疑难病-中医临床-医
案-汇编-中国-现代　Ⅳ.①R249.1

中国国家版本馆 CIP 数据核字（2023）第 188710 号

中国中医药出版社出版

北京经济技术开发区科创十三街 31 号院二区 8 号楼
邮政编码　100176
传真　010-64405721
河北新华第二印刷有限责任公司印刷
各地新华书店经销

开本 710×1000　1/16　印张 15.75　字数 245 千字
2023 年 12 月第 1 版　2023 年 12 月第 1 次印刷
书号　ISBN 978-7-5132-8441-7

定价　70.00 元
网址　www.cptcm.com

服 务 热 线　010-64405510
购 书 热 线　010-89535836
维 权 打 假　010-64405753

微信服务号　zgzyycbs
微商城网址　https://kdt.im/LIdUGr
官 方 微 博　http://e.weibo.com/cptcm
天猫旗舰店网址　https://zgzyycbs.tmall.com

如有印装质量问题请与本社出版部联系（010-64405510）

前　言

　　2018 年，为了响应人力资源与社会保障部关于支持和鼓励事业单位专业技术人员创新创业相关政策的号召，我辞去宁夏医科大学中医学院院长的行政职务，创办了银川易德中医医院，当时虽然对自己近三十年的临床水平有一定自信，但是在从教学科研岗转为临床诊疗岗的过程中，我的底气还是不太足。但庆幸的是，中医特色优势和银川易德中医医院敢为中医发展开拓创新的团队给了我极大的勇气。四年时间，在每次分享优秀案例时，在每次讨论疑难病例时，在每次大查房分析病例时，在每次讲习业务案例时……银川易德中医医院的临床医生们把讲学和讨论内容记录下来，于 2020 年编写了《刘敬霞教学查房实录》一书。该书在中国中医药出版社同仁的努力下，已于 2022 年 12 月出版。近两年来，在前期编写《刘敬霞教学查房实录》的基础上，也在银川易德中医医院临床医生治疗疑难病症的临床能力不断提高的情况下，大家对我近年来诊治的临床案例进行了整理，编写了《中医常见疑难病医案实录》，以与同道切磋，共享临证经验，不断提高易德中医团队的诊疗水平，从而更好地为百姓提供健康服务！

一、编写目的

　　医案是医生诊治疾病时辨证、立法、用药的连续记录。记录、编写和保存中医医案对深化中医基础理论和提高临床诊疗水平具有非常重要的价值和贡献。编写本书的主要目的如下：

1

1. 记录第一手临床资料。梁启超说："治学重在真凭实据。"真实地记录医案为临床医生提供了第一手实践资料。无论是成功经验，还是失败教训，只要认真研究医案，对提高临床诊疗水平都有很大意义。

2. 验证和充实中医理法方药。近代名医余听鸿说："医书虽众，不出二义。经文、本草、经方，为学术规矩之宗；经验、方案、笔记，为灵悟变通之用。二者皆并传不朽。"临床医生通过记述临床诊疗过程，不仅积累了临床经验，而且夯实了中医基础理论，甚至探索出新发现。

3. 开拓辨证论治思路。中医治病过程是理论指导和实际应用的有机结合，临床医生需要做到知常达变，并从医案中探求医者匠心绝妙之处。通过医案，学会抓住病证特点，掌握辨证论治思路，以及随证方药加减等内容，不断开拓诊疗思路，提高临床诊疗水平。

4. 挖掘理论创新源泉。近代先哲章太炎先生指出："中医之成绩，医案最著。欲求前人之经验心得，医案最有线索可寻，循此钻研，事半功倍。"中医医案是承载医理的宝贵载体，也是医家学术思想的重要体现，还是不断创新和发展学术理论的力量源泉。研究医案是挖掘中医理论的创新源泉。

5. 构建中医学术研究资料库。研究中医医案对传承医家学术思想、指导临床实践、拓展诊疗思路有着非常重要的作用。中医医案是研究历代医家学术思想必不可少的资料，其蕴藏着许多新发现、新创造、新见解。因此，作为传承学术观点和中医诊疗经验的重要载体，研究医案可以构建中医学术研究的资料库。

二、内容和特点

《中医常见疑难病医案实录》的内容主要由四部分组成。

第一部分：病案汇报。主管医生对典型病案进行汇报。内容包括患者的一般状况、望问切诊、辨证分型等。

第二部分：提出问题。针对入院后患者的辨证、诊断、治疗、预期效果及前沿进展等内容，主管医生提出系列问题。

第三部分：辨证讨论。科室医生对病案辨证分型的合理性、选方用药的准确性开展讨论。

第四部分：临证讲解。刘敬霞对辨证分型、理法方药进行分析，并就本病的临床经验进行讲解，进一步指导临床应用。

三、编写和致谢

在编写本书过程中，银川易德中医医院的全体医生均参与了资料整理和书稿编撰工作，北京中医药大学张易从博士参与了书稿的组织和校对工作，感谢大家的辛勤付出！在编写和审定书稿过程中，也得到中国中医药出版社黄春雁老师的大力帮助，在此表示感谢！感谢银川易德中医医院张喆和孙瑞玲副院长的鼎力支持！

由于编者们时间精力有限，对医案整理和分析有不妥之处，敬祈阅读者不吝指正，以便改进，为后续提高医案编写质量不断努力。

本书可供从事中医临床工作者参考使用，也可用于中医药院校医案学习和临床教学，对于西医临床医生来说，也是一本可以参考阅读、拓展思路、提高诊疗能力的书籍。

刘敬霞

2023 年 4 月

目 录

第一章 肺系疾病

第一节 肺脓肿不伴有肺炎

一、主管医师汇报病历

患者曹某，男，58岁，于2022年4月6日入住我科。

主诉：咳嗽、咳痰间作1月余，加重1周。

现病史：患者诉1个月前受凉后出现咳嗽、咳脓痰，自觉口中腥臭味，右侧胸痛，全身发热，寒战，未测体温，无咽干，无刺激性干咳，无喘息气促，无心慌心悸，自行口服复方氨酚烷胺片、盐酸吗啉胍片等药物治疗，咳嗽、咳痰未见明显缓解，遂就诊于当地某医院。行胸部CT示右肺上叶病变，多考虑肺脓肿，请结合临床及实验室检查；血常规示白细胞计数12.88×10^9/L（↑），中性粒细胞绝对值9.69（↑），单核细胞绝对值1.07（↑），中性粒细胞百分比75.20%（↑）；诊断为肺脓肿，给予头孢类、桉柠蒎肠溶软胶囊等药物治疗，症状稍有好转。在此期间咳嗽、咳痰间作，呈脓痰，自觉口中腥臭味。1周前患者因受凉后上述症状加重，今为求进一步治疗，遂就诊于我院门诊，经门诊检查后拟以"肺脓肿不伴有肺炎"收入院。入院症见：咳嗽，咳脓痰，易咳出，自觉口中腥臭味；胸闷气短，乏力明显，时感心慌心悸，咽干、咽痒，无咽痛；头晕头昏，无头痛；腰部酸困、僵硬，偶有疼痛；出汗多，双手足心不热；纳食可，睡眠可，二便正常，近期体重无明显增减。

既往史：2型糖尿病1年，现口服二甲双胍片0.5g/次，2次/日，现血糖控制不稳定；腰椎间盘突出症病史10年，未治疗；甲状腺结节、颈动脉硬化、胆囊息肉、肝血管瘤病史5年，未治疗；否认高血压、冠心病病史；否认精神疾病史；否认肝炎、结核等传染病病史；否认手术史；否认外伤史及输血史；否认药物、食物过敏史；预防接种记录不详。

个人史：出生于宁夏固原，并久居于此，无疫区居住史；生活规律，吸烟40余年，约20支/日，少量饮酒史；无工业毒物、粉尘、放射性物质接触史；无冶游史。

婚育史：22岁结婚，育有1子1女，配偶及子女体健。

家族史：母亲健在，父亲已故，原因不详，否认患遗传病、传染病和同类疾病史。

望、闻、切诊：神志清楚，两目乏神，呼吸正常，语言清晰，面色黑，肌肉不削，动作灵活，头颅圆整，耳郭色泽红润，鼻色红黄隐隐，唇色暗红，咽喉壁可见数个针尖样疱疹，口唇随意开合，动作协调，牙齿润泽，咽喉黏膜充血红肿，呼吸通畅，发音正常。舌象：舌红，苔黄腻。脉象：弦滑。

体格检查：体温36.0℃，心率81次/分，呼吸20次/分，血压109/72mmHg。神志清晰，发育正常，营养中等，表情自如，自主体位，步态正常，精神良好，查体合作，对答切题。全身皮肤黏膜无黄染，未见皮疹及出血点，无肝掌和蜘蛛痣。全身浅表淋巴结未扪及肿大，头颅无畸形，两侧瞳孔同圆等大，对光反应正常，眼球运动正常。鼻通畅，鼻唇沟对称，鼻中隔无偏曲，鼻翼无扇动，鼻窦区无压痛，无流涕和出血。两耳郭正常，外耳道无脓性分泌物，乳突区无压痛，两耳听力粗测正常。唇暗红，咽喉充血、水肿，咽喉壁可见数个针尖样疱疹，扁桃体无肿大，悬雍垂居中。颈软，颈静脉不充盈，气管居中，双侧甲状腺无肿大。胸廓无畸形，乳房两侧对称，呼吸运动两侧对称，双侧语颤正常，呼吸节律规整，左肺叩诊呈清音，右上肺叩诊呈浊音，呼吸音低，两肺闻及痰鸣音，右肺上叶可闻及湿啰音。心尖搏动位于左侧第五肋间左锁骨中线内0.5cm，心尖部无震颤，无摩擦感，心脏浊音界无扩大，心率81次/分，心律齐，心音有力，各瓣膜听诊区未闻及病理性杂音。腹无膨隆，未见腹壁静脉曲张及蠕动波。腹壁柔软，无肌紧张，无压痛及反跳痛，肝脾肋下未触及，无液波震颤，未触及包块。肝脾区均无叩击痛，无移动性浊音，双肾区无叩击痛。肠鸣音正常，5次/分，未闻及血管杂音。肛门及外生殖器未查。脊柱及四肢无畸形，活动自如，关节无红肿，双下肢无可凹陷性水肿，无杵状指（趾）。生理反射存在，病理反射未引出。

辅助检查：（2022-03-21，当地某医院）胸部CT示肺上叶病变，多考虑肺脓肿，请结合临床及实验室检查；血常规示白细胞计数12.88×10⁹/L（↑），中性粒细胞绝对值 9.69 （↑），单核细胞绝对值 1.07 （↑），中性粒细胞百分比 75.20% （↑）。入院完善相关检查，报告回复：血常规示白细胞计数 $17.04 \times 10^9/L$ （↑），中性粒细胞百分比 82.1% （↑），淋巴细胞百分比 12.3% （↓），嗜酸性粒细胞百分比 0.3% （↓），中性粒细胞计数 $3.99 \times 10^9/L$ （↑），血小板计数 $307 \times 10^9/L$ （↑）；血糖 7.72mmol/L；糖化血红蛋白测定 7.0% （↑）；肝功、肾功、尿常规、便常规未见明显异常；心电图示正常窦性心律，电轴显著右偏；腹部彩超示肝血管瘤，门静脉、胆、胰、脾、双肾未见明显异常。

中医诊断：肺痈，痰热蕴肺证。

西医诊断：①肺脓肿不伴有肺炎；②2 型糖尿病；③病毒性咽炎；④腰椎间盘突出症；⑤甲状腺结节；⑥颈动脉硬化；⑦胆囊息肉；⑧肝血管瘤。

诊疗计划：①中医治疗。耳针（肺、心、肾、脾、肝、内分泌、肾上腺、交感、肩、皮质下、耳尖）以调节气血；患者乏力明显，给予艾灸双足三里穴以益气健脾；患者咳嗽、咳痰，双肺可闻及痰鸣音，给予穴位贴敷疗法（天突穴、大椎穴、双肺俞穴、双定喘穴、双大杼穴、双脾俞穴、双胃俞穴、双足三里穴、双丰隆穴、双列缺穴、双大肠俞穴）以宣肺化痰止咳；中药汤剂以补肺益气、化痰散结、排脓消痈为主。②西医治疗。患者疲乏无力，给予 0.9% 氯化钠注射液 250mL + 维生素 C 注射液 2.0g + 维生素 B_6 注射液 0.2g，静滴，1 次/日，以营养治疗；咽部充血水肿，咽喉壁可见数个针尖样疱疹，给予 0.9% 氯化钠注射液 250mL + 利巴韦林注射液 0.3g，静滴，1 次/日，抗病毒治疗；给予 0.9% 氯化钠注射液 250mL + 注射液用阿奇霉素 0.5g，静滴，1 次/日，以抗感染；因黄芪注射液可保护肺脏，改善肺功能，具有托毒外出作用，故给予 0.9% 氯化钠注射液 250mL + 黄芪注射液 20mL，静滴，1 次/日。

二、临床需解决的问题

1. 根据患者目前血常规结果，白细胞、中性粒细胞计数均升高，淋巴细胞百分比降低，为什么抗病毒与抗生素联合使用治疗？

2. 结合患者目前症状，处于肺痈哪一期？辨证为痰热蕴肺证是否准确？

3. 针对患者目前症状，中医如何用药？

4. 患者临床治疗中可能存在哪些风险？

5. 肺脓肿患者日常生活应注意哪些？

三、针对案例开展讨论

1. 根据患者目前血常规情况，应首先进行抗感染治疗，虽然已经使用了阿奇霉素抗感染治疗，但患者入院前血常规提示单核细胞绝对值升高，提示有病毒感染，结合患者情况，需要抗病毒药物与抗生素联合使用。

2. 肺痈在演变的过程中有四期：初期风热（寒）之邪侵袭卫表，内郁于肺，肺卫同病，蓄热内蒸，热伤肺气，肺失清肃；成痈期为邪热壅肺，蒸液成痰，气分热毒浸淫及血，热壅血瘀，蕴酿成痈；溃脓期痰热与瘀血壅阻肺络，热盛肉腐，血败化脓，继则肺络损伤，脓疡内溃外泄；溃后邪毒渐尽，病情趋向好转，进入恢复期。患者现咳嗽，咳脓痰，易咳出，自觉口中腥臭味，考虑处于成痈期，结合患者舌红、苔黄腻、脉弦滑，故辨证为痰热蕴肺证。

3. 患者目前处于成痈期，辨证为痰热蕴肺证，故选用千金苇茎汤和如金解毒散加减。常用芦根清热消痈；冬瓜仁、薏苡仁、桃仁、桔梗化浊行瘀散结；热毒内盛，加鱼腥草、鹿衔草、金荞麦、败酱草；咳痰黄稠，加桑白皮、瓜蒌、射干、海蛤壳等。

4. 临床治疗过程中可能出现排痰不畅，形成痰栓；若在急性肺脓肿时期未及时控制感染，可发展为慢性肺脓肿；同时会产生新的肺部慢性炎症、新的播散病灶，可并发脓胸、脓气胸；若病灶部位有较大的肺络损伤，可出现咯血；患者既往有糖尿病病史，高糖状态下，感染不易控制，所以应注意控制血糖。

5. 肺脓肿的患者应做到定时开窗通风，保持室内空气清新；注意保暖，注意室温的调节，避免受凉；安静卧床休息，每天记录体温，观察脉象变化，咳嗽情况，咳痰的色、质、量、味等；饮食宜清淡，多食蔬菜、新鲜水果等；禁烟酒及辛辣刺激食物，以免燥热伤肺；经常活动及变换体位，轻拍背部，每天 2 ~ 3 次，每次 10 ~ 15 分钟，以促进痰液排出。

四、刘敬霞主任医师临证讲解

1. 纠正病历书写中的问题

病历中要对痰液的色、质、量、味等进行详细描述。

2. 问题分析和讲解

肺脓肿是由多种病原体引起的肺组织化脓性病变，早期为化脓性肺炎，继而坏死、液化、脓肿形成。肺脓肿的病原体与感染途径密切相关，根据感染途径，可分为以下几种类型：①吸入性肺脓肿，病原体经口、鼻、咽腔吸入致病。②继发性肺脓肿，如金黄色葡萄球菌、铜绿假单胞菌和肺炎克雷伯菌肺炎等均可以继发肺脓肿。③血源性肺脓肿，因皮肤外伤感染、疖、痈、中耳炎或骨髓炎等所致的脓毒症，菌栓经血行播散到肺，引起小血管栓塞、炎症和坏死而形成肺脓肿。患者因外感发病，但未进一步进行痰培养检查，所以首先考虑吸入性肺脓肿，且复查血常规提示白细胞、中性粒细胞计数均升高，并伴随单核细胞绝对值升高，考虑细菌与病毒感染同时存在，故在治疗第一阶段以抗生素和抗病毒联合治疗为主。肺脓肿属于中医学范畴中的"肺痈"，是肺叶生疮，发生脓疡的一种病证，以咳嗽、胸痛、发热、咳吐腥臭浊痰，甚则脓血相间为主要临床表现，主要病机为邪热郁肺，蒸液成痰，痰热壅阻肺络，血滞为瘀，而邪热与瘀血互结，蕴酿成痈，血败肉腐化脓，肺络损伤，脓疡内溃外泄。病情演变过程主要分为四期，即初期、成痈期、溃脓期、恢复期。患者现咳嗽，咳脓痰，易咳出，自觉口中腥臭味，处于成痈期，结合患者舌红，苔黄腻，脉弦滑，辨证以痰热蕴肺证为主，治疗以清热解毒、消痈排脓为主。可用金荞麦、鱼腥草、败酱草以清热解毒消痈；桔梗、杏仁、薏苡仁、冬瓜仁排脓祛痰消痈；溃处不敛，可用阿胶、白及、百部收敛止血，祛腐消痈；在此基础上应注重扶正祛邪，故可用生黄芪、炙黄芪、人参、白术等扶正托毒外出。肺痈的临证治疗过程中重视排脓解毒，遵循"有脓必排"的原则，警惕危候、恶候。

第二节　支气管炎

一、主管医师汇报病历

患者马某，男，20岁，于2022年7月19日入住我科。

主诉：咳嗽、咳痰5天。

现病史：患者诉5天前因受凉后出现咳嗽、咳痰，咳少量白色黏痰，痰易咳出，气短，鼻塞，流清涕，无发热恶寒，无呼吸困难，无喘息气促，自行口服阿莫西林、肺宁颗粒等药物治疗后症状无明显缓解，且较前加重，为求系统治疗，今来我院就诊，查胸部正侧位片示两肺纹理增粗增多。结合临床，遂由门诊以"支气管炎"收住入院。入院症见：患者咳嗽、咳痰，咳少量白色黏痰，痰易咳出，气短，咽干，咽痒；头昏，双目干痒，口干，咽部异物感；时有心慌心悸，活动后乏力；腰部两侧酸痛，双手足心偏热，全身汗出较多；纳食可，受凉后胃脘胀满不适，无反酸，无烧心；夜寐差，入睡困难；小便调，大便正常，1 次/日；近 3 个月体重减轻5kg。

既往史：脂肪肝、肝功能异常病史 1 年，间断口服中药治疗，具体不详；高尿酸血症病史 1 年，曾口服中药治疗，具体不详；既往有一过性血压升高，最高达 150/90mmHg，曾口服中药治疗后血压降至正常，未规律服药；否认有糖尿病、冠心病、肾脏病等疾病；否认肝炎、结核、SARS（严重急性呼吸综合征）等疾病及接触史，预防接种史不详；半年前因骑车摔倒致右上肢、右侧面部受伤；否认手术及输血史；否认食物及药物过敏史。

个人史：出生于宁夏同心，久居于当地，无食生鱼、生肉史；无地方病流行区居住史，无传染病接触史；无烟酒嗜好，无药物嗜好；无粉尘物质接触史；无冶游史。

婚育史：未婚。

家族史：家人均健在，否认患遗传病、传染病和同类疾病史。

望、闻、切诊：神志清楚，两目有神，呼吸平稳，语言清晰，面色偏红，肌肉不削，动作自如，反应灵敏，头颅圆整，发黑稠密润泽，耳郭色泽红润，鼻色红黄隐隐，含蓄明润，唇色红，口唇随意开合，动作协调，齿龈淡红而润泽，咽喉充血水肿，双侧扁桃体Ⅱ度肿大，色红，呼吸通畅，发音正常，食物下咽顺畅。舌象：舌淡红，苔白。脉象：脉细数。

体格检查：体温 36.4℃，心率 98 次/分，呼吸 25 次/分，血压 122/79mmHg。神志清晰，发育正常，营养中等，体形偏胖，表情自如，自主体位，步态正常，精神欠佳，查体合作，对答切题。全身皮肤黏膜无黄染，未见皮疹及出血点，无肝掌和蜘蛛痣。全身浅表淋巴结未扪及肿大，头颅无畸形，两侧瞳孔同圆等大，对光反应正常，眼球运动正常。鼻通畅，鼻唇沟对称，鼻中隔无偏曲，鼻翼无扇动，鼻窦区无压痛，无流涕和出血。两耳郭正常，外耳道无脓性分泌物，乳突区无压痛，两耳听力粗测正常。唇红，牙龈无肿胀，无溢脓及色素沉着，口腔黏膜无溃疡，咽喉充血水肿，双侧扁桃体Ⅱ度肿大，色红，悬雍垂居中。颈软，颈静脉不充盈，气管居中，双侧甲状腺无肿大。胸廓无畸形，乳房两侧对称，呼吸运动两侧对称，双侧语颤正常，呼吸节律规整，两肺叩诊呈清音，呼吸音粗，两肺可闻及痰鸣音。心尖搏动位于左侧第五肋间左锁骨中线内0.5cm，心尖部无震颤，无摩擦感，心脏浊音界无扩大，心率98次/分，心律齐，心音有力，各瓣膜听诊区未闻及病理性杂音。腹无膨隆，未见腹壁静脉曲张及蠕动波。腹壁柔软，无肌紧张，无压痛及反跳痛，肝脾肋下未触及，无液波震颤，未触及包块。肝脾区均无叩击痛，无移动性浊音，双肾区无叩击痛。肠鸣音4次/分，未闻及血管杂音。肛门及外生殖器未查。脊柱及四肢无畸形，活动自如，关节无红肿，双下肢无可凹陷性水肿，无杵状指（趾）。生理反射存在，病理反射未引出。

辅助检查：血常规示红细胞计数5.86×10^{12}/L（↑），血小板计数346×10^9/L（↑）；肝肾功示丙氨酸氨基转移酶161.9U/L（↑），天门冬氨酸氨基转移酶78.2U/L（↑），碱性磷酸酶129.2U/L（↑），γ-谷氨酰转移酶164.1U/L（↑），肌酐100.9μmol/L（↑），尿酸431.3μmol/L（↑）；血糖、血脂、尿便常规、甲功五项未见明显异常；心电图示窦性心律，正常心电图；腹部彩超示脂肪肝（轻度），门静脉、胆、胰、脾、双肾未见明显异常；甲状腺及颈部淋巴结彩超示右侧甲状腺低回声结节，大小约3.0mm×1.7mm。

中医诊断：咳嗽，风寒袭肺证。

西医诊断：①支气管炎；②病毒性咽炎；③急性扁桃体炎；④轻度脂肪肝；⑤高尿酸血症；⑥肝功能异常；⑦甲状腺结节。

诊疗计划：①中医治疗。予耳针（左耳，取穴：心、肺、脾、肾、肝、神门、内分泌、三焦、神衰点、激素点、气管）以调节各脏腑功能；予中药穴位贴敷疗法（取穴：双肺俞穴、双大肠俞穴、双风门、天突穴、膻中穴、双脾俞穴、双肾俞穴、双丰隆穴、双尺泽穴、双足三里穴、双阳陵泉穴）以化痰止咳；予神阙穴艾灸治疗以健脾化痰；予肝区中药硬膏热贴敷治疗以疏肝健脾降浊；予双侧膀胱经拔罐疗法（共9罐）以散寒祛湿，增强疗效。②西医治疗。患者气短、乏力，查体咽喉充血水肿，予5%葡萄糖注射液250mL+维生素 C 注射液 2.0g+维生素 B₆注射液 0.2g，静滴，1 次/日，以营养、稳定机体内环境；黄芪注射液对肺具有保护作用，可增强机体免疫功能，予 5% 葡萄糖注射液 250mL+黄芪注射液 20mL，静滴，1 次/日，以益气扶正、健脾利湿；患者入院第 7 天，仍有咳嗽、咳痰，夜间明显，考虑气道高反应性，予 0.9% 氯化钠注射液 10mL+地塞米松磷酸钠注射液 5mg，氧化雾化以对症治疗。

目前情况：现为患者入院第 10 天，仍夜间咳嗽明显，咳少量白色黏痰，气短较前改善，咽干、咽痒明显减轻；头昏、双目干痒、口干明显减轻，咽部异物感较前明显缓解；时有心慌心悸，乏力较前明显改善；腰部两侧酸痛较前明显减轻，双手足心偏热，全身汗出较前明显减少；纳食可，夜寐较前改善；二便正常。

二、临床需要解决的问题

1. 患者长期尿酸偏高，本次咳嗽缓解不明显是否与尿酸升高有关？
2. 患者现在仍有双目发痒，是否为过敏引起咳嗽？
3. 患者经治疗后咳嗽不缓解，是否发生咳嗽变异性哮喘？
4. 辨证为风寒袭肺证是否合适？
5. 针对目前病情该如何治疗？
6. 对饮食调护方面的指导有哪些？

三、针对案例开展讨论

1. 肝脏将机体代谢产生的核蛋白和核酸及饮食摄入的嘌呤分解形成尿酸存在血液中，其中大部分尿酸通过肾脏排出，只有极少部分通过胆汁排泄。患者高尿酸血症发病在前，支气管炎发病在后，从中医学角度讲，肺肾为母子关系，尿酸升高为肾脏疾病，肾为肺之子，子盗母气，影响肺气宣发肃降。在补肺化痰止咳的同时，兼顾降尿酸，用生黄芪、炙黄芪、人参、白术、仙鹤草、金樱子肉、升麻等药物益气补肺，紫菀、款冬花、射干、芥子、白前、前胡、百部等药物以化痰止咳，茯苓、猪苓、泽泻、杜仲、菟丝子、胡芦巴等药物温肾以降尿酸。

2. 虽然患者血常规提示与过敏相关的指标正常，但根据患者咳嗽少痰、夜间咳嗽明显等咳嗽发作时间及性质，考虑与过敏有关；患者双目发痒，提示有风邪作祟，入院时给予荆防败毒散加减以疏风散寒，目前外风已去；患者20岁已有一过性血压升高病史，且肝功能异常，考虑肝风内动，肝气过旺，木火刑金，故有阵发性咳嗽、双目发痒等症状。

3. 咳嗽变异性哮喘的病理基础是气道反应性增高，其唯一症状是咳嗽，持续时间大于8周，夜间明显，遇冷空气、运动时可能会诱发或加重，可通过经治疗咳嗽能否缓解，与肺部感染相鉴别。根据患者咳嗽不缓解，考虑与咳嗽变异性哮喘有关。

4. 咳嗽病位在肺，与脾、肝有关，久则及肾，主要病机为邪犯肺系，肺气上逆，肺主气，司呼吸，上连气道、喉咙，开窍于鼻，外合皮毛，内为五脏华盖，其气贯百脉而通他脏，不耐寒热，易受内、外之邪侵袭而致宣肃失司，肺气上逆，发为咳嗽。患者因受凉后出现咳嗽、咳痰，伴有气短、鼻塞、流清涕、咽干、咽痒，为外感风寒，内袭于肺，肺卫失宣，寒性收引，凝聚痰液，故痰白黏稠，结合舌淡红、苔白、脉细数，考虑风寒袭肺是合适的。

5. 结合患者目前的症状，且其体形偏胖，多痰湿，加之平素饮食不节，损伤脾胃，脾失健运，酿生痰湿，上贮于肺，久则肺脾气虚，脾为生痰之源，肺为贮痰之器，夹有痰湿之邪，且患者有脂肪肝、高尿酸血症病史，也是一种湿浊之邪，治疗时可用祛风止咳、健脾化湿之药物。

6. 在生活方面嘱患者注意气候变化，保持空气流通，做好防寒保暖，避免受凉；注意防护，尤其在花粉季节，戴口罩以防过敏性疾病发生；平素清淡饮食，少食肥甘厚味，以免蕴湿生痰；加强锻炼，积极消除脂肪肝，稳定血压，增强体质，提高抗病能力；不要熬夜，做好个人卫生。

四、刘敬霞主任医师临证讲解

1. 纠正病历书写中的问题

对痰及咳嗽的描述要详细，如咳嗽加重时间、诱发原因、痰中有无泡沫等。

2. 问题分析和讲解

（1）咳嗽与尿酸两者是有关系的。尿酸是酸性物质，易损伤肝肾。无痰、不能缓解、阵发性咳嗽等症状与风邪有关，肝肾阴虚生风。患者有脂肪肝、肝功能异常等疾病，体现为肝脏损伤，尿酸升高对肾脏有损伤，肾为肺之子，子盗母气。

（2）患者既往有一过性血压升高，是肝风内动、风火上扰的表现。肝火有两种，一种是阴虚生风引动肝火，用镇肝息风汤加减治疗；另一种是肝阳上亢，实火上扰，用天麻钩藤饮加减治疗。从五行学说讲，金克木，但肝气过旺，反侮于肺，木火刑金，这种引起的咳嗽、咳痰为阵发性呛咳；咳少量絮状痰，与情绪激动、紧张、环境变化有关。患者的咳嗽与肝气旺有关，一定要打破年龄界限来思考病机。

（3）咳嗽变异性哮喘主要发生在喉头和大气道，支气管哮喘主要在分支气道，通过听诊可鉴别，支气管哮喘有哮鸣音，咳嗽变异性哮喘无哮鸣音。可进一步行肺功能检查，肺功能损伤后，通气功能下降，形成通气性功能障碍，且支气管激发试验阳性，考虑与咳嗽变异性哮喘有关，给予口服氨茶碱以解痉平喘对症治疗。

（4）病机有标本虚实之分，患者有一过性高血压、脂肪肝、高尿酸血症等疾病，尿酸升高是脾运化功能减退，脂肪肝是肝脏疏泄功能减退，长期尿酸升高是肾脏逐水功能及排泄功能减退，说明肝脾肾三脏受损，所以要打破年龄论虚实。肝脾肾受损在前，也就是本虚在前，患者受凉后咳嗽，也就是标实在后，所以辨证为风寒袭肺证是合理的；患者入院时有鼻塞、流清涕，还应考虑鼻滴漏综合征，这种鼻涕易从鼻腔后流出刺激咽喉引起气道高反应，也会出现咳嗽、流鼻涕等症状。

（5）从脾还是从肝论治，需要看舌苔，舌象是非常客观的表现。患者舌体胖，舌边有齿痕，苔白，四诊合参，辨证为风寒外袭证为标，脾虚湿盛证为本，治疗以健脾化痰除湿为主以培土生金，再加入息风药物如蒺藜、炒僵蚕、蝉蜕。

第三节　慢性阻塞性肺疾病

一、主管医师汇报病历

患者孙某，男，58岁，于2022年7月25日入住我院中医肿瘤科。

主诉：咳嗽、咳痰、气短间作7年，加重1个月。

现病史：患者自诉 7 年前无明显诱因出现咳嗽、咳痰，痰白质黏，晨起痰多，不易咳出，伴胸闷气短，乏力明显，就诊于当地医院行相关检查后，诊断为"慢性阻塞性肺病"，住院给予解痉平喘、化痰止咳等对症治疗，症状好转后出院。此后每因受凉后上述症状加重，多次就诊于当地医院住院治疗。1 个月前患者因受凉后咳嗽、咳痰较前加重，咳吐大量白色稀痰，晨起明显，胸闷、气短，活动后喘促，就诊于银川市某医院。胸部 CT 示①双肺间质性改变；②右肺中叶、双肺下叶条索影；③左肺下叶多发支气管扩张；④双侧上胸膜局部增厚。给予布地奈德气雾剂吸入 2 次/日，治疗后症状未见明显缓解。今日患者为求进一步中医治疗，就诊于我院，由门诊以"慢性阻塞性肺疾病"收住院。入院症见：患者咳嗽、咳痰，咳吐大量白色稀痰，晨起明显，胸闷、气短，活动后喘促，偶有呼吸困难，无咳吐脓血痰，无痰中带血，无发热、寒战；头晕头昏，无头痛，无视物旋转，无黑蒙；乏力，多汗，畏寒怕冷；颈项部僵硬疼痛，偶有双手麻木；胃脘嘈杂不适，反酸，无明显烧心，口干口苦；纳可，睡眠差，入睡困难，多梦，大便正常，小便频数，夜尿 3~4 次/晚；近期体重未见明显增减。

既往史：支气管哮喘病史 20 余年；支气管扩张症病史 1 年余；发现间质性肺病半个月；窦性心律不齐病史 10 年余；颈椎病病史 20 余年，曾行针灸、按摩及牵引治疗；有睡眠障碍病史 7 年余，间断口服艾司唑仑片，睡前 1 片；否认高血压、糖尿病、冠心病等慢性病史；否认肝炎、结核等传染病史及接触史；否认手术史、外伤史及输血史；对磺胺类药物过敏，否认食物过敏史。

个人史：出生并久居于宁夏银川，否认食生鱼、生肉史，否认疫区接触史，否认地方病流行区居住史，否认传染病接触史；否认吸烟，饮酒 30 年，已戒酒 1 年余；否认药物嗜好；否认工业毒物、粉尘物质接触史；否认冶游史。

婚育史：28 岁结婚，育有 1 子，配偶患有高血压、糖尿病，儿子身体健康。

家族史：父母均患有冠心病，否认家族遗传病、传染病及同类疾病史。

望、闻、切诊：神志清楚，两目乏神，呼吸平稳，语言清晰，面色欠荣润,肌肉不削,动作自如,反应灵敏,头颅圆整,发花白,耳郭色泽红润,鼻色红黄隐隐,明润含蓄,唇色暗红,口唇随意开合,动作协调,牙齿洁白润泽而坚固,齿龈淡红而润泽,咽喉充血水肿,双侧扁桃体无肿大,呼吸通畅,发音正常,食物下咽顺利无阻。舌象:舌质暗红,苔白。脉象:脉弦细滑。

体格检查:体温36.4℃,心率69次/分,呼吸17次/分,血压123/77mmHg。神志清晰,发育正常,营养中等,表情自如,自主体位,步态正常,精神欠佳,查体合作,对答切题。全身皮肤黏膜无黄染,未见皮疹及出血点,无肝掌和蜘蛛痣。全身浅表淋巴结未扪及肿大,头颅无畸形,两侧瞳孔同圆等大,对光反应正常,眼球运动正常。鼻通畅,鼻唇沟对称,鼻中隔无偏曲,鼻翼无扇动,鼻窦区无压痛,无流涕和出血。两耳郭正常,外耳道无脓性分泌物,乳突区无压痛,两耳听力粗测正常。唇暗,咽喉充血水肿,双侧扁桃体无肿大,悬雍垂居中。颈软,颈静脉不充盈,气管居中,双侧甲状腺无肿大。胸廓呈桶状,肋间隙增宽,乳房两侧对称,呼吸运动两侧对称,双侧语颤减弱,呼吸节律规整,两肺叩诊呈过清音,呼吸音低弱,两肺可闻及大量痰鸣音。心尖搏动位于左侧第五肋间左锁骨中线内0.5cm,心尖部无震颤,无摩擦感,心脏浊音界无扩大,心率69次/分,心律齐,心音有力,各瓣膜听诊区未闻及病理性杂音。腹无膨隆,未见腹壁静脉曲张及蠕动波。腹壁柔软,无肌紧张,剑突下无压痛,无反跳痛,肝脾肋下未触及,无液波震颤,未触及包块。肝脾区均无叩击痛,无移动性浊音,双肾区无叩击痛。肠鸣音正常,4次/分,未闻及血管杂音。脊柱及四肢无畸形,活动自如,关节无红肿,双下肢无可凹陷性水肿,无杵状指(趾)。生理反射存在,病理反射未引出。

辅助检查:(2022-07-07,当地医院)胸部CT示①双肺间质性改变;②右肺中叶、双肺下叶条索影;③左肺下叶多发支气管扩张;④双侧上胸膜局部增厚。腹部彩超、泌尿系彩超示右肾稍强回声,错构瘤?双肾囊性占位,囊肿?左肾结晶;前列腺稍大伴钙化。甲状腺彩超及颈部血管彩超未见异常。入院后查血常规示平均红细胞体积105.2fL,平均红细胞血红蛋白含量34.6pg。血葡萄糖示6.21mmol/L。肝功示总胆红素20.36μmol/L,直接胆红素7.89μmol/L,丙氨酸氨基转移酶45.6U/L。肾功示肌酐68.6μmol/L,尿酸464.1μmol/L,尿素9.17mmol/L。尿常规未见异常。心电图示正常窦性心律，P-R间期延长，电轴右偏。心脏彩超示EF（左室射血分数）为62%，静息状态下，心脏结构及心功能测定正常，三尖瓣、肺动脉瓣微量反流。

中医诊断：肺胀，痰浊壅肺证。

西医诊断：①慢性阻塞性肺疾病；②支气管扩张（症）；③间质性肺病；④支气管哮喘；⑤颈椎病；⑥睡眠障碍。

诊疗计划：①中医治疗。予耳针（右耳，取穴：肺、气管、脾、心、神门、交感、扁桃体、降压沟），隔日1次，以调节脏腑功能；给予中药穴位贴敷疗法（天突穴、膻中穴、双俞府穴、双肺俞穴、双膈俞穴、双大肠俞穴、双三焦俞穴、双定喘穴、双脾俞穴、双肾俞穴、双足三里穴）以宣肺化痰，止咳平喘；予中脘穴艾灸以温中散寒；早期予中药汤剂以宣肺化痰、平喘止咳为主，兼以解表，后期予中药汤剂以益气扶正、化痰止咳、健脾和胃。②西医治疗。予5%葡萄糖注射液250mL+维生素C注射液2g+维生素B$_6$注射液0.2g，静滴，1次/日，以补液、营养治疗；予0.9%氯化钠注射液250mL+黄芪注射液20mL，静滴，1次/日，以益气扶正。

二、临床需要解决的问题

1. 慢性阻塞性肺疾病的发病因素有哪些？
2. 辨证为痰浊壅肺证，是否合理？说明理由。
3. 患者既往有支气管哮喘病史20年，有支气管扩张病史1年，两者与慢性阻塞性肺疾病有何联系？
4. 慢性阻塞性肺疾病有哪些并发症？如何预防？
5. 结合患者病情及辅助检查结果，健康宣教有哪些？

三、针对案例开展讨论

1. 慢性阻塞性肺疾病的发病因素：①吸烟是引起慢性阻塞性肺疾病最常见的危险因素。②吸入职业环境或室内外空气污染导致的燃料烟雾、粉尘及其他有害颗粒，均可诱发慢性阻塞性肺疾病。③感染因素，反复呼吸道感染，特别是年幼时感染，因幼儿免疫力低下，常易反复感染，导致气管、支气管黏膜损伤和慢性炎症，最终可发展为慢性阻塞性肺疾病。④其他因素，免疫功能紊乱、气道高反应性等机体因素或气候环境等因素均与慢性阻塞性肺疾病发病有关。患者不吸烟，无职业粉尘暴露史，考虑与患者幼年时反复呼吸道感染有关。

2. 慢性阻塞性肺疾病的中医病名为肺胀，肺胀是多种慢性肺系疾患反复发作，迁延不愈，最终导致肺气胀满，不能敛降。肺胀的发生，多因久病肺虚，痰浊潴留所致，每因复感外邪而诱发或者加重，故而发作期以邪实为标，兼有本虚，缓解期以本虚为主。因肺胀病位在肺，与脾肾相关，结合患者平素乏力，畏寒怕冷，手足多汗，考虑本虚以虚寒为主；结合患者小便频数，夜尿多，考虑本虚以肺肾阳虚为主，痰浊壅肺为标，故而辨证为痰浊壅肺证不合适，应辨证为肺肾阳虚，痰浊壅肺证。

3. 支气管哮喘与慢性阻塞性肺疾病都与炎症有关，均存在气流受限，但是哮喘的气流受限一般是可逆的，而慢性阻塞性肺疾病的气流受限一般是不完全可逆的，因哮喘病史较长，在反复发病过程中可引起不可逆的气流受限，就会引起肺功能下降，从而导致慢性阻塞性肺疾病发生。支气管扩张为气管结构发生改变，慢性阻塞性肺疾病属于炎症性疾病，但是支气管扩张反复发作，反复感染，会加速慢性阻塞性肺疾病的发生，另外，哮喘发作时常使用支气管扩张剂，反复使用支气管扩张剂，也是导致支气管扩张的原因。

4. 慢性阻塞性肺疾病的并发症：①呼吸衰竭，常在慢性阻塞性肺疾病急性加重时发生，患者症状加重，可发生低氧血症和（或）高碳酸血症，出现缺氧和二氧化碳潴留的表现。②自发性气胸，如有突然加重的呼吸困难，并伴有明显发绀，患侧肺部叩诊呈鼓音，听诊呼吸音减弱或消失，多考虑气胸。③慢性肺源性心脏病，由于慢性阻塞性肺疾病引起肺血管床减少及缺氧引起肺动脉收缩、血管重塑，导致肺动脉高压、右心室肥厚扩大，最终发生右心功能不全。预防并发症，首先要预防感染、忌烟，其次进行适当肺部锻炼，控制周围环境，避免吸入有毒有害颗粒。

5. 慢性阻塞性肺疾病患者，首先要预防感染，避免被动吸烟，避免有害气体或有害颗粒的吸入等；加强体育锻炼，增强体质，提高免疫力，改善机体一般状况，定期进行肺功能监测；患者平时练习缓解气急的措施，如腹式呼吸、缩唇呼吸等。

四、刘敬霞主任医师临证讲解

1. 本病应属本虚标实证

患者血肌酐低，肌酐代表肾的阳气，结合患者肾囊肿、肾错构瘤，考虑患者的体质为寒湿凝滞，故而从肾论治，温补肾阳、化痰湿，右归丸合苓桂术甘汤以温化水湿，加桑螵蛸以温补肾阳。肾主纳气，肾阳充实，则肺气下降，气机调和。因患者肺间质纤维化，故加干石斛以养肺阴。

2. 辨证分型护理

①风寒束肺型护理措施：嘱服药后应稍加衣被，助汗出祛邪，以微汗为宜，汗后尤需避风，以防复感风寒加重病情。有恶寒发热表证时，应卧床休息，可用生姜、红糖、红枣煎服。②风热犯肺型护理措施：密切观察出汗、咳嗽情况，高热者必须卧床休息，多饮水，辅以金银花、芦根煎水代茶，还可用泻法针刺大椎穴、曲池穴、合谷穴、内关穴等。③痰浊阻肺型护理措施：保持呼吸道通畅，每 3 小时更换体位以利痰液排出，久病体弱卧床者可采用翻身拍背、体位引流等帮助排痰，必要时可吸痰。可食赤小豆、白扁豆、薏苡仁、山药等健脾利湿化痰之品。④痰热郁肺型护理措施：嘱患者多饮水，必要时遵医嘱采取物理降温措施；保持呼吸道通畅，方法同痰浊阻肺型；饮食上可用莲花、枇杷、蜂蜜等有清热化痰润肺功效之物。⑤肺肾气虚型护理措施：嘱患者注意休息，避免劳累，肾阳虚者手足肢冷，注意保暖，浮肿、小便不利者要注意观察出入液量；饮食上以富有营养的食物为主，或以血肉有情之品补养为佳，如桑椹、银耳、甲鱼、狗肉、桂圆、红枣、冬虫夏草、灵芝等。

生活调护方面，中医注重天人合一的自然观和身心统一的整体观，护理人员要指导患者不同季节采取不同的起居、衣着、锻炼等方面的护理方式，保证患者起居有常，注意四时气候变化，顺应自然气候和环境变化的要求；保持室内空气清新，温湿度适宜，避免烟尘及特殊气味的刺激，防止外邪侵袭。注意情志调护，中医认为人体的喜、怒、忧、思、悲、恐、惊等情志变化与病理变化有着密切的关系。若病情反复迁延不愈，多数患者会产生恐慌、烦躁、忧虑等负面情绪，为此，要对患者进行情志调护，多关心和尊重患者，及时予以心理安慰和疏导，增加战胜疾病的信心。

3. 慢性阻塞性肺疾病的病因

中医认为，慢性阻塞性肺疾病主要是因感受外邪、饮食不当、情志不调所致。慢性阻塞性肺疾病的病机主要为以下几种：①痰浊壅肺。人体水液代谢依赖于肺气通调水道、脾气运化转输、肾气蒸腾气化。上述任何一脏的功能发生异常便会导致水液代谢障碍，使人体内的水湿凝聚成痰，以肺部为器，蓄积于气道。痰邪阻滞气机，可导致肺气宣降不利，进而可发生喘证。肺气宣降不利，百脉无法朝会于肺，可形成血瘀，使心脉受阻。肺失治节，难以助心行血，心血运行不畅，可导致肺病及心之证。②肺气亏虚。气为血之帅，气行即血行，气滞即血瘀。人体一身之气集于肺，肺朝百脉。人体若屡屡感受六淫邪毒可产生痰邪、浊气。痰邪、浊气长期蓄积于肺内可消耗、损伤肺气，久之可因肺气亏虚，失于宣降而导致喘证。③气滞血瘀。中医学认为，久病耗气，久病血瘀。肺部顽疾久治不愈可损伤正气，导致血运不畅，使瘀血无法排出，久病入络，可导致气滞血瘀之喘证。④阳虚寒凝。血遇温则行，遇寒则凝。肺病患者的病情若久治不愈，易因脾肾阳虚、血失温煦而导致阳虚寒凝之喘证。

第四节　支气管扩张

一、主管医师汇报病历

患者吴某，女，65 岁，于 2022 年 7 月 28 日入住我科。

主诉：咳痰、气短喘息 20 年，加重伴胸腔胀满 1 周。

现病史：患者自诉于 20 年前受凉后出现咳嗽、咳痰、胸闷气短，咳大量白色黏痰，能咳出，伴有心慌心悸，无明显胸痛咯血，无发热畏寒，无呼吸困难，患者当时未予重视；其间，患者每遇受凉后，上述症状加重，曾多次就诊于当地诊所，给予青霉素静滴治疗（具体用量不详），并予口服阿莫西林胶囊、肺宁颗粒、三九感冒灵等药物治疗，病情可见好转。3 年前，患者因受凉后咳嗽、咳痰、气短胸闷较前加重，伴有咯血，咯大量暗红色血，有时胸痛，活动后及平卧时感呼吸困难，就诊于当地医院，经检查后确诊为支气管扩张、肺大疱、支气管哮喘。住院给予头孢类药物（具体不详）、二羟丙茶碱注射液静滴，予沙美特罗吸入剂平喘，病情好转。2个月前患者受凉后再次出现咳嗽、咳痰、气短喘息、胸腔憋胀、胸痛，疼痛每次持续1~2分钟，可自行缓解，无发热，无咯血，故再次住院于当地医院，查胸部CT示①两肺支气管扩张，慢性支气管炎；②双肺间质纤维化并感染；③肺气肿、肺大疱；④双侧胸膜增厚。住院后给予左氧氟沙星注射液0.3g，氨茶碱0.25g，1次/日，静滴治疗10日，并予二羟丙茶碱泵入平喘，病情未见明显好转。1周前，患者自感上述症状加重，静坐时自感胸腔胀满、气短喘息，再次就诊于当地诊所，给予静脉滴注头孢类药物治疗1周，上述症状略见改善，现为进一步治疗，就诊本院门诊，门诊以"支气管扩张"收住入院。入院症见：患者胸闷气短、喘息气促，胸腔胀满，平卧加重；咳嗽、咳痰，咳白色黏痰，有时夹白色泡沫痰，能咳出；心慌心悸、胸腔疼痛，疼痛持续2~3分钟后可自行缓解，无咯血；头晕头痛，头痛以前额为主；双目干涩、视物模糊，口干口苦，易反酸、烧心，胃内嘈杂不适，胃胀胃痛，恶心欲吐，无呕血黑便；纳差，不欲饮食，眠差，入睡困难，汗出较多，手足偏热，大便干，小便可，近3个月体重下降约5kg。

既往史：患者平素健康状况一般；肺结核病史18年，经抗结核治疗，已痊愈半年；肺气肿、肺大疱病史8年，曾多次于当地医院诊治，治疗经过不详；否认高血压、糖尿病、冠心病病史；否认脑血管疾病、精神疾病史等；否认肝炎等传染病史；否认外伤史及输血史；否认药物、食物过敏史；预防接种记录不详。

个人史：生于并居住于宁夏吴忠，无食生鱼、生肉史，无地方病流行区居住史；无烟嗜好，无饮酒史；无药物嗜好；无粉尘物质接触史；无冶游史。

月经史：17岁初潮，经期3~4天，周期28~30天，47岁绝经。

婚育史：适龄结婚，育有2女1子，配偶及其子女均体健。

家族史：父、母亲已故，原因不详。否认家族遗传病、传染病和同类疾病史。

望、闻、切诊：神志清楚，两目乏神，双眼干涩，呼吸喘促，语言清晰，面色暗黄，肌肉不削，动作迟缓，头颅圆整，发白枯槁，耳郭色泽红润，唇色暗紫，口唇随意开合，动作欠协调，牙齿欠润泽，咽喉黏膜充血、水肿，左侧扁桃体Ⅰ度肿大，呼吸通畅，发音正常。舌象：舌尖红，舌质暗，苔厚腻。脉象：脉弦滑数。

体格检查：体温 36.7℃，心率 86 次/分，呼吸 21 次/分，血压 135/73mmHg。神志清晰，发育正常，营养中等，表情自如，自主体位，步入病房，精神差，查体合作，对答切题。全身皮肤黏膜无黄染，未见皮疹及出血点，无肝掌和蜘蛛痣。全身浅表淋巴结未扪及肿大，头颅无畸形，两侧瞳孔同圆等大，对光反应正常，眼球运动正常。鼻通畅，鼻唇沟对称，鼻中隔无偏曲，鼻翼无扇动，鼻窦区无压痛，无流涕和出血。两耳郭正常，外耳道无脓性分泌物，乳突区无压痛，两耳听力粗测正常。唇暗紫，咽喉黏膜充血、水肿，左侧扁桃体Ⅰ度肿大，悬雍垂居中，舌根有 8 个息肉。颈软，颈静脉不充盈，气管居中，双侧甲状腺无肿大。胸廓对称无畸形，肋间隙略增宽，乳房两侧对称，呼吸运动对称，双侧语颤减弱，呼吸动度下降，呼吸节律快，两肺叩诊呈过清音，双肺呼吸音低，两肺可闻及哮鸣音，右下肺闻及管状呼吸音。心尖搏动位于左侧第五肋间左锁骨中线内 0.5cm，心尖部无震颤，无摩擦感，心脏浊音界无扩大，心率 86 次/分，心律不齐，心音低钝，各瓣膜听诊区未闻及病理性杂音。腹无膨隆，未见腹壁静脉曲张及蠕动波。腹壁柔软，无肌紧张，上腹压痛（＋），无反跳痛，墨菲征阴性，肝脾肋下未触及，无液波震颤，未触及包块。肝脾区均无叩击痛，无移动性浊音，双肾区无叩击痛。肠鸣音正常，3 次/分，未闻及血管杂音。脊柱及四肢无畸形，活动自如，关节无红肿，双下肢无可凹陷性水肿，无杵状指（趾）。生理反射存在，病理反射未引出。

辅助检查：（2022－06－06，当地医院）胸部 CT 示①双肺支气管扩张，慢性支气管炎；②双肺间质纤维化并感染；③肺气肿、肺大疱；④双侧胸膜增厚。便常规未见明显异常。（2022－08－17，宁夏某医院）胸部 CT 示①双肺弥漫多发纤维条索、结节增殖灶，以双肺上叶尖后段、下叶背段分布为著，继发邻近胸膜明显增厚、牵拉，双肺支气管多发扩张 1.3cm，考虑双肺陈旧性结核；②肺气肿，肺大疱 8.4cm×6.5cm；③考虑支气管旁憩室；④纵隔内淋巴结增多，个别增大；⑤主动脉壁钙化；⑥胆囊结石；⑦双肾低密度结节，结合临床。

中医诊断：肺胀，痰热郁肺证。

西医诊断：①支气管扩张；②肺气肿；③肺大疱；④慢性支气管炎；⑤反流性胃炎；⑥扁桃体炎；⑦肺间质纤维化；⑧支气管哮喘；⑨慢性胆

囊炎；⑩甲状腺结节；⑪颈动脉硬化并斑块形成。

诊疗计划：①中医治疗。予耳针（右耳，取穴：肺、脾、肾、肝、神门、三焦、扁桃体、内分泌、气管、支气管）以调节脏腑功能；予艾灸中极穴以温中散寒；予以穴位贴敷疗法（取穴：大椎穴、双肺俞穴、双定喘穴、天突穴、双风池穴、双神封穴、双脾俞穴、双肾俞穴、双丰隆穴、双足三里穴、双三阴交穴）以健脾化痰，温经通脉。②西医治疗。予5%葡萄糖注射液250mL＋维生素C注射液2.0g＋维生素B_6注射液0.2g，静滴，1次/日，以营养支持治疗。

二、临床需要解决的问题

1. 患者肺部诸多疾病，有支气管扩张、支气管哮喘、肺气肿、肺大疱、肺间质纤维化、慢性支气管炎，是什么原因导致诸多疾病？如何鉴别？

2. 该患者目前主要症状为气短喘息、胸腔憋闷、咳嗽、咳痰，辨病为肺痈、咳嗽、喘证、肺胀，哪个更为合适？

3. 辨证为痰热郁肺证是否合适？

4. 针对患者目前病情，西药治疗无效，中药如何治疗？

5. 该患者目前所面临的风险有哪些？如何预防？

6. 该患者饮食与日常生活指导是什么？

三、针对案例开展讨论

1. 分析该病综合原因，包括①反复感染；②年龄因素；③未及时医治。鉴别诊断：①支气管哮喘。儿童、青少年多见，有明确过敏原，体征有双肺广泛哮鸣音，辅助检查有支气管激发试验、支气管舒张试验阳性。②肺大疱。根据胸闷、呼吸困难等症状以及胸部X线显示透亮度增加可初步诊断。③肺气肿。重症肺气肿时出现呼吸困难，根据胸廓前后径比值、肺功能检查、胸部X线片透亮度增加等做出鉴别诊断。

2. 中医辨病如何鉴别，主要依据其定义做出初步诊断。①肺痈：主要表现为咳吐大量浓稠黄痰，伴有大咯血。患者3年前出现大咯血可诊断肺痈，现阶段咳吐白色黏痰与肺痈不相符。②咳嗽：肺失宣降、肺气上逆，出现咳嗽，多见于感染早期。③喘证：以呼吸困难、张口喘气、不能平卧为主要表现。④肺胀：大多病程长，多种肺系疾病共同引起。该患者有肺气肿体征，以及嘴唇发绀、气短喘息、心慌心悸等表现，故更加符合肺胀的临床特点。

3. 该患者辨证为痰热郁肺证不合适，辨证为痰浊阻肺证是合适的。痰热郁肺证临床有3个特征：①舌苔黄腻；②咳吐深黄色痰；③脉滑数。结合该患者咳痰颜色为白色黏痰，夹有泡沫痰，故辨证为痰浊阻肺证更为合适。

4. 中医治疗思路。急则治其标即把控血氧饱和度及并发症的风险。扶正祛邪即明确病症及分型。扶正即补肺脾之气，健脾和胃，补肾纳气；祛外感之邪，以祛痰湿之邪为治疗主线。

5. 目前面临的风险：①肺大疱破裂出现气胸。②支气管哮喘持续状态。③支气管扩张大咯血。④肺间质纤维化潜在的肺功能减退及自身抵抗力下降。⑤体重下降，可能有癌病风险，建议后期查肺部肿瘤标志物明确病情。⑥既往有肺结核病史，有复发可能。⑦有心动过速，脉滑数，考虑有甲亢风险，建议后期查甲状腺功能明确病情。

6. 饮食及生活指导：肺系疾病，首要任务是预防感染；外出时，养成出门即佩戴口罩的习惯，避免空气中污染物、颗粒、粉尘刺激；饮食指导，应以清淡营养为主，如鸡蛋、瘦肉、新鲜水果蔬菜，忌性质偏于寒凉、辛辣食品。

四、刘敬霞主任医师临证讲解

1. 纠正病历书写中的问题

（1）患者病情较重，入院时是轮椅推入病房、扶拐进入病房、扶入病房或步入病房等，需描述详细，因其可以评价患者功能状态，书写时要凸显出来。

（2）体格检查中"自主体位"书写欠妥。依据患者目前病情若可以平躺，可书写为"半坐卧位"；若不能平躺，为"半坐体位"。

（3）耳郭描述欠妥：因患者病程日久，应该为耳郭瘦薄。

（4）该患者肺大疱较大：听诊区呼吸音消失，而非减弱；因肺气肿病史已久，肋间隙增宽，语颤是减弱的，而非增强，呼吸动度减小。

（5）中医诊断与西医诊断对应关系欠妥：肺胀对应肺气肿、慢性阻塞性肺疾病；肺痈对应支气管扩张；咳嗽对应慢性支气管炎；哮病对应支气管哮喘；喘证对应慢性阻塞性肺疾病轻症；该患者咳痰喘症状明显，对应肺胀。

2. 问题分析和讲解

（1）肺系疾病发展过程是由感冒、咳嗽、哮病、肺痈、肺痨、肺胀发展而来，最终出现慢性阻塞性肺疾病。所有肺病，肺胀是结局。肺间质纤维化虽是看不见的危险，但会导致肺自身免疫功能和肺内分泌功能减退，属于肺系疾病的肺痿病，因此现阶段将肺间质纤维化作为治疗重点。

（2）该患者目前面临的风险：①肺大疱突然破裂，出现气胸，呼吸困难，血压饱和度下降，呼吸衰竭，需要抢救。②支气管扩张有 1.3cm 的直径，会突然穿孔、溃烂，大咯血，出现血痰和窒息，需要紧急手术。③支气管哮喘，突然发作的哮喘持续状态，需要急救。④双肺增殖结节，面临癌变风险。⑤预防肺结核卷土重来。⑥潜在的风险是肺间质纤维化，肺功能减退及自身抵抗力下降。⑦体重下降，可能有癌病风险，建议后期查肺部肿瘤标志物明确病情。⑧心动过速，脉滑数，考虑有甲状腺功能亢进症风险，建议后期查甲状腺功能明确病情。

（3）在治疗任何疾病时，必须明确诊断的重要性，目的是给患者明确的交代，准确把握可能存在的风险，用中医辨证论治控制风险。

（4）综上，该患者总治法以益气养阴、祛风化痰、纳气平喘为主，选方为射干麻黄汤、苏子降气汤、补中益气汤合用。患者脉弦，考虑合并有动脉硬化。患者虽无高血压病，但长期慢性缺氧导致肾脏促红细胞生成素增加，释放大量红细胞入血，会导致高黏血症，出现动脉硬化，治疗时应加以考虑。综上所述，考虑患者有甲状腺病变，故进一步查甲状腺及颈部淋巴结彩超明确病情。因患者心慌心悸，胸痛，有多种肺系疾病，故进一步查心脏彩超明确病情。患者肺部病变不能排除肺结核复发及癌变可能，故后期查血沉及肿瘤标志物明确病情。今调整方剂以扶正祛邪、化痰止咳，兼和胃降逆。

第五节　肺不张

一、主管医师汇报病历

患者严某，女，51 岁，于 2022 年 7 月 28 日入住我科。

主诉：气短间作半年，加重伴咳痰半个月。

现病史：患者于半年前无明显诱因出现气短，无胸闷，无明显咳嗽、咳痰，无呼吸困难，无咯血，无胸痛，于2022年3月体检时发现右肺局限性肺不张，当时患者有间断性气短明显，无明显胸闷，伴有少许咳痰，咳白色黏痰，能咳出，劳累后心悸明显，无呼吸困难，未予治疗。其间患者常感气短，无明显胸闷。半个月前，患者因劳累后上述症状加重，伴有咳嗽、咳痰，咳白色黏痰，不易咳出，心悸偶作，现为进一步治疗，就诊本院门诊，门诊以"肺不张"收住入院。入院症见：患者气短、乏力，偶有胸闷，少许咳痰，咳白色黏痰，不易咳出；头晕头昏，无明显头痛；双目干涩、视物欠清；口干，无口苦，胃脘部冰凉，腹部怕冷，易腹胀、腹痛；双侧颈肩部酸痛，受凉后明显；下肢冰凉、无麻木；纳可，睡眠尚可，汗出较多，手足偏热，大便可，小便次数增多，夜尿2~3次，尿不尽，咳嗽、劳累及腹压增大时出现漏尿，近期体重无明显增减。

既往史：膀胱炎病史6个月，治疗不详；压力性尿失禁病史19个月，未治疗；10余年前有肺炎病史，具体不详；否认高血压、糖尿病、冠心病病史；否认有肝炎、结核、SARS等疾病及接触史；预防接种史不详；否认外伤史及手术史；无输血史；对青霉素过敏，否认食物过敏史。

个人史：出生于天津，现久居于宁夏银川，无食生鱼、生肉史，无疫区接触史，无地方病流行区居住史；无传染病接触史；无烟嗜好，无酒嗜好，无药物嗜好；无粉尘物质接触史；无冶游史。

月经史：12岁初潮，经期7天，周期25~35天，50岁绝经。

婚育史：26岁结婚，育有1女，配偶及子女均体健。

家族史：母亲患有类风湿关节炎、帕金森病、高血压病；父亲患有糖尿病、结肠癌；否认患遗传病、传染病和同类疾病史。

望、闻、切诊：神志清楚，双目精彩，结膜略充血，呼吸平稳，语言清晰，面色暗，肌肉不削，反应可，头颅圆整，发黑欠润泽，耳郭色泽欠红润，鼻色红黄隐隐，口唇随意开合，咽部充血、水肿，双侧扁桃体Ⅱ度肿大，悬雍垂下移1.5cm，呼吸通畅，食物下咽顺畅。舌象：舌质淡，苔白腻。脉象：脉细弱。

体格检查：体温36.5℃，心率64次/分，呼吸16次/分，血压98/60mmHg。神志清晰，发育正常，营养中等，表情自如，自主体位，步态正常，精神良好，查体合作，对答切题。全身皮肤黏膜无黄染，未见皮疹及出血点，无肝掌和蜘蛛痣。全身浅表淋巴结未扪及肿大，头颅无畸形，两侧瞳孔同圆等大，对光反应正常，眼球运动正常。鼻通畅，鼻唇沟对称，鼻中隔无偏曲，鼻翼无扇动，鼻窦区无压痛，无流涕和出血。两耳郭正常，外耳道无脓性分泌物，乳突区无压痛，两耳听力粗测正常。唇暗红，咽部充血、水肿，双侧扁桃体Ⅱ度肿大，悬雍垂居中。颈软，颈静脉不充盈，气管居中，双侧甲状腺无肿大。胸廓无畸形，右侧胸壁无塌陷，乳房两侧对称，右肺语颤增强，右肺呼吸动度略下降，呼吸节律规整，两肺叩诊呈清音，右肺呼吸音低弱，两肺可闻及痰鸣音。心尖搏动位于左侧第五肋间左锁骨中线内 0.5cm，心尖部无震颤，无摩擦感，心脏浊音界无扩大，心率 64 次/分，心律齐，心音低钝，各瓣膜听诊区未闻及病理性杂音。腹无膨隆，未见腹壁静脉曲张及蠕动波。腹壁柔软，无肌紧张，下腹压痛（＋），无反跳痛，肝脾肋下未触及，无液波震颤，未触及包块。肝脾区均无叩击痛，无移动性浊音，双肾区无叩击痛。肠鸣音正常，3 次/分，未闻及血管杂音。脊柱及四肢无畸形，活动不受限，关节无红肿，双下肢无可凹陷性水肿，无杵状指（趾）。生理反射存在，病理反射未引出。

辅助检查：（2022－03－17，当地医院）胸部 CT 示①右肺中叶局限性肺不张；②双肺下叶陈旧性病变。本院辅助检查：心电图示正常窦性心律，T 波改变（低平），电轴左偏，可能是异常心电图。腹部彩超示脂肪肝（轻度），门静脉、胆胰脾双肾未见明显异常。血、尿、便常规未见明显异常。生化检查示血糖、肝功未见异常。肾功示尿酸 388.9μmol/L，肌酐 86.9μmol/L。甲功五项示 TSH（促甲状腺激素）4.79mIU/L。心脏彩超示静息状态下，心脏结构及心功能测定正常，三尖瓣、肺动脉瓣微量反流，射血分数（EF）58%。

中医诊断：肺痿，痰湿阻肺证。

西医诊断：①肺不张；②压力性尿失禁；③病毒性咽炎；④轻度脂肪肝；⑤高尿酸血症；⑥甲状腺功能减退症。

诊疗计划：①中医治疗。予耳针（右耳，取穴：肺、脾、肾、肝、神门、三焦、扁桃体、内分泌、气管、支气管）以调节脏腑功能；予艾灸中极穴以温中散寒；予以穴位贴敷疗法（取穴：大椎穴、双肺俞穴、双定喘穴、天突穴、双风池穴、双神封穴、双脾俞穴、双肾俞穴、双丰隆穴、双足三里穴、双三阴交）以健脾化痰，温经通脉；结合其辨证肺肾气虚证，予中药汤剂以疏风散寒、宣肺止咳为主，兼益气扶正。②西医治疗。予5%葡萄糖注射液250mL＋维生素 C 注射液 2.0g＋维生素 B_6 注射液 0.2g，静滴，1 次/日，以营养支持治疗。

二、临床需要解决的问题

1. 该患者肺不张可能是什么原因导致的？
2. 辨证为痰湿阻肺证是否合适？
3. 患者的高尿酸血症、压力性尿失禁与肺不张有什么关系？
4. 针对该患者，需要进一步做什么检查？有什么风险需要把控？
5. 中医如何治疗肺不张？
6. 该患者饮食及生活应注意什么？

三、针对案例开展讨论

1. 肺不张分型：①阻塞性肺不张。一般是由支气管阻塞，外界气体不能入肺，多见于肿瘤、气道异物等。②压迫性肺不张。肺外肿瘤或异物压迫所致，导致胸腔体积变小。③粘连性、瘢痕性肺不张。一般为慢性炎症，因长期慢性炎症导致局部组织粘连，多见于慢性支气管炎、慢阻肺等。该患者肺不张考虑与肺部炎症有关，因既往有重症肺炎病史，结合目前胸部 CT 可排除器质性病变。炎症期间进食过多的黏腻、油性食物，是导致肺不张的重要原因。

2. 考虑辨证为痰湿阻肺证是合适的。因患者以咳嗽、痰多、质黏、色白、易咳为辨证要点。脾气亏虚，输布失常，水湿凝聚为痰，上渍于肺；又寒湿外袭肺脏使宣降失常，肺不布津，水液停聚而为痰湿，阻于肺间，肺气上逆，故咳嗽多痰，痰液黏腻色白，易于咳出。舌淡苔白腻，脉滑，是为痰湿内阻之征。

3. 肺不张是以咳嗽、气短、呼吸困难为主要表现。咳嗽、喷嚏或各种原因导致腹压增加，引起漏尿，西医主要考虑与患者年龄、生育、盆腔脏器脱垂有关；中医考虑与久病、劳累、忧思过度有关，久病气虚导致肾气亏虚、膀胱失约。肺脾气虚。久病气虚，肺虚及脾，因肺主治节，调节全身气、血、津液及脏腑生理功能，气虚不摄，患者出现漏尿。肾气亏虚。肾与膀胱相表里，肾主水，水液不畅。因患者有高尿酸血症，为中医湿浊，肾阳亏虚，结合患者有肺不张，肺肾为母病及子，肺病变牵涉肾脏。

4. 该患者目前应行进一步检查。常规检查：血常规、胸部 CT 或支气管镜等。

5. 中医治疗应以辨证论治为主，该病病因包括①久病体衰，先天禀赋不足，引起肺脏受损。②饮食不调、久食辛辣刺激、生冷食物，引起肺脏受损。③邪毒侵肺，考虑物理性、化学性因素及用药不当引起。④感受外邪。综上，分析该患者为肺虚寒证，治以补肺气、健脾气、化痰湿为主。

6. 饮食及生活中应注意：①忌辛辣、黏腻之品。②远离寒凉食物，包括温度偏寒、性质偏寒食物，如香蕉、葡萄、梨等。③因患者有压力性尿失禁，不能憋尿或小便过勤。④注意避免腰骶部、足底、臀部、下肢受凉。⑤容易引起尿酸升高的食物要忌口，包括豆制品、海鲜、饮料、啤酒、肉汤等食物。

四、刘敬霞主任医师临证讲解

1. 纠正病历书写中的问题

（1）肺不张着重书写肺部查体，如胸廓起伏是否对称等。

（2）既往史中应写明呼吸道感染的具体信息，不可简单带过。

（3）现病史中鉴别诊断书写不全面，应与各系统相互鉴别。

2. 问题分析和讲解

（1）肺不张属于中医学"肺痿"范畴，指肺泡不通气，分为虚证和热证两大类。①虚寒型：舌苔白腻，治疗可选用干姜甘草汤。②虚热型：舌红少苔或无舌苔，可选用麦门冬汤。该患者主要表现为漏尿，气不能固摄，肾不能约束，舌苔为白腻，故可辨证为肺肾气虚。肺不张时间过久，肺内有痰，肺气不能宣泄，肾不能纳气；伴随患者目前炎症未消除，夹有痰湿。

（2）患者目前辨证为肺肾气虚证。肺气亏虚日久，引起脾阳亏虚，脾脏运化无力，导致尿酸升高；母病及子，肺气虚导致肾阳亏虚，肾气亏虚不能约束膀胱，受凉后会出现尿失禁加重，或感冒、咳嗽时尿失禁加重。

此为五行生化制约理论。

（3）应注意血常规中嗜酸性粒细胞的数值，其与急性变态反应性疾病有关，如急性气道炎症疾病。治疗应以改善患者呼吸功能为主。患者体位应采取患侧卧位，有利于肺不张恢复及排痰。举例：①先天性肺痿，为先天性肺透明膜病。刚出生的婴儿通过弹足底让其大哭，其目的是促进肺复张。②后天性肺痿，因实致虚，因虚致实。该患者由于正气本虚，脏腑生理功能低下，气血等不能正常运行，导致气滞、瘀血、水湿等实邪停留在体内，因虚致实，久病伤络。痰邪、湿邪阻滞，实为肾阳虚，可用右归丸治疗。

第六节　支气管哮喘

一、主管医师汇报病历

患者杨某，女，65 岁，于 2022 年 7 月 29 日入住我科。

主诉：咳嗽、喘促反复发作 14 年，再发 1 个月。

现病史：患者诉 14 年前受凉后出现咳嗽、咳痰，喘息，夜间阵咳，无呼吸困难，无端坐呼吸，无发绀，遂就诊于当地医院，行相关检查后，诊断为支气管哮喘，予口服罗红霉素、吸入布地奈德等药物治疗 1 周后症状逐渐好转，此后逐渐减少布地奈德用量。2014 年食用大量芒果及受凉后出现眼睑及嘴唇水肿，咳嗽、咳痰，大量泡沫痰，喘息，立即就诊于当地医院，住院给予静脉输液、口服中药汤剂（具体液体不详）治疗 16 天后好转出院。2018 年食用冷冻酸奶后再次出现咳嗽、咳痰，喘息气促，胸部憋闷，就诊于当地诊所，给予静脉输液（具体药物不详）治疗后症状未见明显缓解，遂进一步就诊于当地私立医院，给予口服中药治疗 3 个月后症状较前改善，此后多次于我院住院治疗。1 个月前患者再次出现咳嗽、咳痰，喘息气促，喉中哮鸣有声，胸闷气短，不可平卧，自行吸入布地奈德喷雾剂后可缓解，遂再次就诊于我院门诊，门诊以"支气管哮喘，非危重"收住入院。入院症见：患者咳嗽、咳痰，咳少量白色黏痰，痰难咳出，喘息气促，喉中哮鸣有声，胸闷气短，夜间加重，平躺时呼吸困难、胸部憋闷加重，心悸；头晕头昏，时有头痛，双目干痒，口苦、咽干、咽痒、咽部异物感；右膝关节酸痛，双手足心偏热，全身汗出较多；纳食可，胃脘胀满不适，无反酸、烧心；夜寐差，入睡困难；二便正常；近3个月体重无明显增减。

既往史：高血压病史6年，最高达188/90mmHg，现口服坎地沙坦酯片8mg，1次/日；甲状腺功能减退症病史4年，现口服左甲状腺素钠片25μg；甲状腺弥漫性病变病史6年，间断口服中药汤剂治疗；肺结节病病史5年，间断口服中药汤剂治疗；类风湿关节炎病史4年，未治疗；胆囊结石病史16年，未治疗；脂肪肝病史4年，未治疗；颈动脉硬化病史3个月，未治疗；否认有糖尿病、冠心病、慢性肾脏病等疾病；13岁时发现肺结核，具体不详；否认肝炎、SARS等疾病及接触史；预防接种史不详，否认手术、外伤史；27岁生产时因大出血予以输血，输血时发生输血反应；对头孢类、青霉素等药物过敏，对菌类、海鲜、芒果、酸奶、小白菜、咸菜、84消毒液等过敏，否认其他药物及食物过敏史。

个人史：出生于宁夏银川，久居于当地，无食生鱼、生肉史，无地方病流行区居住史；无传染病接触史；无烟酒嗜好，无药物嗜好；无粉尘物质接触史；无冶游史。

月经史：15岁初潮，经期3~5天，月经周期28~30天，53岁绝经。

婚育史：25岁结婚，育有1女，配偶及其女体健。

望、闻、切诊：神志清楚，两目少神，双眼睑浮肿，呼吸短促，语言清晰，面色偏红，肌肉不削，动作自如，反应灵敏，头颅圆整，发黑夹白，耳郭色泽红润，鼻色红黄隐隐，唇色暗红，口唇随意开合，动作协调，齿龈淡红而润泽，咽喉充血水肿，双侧扁桃体无肿大，呼吸通畅，发音正常，食物下咽顺畅。舌象：舌暗红，苔白腻；脉象：脉弦缓。

体格检查：体温36.2℃，心率60次/分，呼吸15次/分，血压106/74mmHg。神志清晰，发育正常，营养中等，表情自如，自主体位，步态正常，精神欠佳，查体合作，对答切题。全身皮肤黏膜无黄染，未见皮疹及出血点，无肝掌和蜘蛛痣。全身浅表淋巴结未扪及肿大，头颅无畸形，双眼睑浮肿，两侧瞳孔同圆等大，对光反应正常，眼球运动正常。鼻通畅，鼻唇沟对称，鼻中隔无偏曲，鼻翼无扇动，鼻窦区无压痛，无流涕和出血。两耳郭正常，外耳道无脓性分泌物，乳突区无压痛，两耳听力粗测正常。唇暗红，牙龈无肿胀，无溢脓及色素沉着，口腔黏膜无溃疡，咽喉充血水肿，双侧扁桃体无肿大，悬雍垂居中。颈软，颈静脉不充盈，气管居中，双侧甲状腺水肿饱满。胸廓无畸形，乳房两侧对称，呼吸运动两侧对称，双侧语颤正常，呼吸节律规整，两肺叩诊呈清音，呼吸音粗，两肺可闻及弥漫性哮鸣音，少量痰鸣音，呼气相延长。心尖搏动位于左侧第五肋间左锁骨中线内 0.5cm，心尖部无震颤，无摩擦感，心脏浊音界无扩大，心率 60 次/分，心律齐，心音有力，各瓣膜听诊区未闻及病理性杂音。腹无膨隆，未见腹壁静脉曲张及蠕动波。腹壁柔软，无肌紧张，无压痛及反跳痛，肝脾肋下未触及，无液波震颤，未触及包块。肝脾区均无叩击痛，无移动性浊音，双肾区无叩击痛。肠鸣音 4 次/分，未闻及血管杂音。肛门及外生殖器未查。

辅助检查：血常规示中性粒细胞百分比 71.7%（↑），血小板计数 $329 \times 10^9/L$（↑）。肝功示总胆红素 31.93μmol/L（↑），直接胆红素 7.82μmol/L（↑），间接胆红素 24.1μmol/L（↑），丙氨酸氨基转移酶 54.8U/L（↑），天门冬氨酸氨基转移酶 47.0U/L（↑）。肾功示尿酸 372.6μmol/L（↑）。血脂示甘油三酯 2.79mmol/L（↑），总胆固醇 6.28mmol/L（↑）。尿常规示白细胞（++）。心电图示窦性心动过缓。腹部彩超示脂肪肝（轻度），胆囊结石（多发），门静脉、胰、脾、双肾未见明显异常。甲功五项示 TSH 24.86mIU/L（↑）。

中医诊断：哮病，风痰哮证。

西医诊断：①支气管哮喘，非危重；②高血压病 3 级（极高危）；③甲状腺功能减退症；④肺结节病；⑤类风湿关节炎；⑥颈动脉硬化；⑦胆囊结石；⑧轻度脂肪肝；⑨病毒性咽炎。

诊疗计划：①中医治疗。予耳针（左耳，取穴：肺、脾、肾、肝、心、神门、内分泌、三焦、神经衰弱点、激素点、气管）以调节各脏腑功能；予中药穴位贴敷法（取穴：双肺俞穴、双定喘穴、双风门穴、天突穴、膻中穴、双脾俞穴、双肾俞穴、双尺泽穴、双足三里穴、双丰隆穴、双三阴交穴）以化痰止咳平喘；予双肺部中药硬膏热贴敷疗法以化痰止咳平喘；患者头晕头昏，时有头痛，予普通针刺治疗（共取20穴：四神聪4穴、双风池穴、双太阳穴、双率谷穴、双角孙穴、双天冲穴、双头窍阴穴、双头维穴、印堂穴、神庭穴）以通络止痛；②西医治疗。患者喘息气促、咳嗽、咳痰，两肺查体可闻及弥漫性哮鸣音，予5%葡萄糖注射液

250mL＋氨茶碱 0.5g，静滴，1 次/日，以解痉平喘对症治疗；予 5% 葡萄糖注射液 250mL＋维生素 C 注射液 2.0g＋维生素 B$_6$ 注射液 0.2g，静滴，1 次/日，以营养治疗。

二、临床需要解决的问题

1. 患者每次受凉或者进食不合适食物会诱发本病，辨证为风痰哮是否合理？

2. 患者病情反复发作与甲状腺功能减退（甲减）是否有关？

3. 患者尿酸高、血脂高，是否为本病的诱发因素？

4. 患者停用氨茶碱后病情反复，考虑是氨茶碱疗程不够，还是与肺部磨玻璃结节有关？

5. 患者在饮食方面有哪些指导？

三、针对案例开展讨论

1. 哮病是一种发作性的痰鸣气喘疾病，其发生乃宿痰内伏于肺，复加外邪、饮食、劳倦等诱因诱发，以致痰气交阻、气道痉挛。患者入院时双目干痒，且既往有过敏病史，辨证为风痰哮是合理的，但是患本病有 14 年之久，长期哮病会损伤脾肾两脏，出现脾肾亏虚，加之患者有胃脘胀满、气短、汗多等症状，辨证为本虚标实，虚实夹杂，本为肺肾两虚证，标为风痰证。

2. 患者病情反复发作与甲状腺功能减退是有关系的，患者有心动过缓、高尿酸血症、高脂血症、甲状腺弥漫性病变等病史，都体现出因甲状腺功能减退导致代谢减慢。当甲状腺功能减退累及呼吸系统时可引起呼吸肌麻痹，无力排痰，影响肺气宣发肃降，每遇外感邪气便会发病，所以病情反复发作与甲状腺功能减退有关。患者 TSH 为 24.86μIU/mL（↑），建议增加左甲状腺素钠片剂量为 100μg，1 次/日。

3. 患者尿酸、血脂均偏高，不是本病的诱发因素。哮病多为气候、感染、运动、精神等因素引动宿痰导致发病。患者尿酸、血脂升高考虑与甲状腺功能减退症有关系。

4. 支气管哮喘是一种反复发作的慢性呼吸道疾病，患者使用 4 天氨茶碱后哮鸣音消失，这次病情反复考虑由其他诱因诱发，可继续使用氨茶碱以解痉平喘。患者有 5 年之久的肺部磨玻璃结节病史，可引起咳嗽、咳痰，这是一个慢性、持续发作的过程，考虑与肺部结节无关。

5. 平素要以清淡、高热量、高蛋白饮食为主，多食胡萝卜、番茄等蔬菜；少食生冷、辛辣、过甜、过咸食物，避免食用易过敏食物；注意防寒保暖，适当运动。

四、刘敬霞主任医师临证讲解

1. 纠正病历书写中的问题

（1）现病史中患者于我院住院的时间，可以记录为"多次于我院住院治疗，吸入布地奈德喷雾剂后可缓解，但停药后有反复，为求进一步中医治疗才来我院"。注意书写的逻辑顺序。比较好的方面，关于咳和喘的描述比较全面，认识到辨哮病如何从痰、发作、诱因来辨哮病的性质。哮病分为发作期和缓解期，目前主要是如何控制发作期。患者进食凉的食物易诱发是寒哮，进食甜食也容易诱发是痰哮。哮病的发作期有寒哮、热哮、寒包热哮、风痰哮、虚哮，辨证为风痰哮，一定要写明"春季、受风、受凉、进食甜食及黏腻之品是否会加重"，所以辨病辨证依据已经在现病史中有体现。

（2）患者既往史中有肺结核病史，一定要有明确的依据说明曾经患过肺结核。

（3）该患者双侧甲状腺是弥漫性病变，查体中甲状腺视诊是否饱满，颈前是否对称，不能写为"甲状腺水肿饱满"，必须经过触诊才能明确。

2. 问题分析和讲解

（1）该患者每次发作都是受凉或进食寒凉食物后诱发。患者发作期经治疗，目前处于缓解期，如果为气候所诱发，出现双目干痒、鼻痒，表示有风邪。风为百病之长，风善行数变，多部位容易发痒，易被气候所诱发的为风邪，容易被饮食所诱发的为痰邪，故辨证为风痰哮是合理的。患者全身怕冷、怕风、腰部不适，且既往有类风湿关节炎病史。腰为肾之府，肾主骨，腰和骨关节病一般为肾阳虚，肾阳为阳气之主，所以患者出现全身怕冷、畏风等症状。

（2）TSH 升高是脾阳虚痰湿凝结。哮病为宿痰内伏于肺，外感邪气、饮食不佳、劳倦诱发宿痰，壅塞气道。痰湿是甲减的原因，又因为甲减痰湿不化，成为哮病的发病宿根，治疗用麻黄附子细辛汤加减。

（3）患者尿酸、血脂升高是甲状腺功能减退症的激发因素，同时也是哮喘的激发因素。目前哮喘最大的并发症是肺部肿瘤，久哮必会耗气，痰邪凝结，后天之本脾运化无力，易酿生痰湿加重本病，比如肺结节发展成肿瘤。从肾治肺，肾气足则肺气足，故脾的运化功能强，治疗甲状腺功能减退症后尿酸、血脂可逐渐恢复正常。

（4）肺部磨玻璃结节查体为局部痰鸣音，但是哮鸣音与结节没有关系，予静滴黄芪注射液、氨茶碱缓解哮喘疗效佳。无哮喘发作用时，可与黄芪注射液同用，两者联用治疗哮喘效果好。

第七节　肺气肿

一、主管医师汇报病历

患者杨某，男，58 岁，于 2022 年 9 月 12 日入住我科。

主诉：胸闷间作 20 年余，伴咳嗽、咳痰加重 2 周。

现病史：20 年前患者因接触粉尘出现胸闷，伴咳嗽、咳痰，无痰中带血，无胸痛、气短，无明显喘息，自行购买消炎、止咳药（具体不详）治疗。3 个月前因胸闷气短、咳嗽、咳痰就诊于当地医院，行胸部 CT 示①双肺间质增生，双肺气肿；②左肺下叶软组织肿块；③双肺上叶散在微小结节，建议随诊；④主动脉壁钙化；⑤双侧胸膜增厚并钙化；⑥肝内钙化灶。予以抗感染、化痰等对症治疗（具体不详），症状稍减轻。半月前患者无明显诱因出现胸闷气短，咳嗽、咳痰加重，伴喘息、气短，为求中医治疗，今日前来我院门诊就诊，为进一步治疗，门诊拟"肺气肿"收住。入院症见：患者胸闷气短，伴咳嗽、咳痰，呈白色泡沫样痰，量少易咳出，无痰中带血，无咳引胸痛，伴喘息、头昏，无明显头痛头晕，偶感心悸，少汗，口干，无口苦，咽部异物感，乏力明显，右侧膝关节酸软无力，左侧乳房按压时疼痛明显，手足心偏热。纳食差，食后胃脘胀满不适，睡眠欠佳，入睡困难，易醒，二便调。近半年体重增长约 10kg。

既往史：脂肪肝病史 7 年余，肾囊肿病史 5 年余，肺结节病史 2 个月，均未治疗；否认糖尿病、高血压、冠心病病史；否认有肝炎、结核等疾病及接触史；否认脑血管疾病、精神类疾病；4 年前因腹股沟疝气于银川市武警医院行手术治疗；否认外伤史，否认输血史；否认食物及药物过敏史；预防接种史不详。

个人史：出生于并久居于宁夏银川，无食生鱼、生肉史，无地方病流行区居住史，无传染病接触史；抽烟 50 余年，40 支/日，有饮酒史，每周饮酒约 6 次，每次约 500g，无药物嗜好；有粉尘物质接触史；无冶游史。

婚育史：适龄结婚，现已离异，育 1 女。

望、闻、切诊：神志清楚，两目少神，呼吸平稳，语言清晰，面色偏黄，肌肉不削，动作自如，反应灵敏，头颅圆整，发黑，耳郭色泽欠润，鼻色红黄隐隐，唇色暗红，口唇随意开合，动作协调，齿龈淡红欠润，咽喉充血、水肿，双侧扁桃体 Ⅱ 度肿大，咽后壁散在滤泡，呼吸通畅，发音正常，食物下咽顺畅。舌象：舌暗红，苔白厚腻。脉象：脉滑。

体格检查：体温 36.5℃，心率 85 次/分，呼吸 21 次/分，血压 138/81mmHg。发育正常，自主体位，步态正常，唇暗红，咽喉充血、水肿，双侧扁桃体 Ⅱ 度肿大，咽后壁散在滤泡，两耳郭正常，乳突区无压痛，双耳耳后淋巴结肿大。颈软，颈前视诊饱满，双侧甲状腺无肿大。胸廓无畸形，乳房两侧不对称，左侧乳房按压疼痛明显，呼吸运动两侧对称，呼吸动度减弱，两肺叩诊呈过清音，呼吸音低，两肺可闻及痰鸣音。心尖搏动位于左侧第五肋间左锁骨中线内 0.5cm，无摩擦感，心脏浊音界无扩大，心率 85 次/分，心律齐，心音有力，各瓣膜听诊区未闻及病理性杂音。肛门及外生殖器未查。

中医诊断：肺胀，痰湿阻肺证。

西医诊断：①肺气肿；②肺占位性病变（性质待定）；③肺结节病；④脂肪肝；⑤病毒性咽炎；⑥扁桃体炎；⑦肾囊肿。

诊疗计划：①中医治疗。予耳针，隔日 1 次（左右耳交替，取穴：肺、脾、肾、心、肝、神门、内分泌、三焦、神衰点、激素点、缘中）以调节脏腑功能；予艾灸足三里穴以温中健脾化湿；给予中药穴位贴敷疗法（取穴：双肺俞穴、双大肠俞穴、双定喘穴、双风门穴、天突穴、膻中穴、双脾俞穴、双肾俞穴、双丰隆穴、双足三里穴、双三阴交穴）以健脾化痰；予中药汤剂治以益气健脾、宣肺化痰为主，兼以疏风散寒。②西医治疗。予 5% 葡萄糖注射液 250mL + 维生素 C 注射液 2.0g + 维生素 B_6 注射液 0.2g，静滴，1 次/日，营养治疗。

二、临床需要解决的问题

1. 本案辨证为痰湿阻肺证，是否合理？

2. 患者体胖，要求拔罐治疗，后背湿疹，结合其肺部肿块，是否可采用拔罐治疗？

3. 患者辅助检查提示左肺下叶软组织肿块，边界清楚，密度欠均匀，大小约 3.6cm×2.6cm，该肿物为何性质？与主诊断有什么联系？

4. 患者左侧乳腺腺体发育，按压疼痛明显，左侧睾丸缩小，是否与肺部肿块和肺气肿有关系？理由是什么？

5. 就患者目前病症，接下来中医治疗思路有哪些？

6. 患者目前的饮食及生活应注意哪些方面？

三、针对案例开展讨论

1. 肺气肿属于中医学"肺胀"范畴，辨证为痰湿壅肺证更为合理，因本病属于本虚标实，结合患者体形，体胖多痰湿，咳嗽、咳痰，量多易咳出，属于痰浊壅肺，再结合患者肺上肿块及肺气肿病史，久病肺虚可涉及肺。患者有吸烟、饮酒史，食后胃脘胀满不适，脾虚外加痰湿，所以辨证为痰浊壅肺证更为合理。

2. 首先考虑拔罐的禁忌证：①出血性疾病。②有传染性疾病。③骨折，肿瘤患者。④位置：皮肤破损处、乳房、腰骶部。结合患者临床表现，左下肺不明性质肿块，不主张拔罐治疗。此外，其肺气肿、肺间质改变，终末呼吸气道弹性减弱，肺里面存留大量气体，如果采用拔罐治疗，会牵拉肌肉，肺弹性减弱，进一步加重咳嗽、咳痰等肺部症状，所以不建议采用拔罐治疗。最后强调，肺部有占位性病变，一定不能拔罐治疗。

3. 判定左肺肿块性质，可能是恶性肿瘤，也可能是普通炎症反应。现病史中记录患者有抗炎抗感染治疗，2 个月时间内复查胸部 CT 都提示肿块大小无明显变化，所以排除炎性存在；若考虑肿瘤，具体要行穿刺明确。因肺气肿可影响终末气道弹性，严重可损伤气道，所以要先明确患者肺气肿在前还是肺部肿块在前非常重要。目前最重要的是明确肿块性质，还是建议胸外科就诊，行穿刺以明确。

4. 没有必然联系。因为肿块与乳腺、睾丸位置偏远，考虑如下因素：①原本的生殖系统发育情况。②结合患者饮酒频次，肝功异常也可出现腺体发育史。③内分泌疾病、甲状腺、垂体病变等。建议患者行阴囊和睾丸彩超、性激素六项、甲功五项、甲状腺及颈部淋巴结彩超检查以明确甲状腺病变，建议检查肿瘤标志物明确左肺肿块病性。

5. 不论肿块性质为何种，治疗不能活血化瘀，此为根本原则。在把握此原则基础上，以扶正祛邪为主，在治疗原发病基础上抓住兼证，主以益气扶正、化痰降浊。结合患者长时间的饮酒史，肝火旺可加一些健脾柔肝、养肝的药物，如白芍、灵芝等；结合其湿疹，外加通络药物，如僵蚕、苍术、百部等。

6. 饮食及生活应注意：戒烟限酒，烟酒次数从多到少；出门注意保暖，避免受凉，以防感冒；做好个人防护，戴好口罩，避免吸入烟雾以刺激气道；参加适当运动，如慢跑、打太极拳，增加个人肺活量；注意饮食、营养均衡，选择高蛋白食物、奶制品，不支持喝肉汤，定时定量，不能暴饮暴食。

四、刘敬霞主任医师临证讲解

1. 纠正病历书写中的问题

（1）肺气肿咳嗽症状是什么原因诱发、加重的；咳出痰液是否会减轻；咳、痰、喘是否与气候有关；晚上还是早上咳嗽会加重或减轻；患者既往有饮酒史，是否与饮酒后会加重；情绪、劳累等是否会影响。现病史中应做详细补充。

（2）在现病史中补充咳痰的性质（透明或不透明、浆液性、黏液性、黏液脓性、白色泡沫状、血性等）、气味、颜色（白色、粉红色、铁锈色、黄色、黄绿色等）、黏稠度，24小时痰量等内容。

（3）诊断中有肺气肿，但是体格检查中没有体现肺气肿的体征，肋间隙是否增宽，呼吸动度是否有减弱，要补充书写。

（4）详细描述胸痛特征，起病缓急，出现的时间、部位及性质（刺痛、钝痛、隐痛等）、程度、持续时间、与呼吸和肢体活动的关系，有无牵涉痛，胸痛的发展及影响因素、缓解方式等。

（5）要详细询问是发现肿块在前还是发生肺气肿在前，并分析两者之间的相关性。

2. 尘肺是一种对社会和患者家庭带来沉重负担及严重威胁患者身体健康的一种职业病。尘肺患者早期多无症状，胸部 CT 影像学可表现为小阴影、大阴影、肺气肿、胸膜改变及蜂窝样改变等，且 CT 征象与肺功能分级呈正相关。由于目前临床有部分尘肺患者影像学肺组织损伤程度较轻，但肺功能测定值却显示肺严重受损，而部分患者 CT 影像学阴影明显，肺功能检查却无明显改变，呈现肺功能与阴影影像学改变不匹配，因此应比较肺部 CT 阴影及肺气肿表现对肺功能的影响，找出对尘肺患者肺功能损伤高效、适用的评估方法，提高基层对尘肺的认识、指导临床诊疗。

肺气肿是肺部的一种病理状态，主要病理改变为细支气管远端持续气道异常扩大，同时支气管壁受到不同程度破坏，严重影响患者的生活质量。早期诊断肺气肿对改善尘肺患者预后非常重要。

3. 中医学将慢性肺系疾病归于"咳嗽""痰饮"范畴，认为人体在外感风邪、内部脏腑功能减退等综合影响下发病，且与肺、脾、肝、肾等主要脏器有着直接关联，而肺气肿则归属"肺胀"范畴，主要病因在于患者罹患慢性支气管炎后症状不明显，延误治疗至病情加重。根据辨证分型可将其分为肺阴亏耗、肺肾两虚、风寒壅肺、肺脾气虚、痰热郁肺、表寒肺热这六个分型，每个分型则根据其实际情况采取相应的方剂治疗，发挥中医对症施治的优势。

4. 针灸属经典中医技术，主要通过刺激穴位，起到良好的行气活血、通脉疏络等作用。在肺气肿患者治疗中，针对肺失宣肃、肺气壅塞病机，针刺肺俞穴、肾俞穴、脾俞穴及定喘穴，增加肺宗气量，同时改善肺、肾、脾这三大脏腑的异常功能，可缓解急性加重期症状。

5. 我院治疗慢性肺病的思路与治疗肺结节病思路有相似之处，在治疗慢性支气管炎的基础上，建议分两步走。第一步：祛表邪，兼以扶正。看咽喉如果有充血和疱疹，或者扁桃体红肿，说明有外感之邪，就用荆防败毒散和射干麻黄汤为基本方，配合参苏饮扶正气。查体听诊时肺部可闻及痰鸣音，可在前方的基础上合小青龙汤加减。第二步：扶正气，兼以祛邪。主要用补中益气汤和射干麻黄汤、三子养亲汤合用加减，治则为宣肺止咳、益气化痰散结。需要强调的是方中重用黄芪，取黄芪益气生肌作用，可以增强肺泡的弹性和表面张力，使痰容易排出，肺部功能容易恢复。

第八节 肺结节病

一、主管医师汇报病历

患者冯某，女，60岁，于2022年9月16日入住于我院中医内科。

主诉：咳嗽、咳痰、胸闷间作10年，加重2天。

现病史：患者诉10年前受凉后出现咳嗽、咳痰，咳少量白色黏痰，痰难咳出，胸闷，无气短，无喘息气促，无呼吸困难，无发绀，无发热恶寒，自行口服药物（具体药物不详）治疗后症状可缓解。此后上述症状间断发作，每次受凉后咳嗽、咳痰加重，胸闷，自行口服止咳药物（具体不详）治疗后症状可缓解，此后均未予重视及治疗。2天前患者因受凉后再次出现咳嗽、咳痰，痰黄白相间，夜间咳嗽明显，胸闷，无气短，遂就诊于当地医院，行胸部CT示双肺间质性改变，左肺上叶尖后段磨玻璃结节（8mm），建议密切随访。患者咳嗽、咳痰，痰难咳出，夜间痰黄，白天痰色白，胸闷，现为求中医治疗，今来我院就诊，遂由门诊以"肺结节病"收住入院。入院症见：患者咳嗽、咳痰，咳大量白色黏痰，痰易咳出，夜间痰黄，白天痰为白色，咳声重，咽干、咽痒，咽部异物感明显；无头昏头闷，无头痛，双目干涩，口干；乏力明显，时有心慌心悸，胸闷，气短，胸前区无疼痛；全身汗出较多，双手心偏热，烦躁；颈肩部、双膝关节酸痛；纳食欠佳，胃脘无胀满不适，无反酸、烧心；夜寐差，入睡困难，睡后易醒，多梦；小便正常，食寒凉食物易腹泻；近半个月体重减轻2.5kg。

既往史：否认有高血压、糖尿病、冠心病、慢性肾脏病等疾病；否认肝炎、结核、SARS等疾病及接触史；30年前因子宫肌瘤、卵巢囊肿于当地医院行手术治疗，具体不详；否认外伤及输血史；否认食物及药物过敏史；预防接种史不详。

个人史：出生于宁夏吴忠，无食生鱼、生肉史，无地方病流行区居住史；无传染病接触史；否认吸烟史；无酒嗜好，无药物嗜好，无粉尘物质接触史；无冶游史。

月经史：13 岁初潮，行经为 7 天，周期为 23 天，50 岁绝经。

婚育史：25 岁结婚，育有 1 子，配偶及其子体健。

家族史：其母因"肝病"去世，具体不详；其父因"肺气肿"去世，否认患遗传病、传染病和同类疾病史。

望、闻、切诊：神志清楚，两目乏神，呼吸平稳，语言清晰，面色偏暗，肌肉不削，动作自如，反应灵敏，头颅圆整，发黑夹白，耳郭色泽欠红润，鼻色淡红，唇色暗红，口唇随意开合，动作协调，齿龈淡红欠润泽，咽喉充血水肿，双侧扁桃体Ⅰ度肿大，咽喉壁可见数个针尖样疱疹，色淡红，呼吸通畅，发音正常，食物下咽顺畅。舌象：舌红，苔白腻。脉象：脉滑。

体格检查：体温 36.2℃，心率 61 次/分，呼吸 15 次/分，血压 108/68mmHg。神志清晰，发育正常，营养中等，表情自如，自主体位，步态正常，精神一般，查体合作，对答切题。全身皮肤黏膜无黄染，未见皮疹及出血点，无肝掌和蜘蛛痣。全身浅表淋巴结未扪及肿大，头颅无畸形，两侧瞳孔同圆等大，对光反应正常，双目突出，眼球运动正常。鼻通畅，鼻唇沟对称，鼻中隔无偏曲，鼻翼无扇动，鼻窦区无压痛，无流涕和出血。两耳郭正常，外耳道无脓性分泌物，乳突区无压痛，两耳听力粗测正常。唇红，咽喉充血水肿，双侧扁桃体Ⅰ度肿大，咽喉壁可见数个针尖样疱疹，悬雍垂居中。颈软，颈静脉不充盈，气管居中，颈部视诊饱满，双侧甲状腺触诊光滑。胸廓无畸形，乳房两侧对称，呼吸运动两侧对称，双侧语颤正常，呼吸节律规整，两肺叩诊呈清音，呼吸音低弱，两肺闻及痰鸣音。心尖搏动位于左侧第五肋间左锁骨中线内 0.5cm，心尖部无震颤，无摩擦感，心脏浊音界无扩大，心率 61 次/分，心律齐，心音有力，各瓣膜听诊区未闻及病理性杂音。腹无膨隆，未见腹壁静脉曲张及蠕动波。腹壁柔软，无肌紧张，无压痛及反跳痛，下腹部可见一长约 8cm 纵行手术瘢痕，愈合良好。肝脾肋下未触及，无液波震颤，未触及包块。肝脾区均无叩击痛，无移动性浊音，双肾区无叩击痛。肠鸣音正常，4 次/分，未闻及血管杂音。肛门及外生殖器未查。

辅助检查：（2022-09-14，当地医院）胸部 CT 示双肺间质性改变，左肺上叶尖后段磨玻璃结节（8mm），建议密切随访。血常规示血小板计数 361×10^9/L（↑），余未见异常。肝功、肾功、血糖未见异常。尿常规未见异常。便常规镜检示白细胞 0 ~ 2/HP。腹部彩超示脂肪肝（中度），门静脉、胆、胰、脾、双肾未见异常。心电图示正常窦性心律，电轴显著左偏，可能是异常心电图。甲状腺及颈部淋巴结彩超示双侧甲状腺未见明显异常。

中医诊断：肺积，痰湿阻肺证。

西医诊断：①肺结节病；②慢性扁桃体炎；③病毒性咽炎；④中度脂肪肝。

诊疗计划：①中医治疗。予耳针（取穴：肺、脾、肾、肝、心、神门、内分泌等）以调节各脏腑功能；予中药穴位贴敷疗法（取穴：双肺俞穴、双风门穴、天突穴、膻中穴、双脾俞穴、双肾俞穴、双大肠俞穴、双丰隆穴、双尺泽穴、双足三里穴、双孔最穴）以化痰散结；予双肺部中药硬膏热贴敷治疗以化痰散结，增强疗效；予中脘穴艾灸治疗以健脾化痰；予中药汤剂以补中益气、化痰散结、宣肺止咳为主。②西医治疗。予 5% 葡萄糖注射液 250mL + 维生素 C 注射液 2.0g + 维生素 B_6 注射液 0.2g，静滴，1 次／日，以稳定机体内环境；后期予 5% 葡萄糖注射液 250mL + 黄芪注射液 20mL 健脾益气。

目前症状：患者咳嗽、咳痰，痰减少，易咳出，痰白，咳声重，无咽干、咽痒，乏力好转，胸闷、气短改善，汗少，双手心偏热，烦躁缓解；颈肩部、双膝关节酸痛；纳食欠佳，胃脘无胀满不适，无反酸、烧心；夜寐差，入睡困难，睡后易醒，多梦；小便正常，大便调。

二、临床需要解决的问题

1. 肺结节病和肺部结节有什么区别？
2. 目前辨证为痰湿阻肺证是否合理？请分析？
3. 患者咳嗽未见明显缓解，考虑什么原因？
4. 患者进一步需要完善哪些相关检查？
5. 患者咳嗽，目前进一步应该如何治疗？
6. 患者饮食和生活上应注意哪些方面？

三、针对案例开展讨论

1. 肺结节病和肺部结节的区别。①定义不同：肺结节病是一种原因不明的以非干酪样坏死性上皮样细胞肉芽肿为病理特征的系统性疾病，多在体检时拍摄胸片发现。肺部结节是指直径≤3cm的局灶性、类圆形且密度增高的实性或亚实性的肺部阴影，肺部结节可孤立存在，也可多发。②病因不同：肺结节病形成的原因不明确，与感染、遗传因素等有一定的关系。肺部结节是肺部影像学的反应，但是由何种病因引起要具体分析。③诊断和治疗不同：肺结节病的典型表现为纵隔及对称性双肺门淋巴结肿大伴或不伴有肺内阴影，常伴有眼部、皮肤等病变，也可累及肝、脾、淋巴结、涎腺、心脏等组织器官。急性肺结节病表现为肺门淋巴结肿大、关节炎和结节性红斑，常伴有发热、肌肉痛，临床上诊断肺结节病要符合以下条件：临床表现和胸部影像表现与结节病相符合；有非干酪样坏死性上皮样肉芽肿；治疗以激素为主。肺部结节多无临床症状，肺部钙化结节不用特殊处理，感染性结节需要抗感染治疗，对于怀疑早期肺癌引起的肺部结节，需要进行病理活检以明确诊断。

2. 目前辨证为痰湿阻肺证不合理，应该辨证为肺脾气虚兼痰湿阻肺证。目前临床上辨证分型主要为肺气失宣证、肺脾两虚证、气阴两虚证、脾肾两虚证。患者咳嗽，病位为肺，主要病机为邪犯肺系，肺气上逆。肺为娇脏，主气，上连气道、喉咙，调节气的升降出入运动，肺通调水道，为储痰之器，外邪、饮食、情志均可导致肺气宣发肃降失常；脾主运化，为生痰之源，肺脾气虚，不运化水湿，痰湿内聚，日久成痰浊停留体内，形成积块。患者入院前受凉导致肺气虚寒，宣肃失司，则咳嗽、咳痰；脾虚不运化水湿，不能制水，湿注肠道，易腹泻；脾虚不运化水湿，痰湿内聚上犯于肺，肺脾气虚日久，气不化津，痰浊更易滋生。患者乏力为气虚之象，故应考虑为肺脾气虚证为本，痰湿阻肺为标。

3. 从西医角度考虑咳嗽是一种排痰反应，肺部有痰鸣音和哮鸣音，肺部有渗出，只有不断咳痰，才能使呼吸通畅，咳嗽才可能停止。中医方面考虑哮喘外邪引动宿痰，结合患者既往无肺系其他疾病，继续予化痰止咳治疗。

4. ①查肿瘤标记物 CEA、NSE、CYFRA21 - 1、CA199、CA72 - 4 以了解病情。②患者肺部磨玻璃结节，建议查红细胞沉降率以了解结节活动情况。③纤维支气管镜与支气管肺泡灌洗：支气管镜下可以见到因隆突下淋巴结肿大所致的支气管隆突增宽，气管和支气管黏膜受累所致的黏膜结节。④血液检查：血管紧张素转化酶由结节病肉芽肿的内上皮细胞产生，血清 ACE（血管紧张素转化酶）水平反应体内肉芽肿负荷，可以辅助判断疾病的活动性，但缺乏敏感性和特异性。⑤患者手足心热，出汗，脂肪肝，建议查甲功五项以了解有无异常。

5. 辨证为肺脾气虚证为本，痰湿阻肺为标，治疗以健脾益肺、化痰散结为主。现患者咽喉壁有疱疹，肺部有哮鸣音，治疗兼以疏风散寒。肺脾气虚证，可用补中益气汤合四君子汤加减，三子养亲汤合二陈汤加减，可用紫菀、款冬花、白前、前胡、射干、百部以化痰止咳。该患者脾气虚可加砂仁、山药，亦可用炒僵蚕、蝉蜕、蒺藜祛风散寒；易过敏，可用浮萍、徐长卿以祛风止痒。

6. 日常养成良好生活习惯，戒烟，或尽量避免被动吸烟。当空气污染严重时尽量少出门，室内安装空气净化器，工作环境尽量避免接触粉尘。饮食需要营养均衡，多食新鲜水果、蔬菜等富含维生素食物，选择易消化吸收的食物，三餐进食或少量多餐，适度限制甜食、油煎品，少食过冷、辛辣刺激食物，忌酒，保持良好的心情，适量锻炼身体，提高免疫力。

四、刘敬霞主任医师临证讲解

从西医学上讲，肺结节病是特殊肉芽肿性疾病，临床上相对少见，肺部结节是由于各种炎症、吸烟、环境、尘土等刺激形成的一种炎性反应性肉芽肿性增生。肺部结节形成原因多样化，治疗也多样化，临床预后较好，但肺部结节中的磨玻璃结节预后较差，癌变率达到 25%，尤其对于8cm 以上的磨玻璃结节。肺结节病临床预后较差，二者之间没有必然的联系。肺部结节可进一步查肺功能，80% 以上的 I 期结节病患者肺功能正常，II 期或III 期结节病的肺功能异常者占 40%～70%。

肺结节病属于中医学"积聚"范畴。积属有形，结块固定不移，痛有定处，病在血分，是为脏病；聚属无形，包块聚散无常，痛无定处，病在气分，是为腑病。积聚应辨其虚实之主次，痰湿阻肺证的根本为肺脾两虚，急则治其标以宣肺化痰散结为主，缓则治其本以健脾益肺。积证治疗宜分初、中、末三个阶段，积证初期属邪实，以消散为主；中期邪实正虚，以消补兼施；后期以正虚为主，以养正除积。治疗上主方以补中益气汤、三子养亲汤、二陈汤加减。患者咳痰、咳嗽剧烈，日久难愈，咳痰有

泡沫，属于风咳，内风与肝有关，肝克脾、恶肺，临床可平肝抑木、培土
生金，可配伍少许蒺藜、僵蚕祛风，紫苏叶疏风理气，用少许防风散外
风；患者舌红少苔，有肺间质性疾病，考虑肺部干燥、肺阴亏虚，咳痰不
利，肺不润则痰不利，临床上可加少许养阴润肺药，如玉竹、北沙参、石
斛、百合、白芍药、五味子；对于易过敏患者可加地肤子、徐长卿宣肺止
痒；根据患者具体情况如短期内确实有郁热、瘀血者可用清热解毒、活血
化瘀药物，如半枝莲、半边莲，但用药要轻、疗程宜短；对于囊肿性结节
可用薏苡仁、冬瓜子以化湿。

第九节　肺间质纤维化

一、主管医师汇报病历

患者曹某，女，60 岁，于 2022 年 9 月 29 日入住我科。

主诉：胸闷气短伴干咳 5 年，加重 1 周。

现病史：患者于 5 年前无明显诱因出现咳嗽，以干咳为主，闻及刺激
性气味、讲话过多及受凉时咳嗽加剧，伴恶心欲吐，无明显咳痰，无呼吸
困难，无胸闷气短，自行口服甘草片，上述症状可见改善。2021 年 3 月上
述症状再发加重，就诊于当地医院经检查后，确诊为肺间质纤维化，予以
静滴青霉素、雾化吸入治疗后病情未见明显改善；后间断予中药汤剂对症
治疗，病情略见改善。1 周前，患者受凉后感咳嗽加剧，伴有气短、活动
后呼吸困难，夜间明显，咳少许白色黏痰，影响睡眠，为进一步治疗，就
诊某院门诊。门诊查胸部正侧位片示①双肺间质性病变，左肺中野小结节
影，必要时 CT 复查；②主动脉稍迂曲，胸椎退变。故门诊以"肺间质纤
维化"收住入院。入院症见：患者胸闷气短，咳嗽时作，伴有少许咳痰，
咳白色黏痰，不易咳出，无痰中带血，咽部干痒，伴咽部堵塞不适，闻及
刺激性气味时咳嗽加剧，活动后呼吸困难；偶有心慌心悸，无心前区疼
痛；双目干涩、视物模糊；口干口苦，无明显反酸、烧心；受凉后腹胀，
左上腹疼痛；颈肩部酸困，偶有疼痛；腰部酸痛，活动尚可；纳少，食欲
减退，眠差，易醒，梦多，汗出可，手足偏热，大便偏干，4～5 天/次，
小便频数，2～3 次/晚，近期体重未见明显增减。

既往史：慢性咽炎病史 5 年，曾含服金嗓子喉片、西瓜霜含片、胖大海含片等药物；腰椎间盘突出症病史 5 年，曾行针灸、按摩治疗；支气管哮喘病史 1 年，具体不详；发现甲状腺结节 3 天；否认高血压病、糖尿病、冠心病病史；否认精神疾病史；否认肝炎、结核等传染病病史；否认输血史；否认手术病史；否认药物、食物过敏史；既往预防接种记录不详。

个人史：出生于陕西吴起，1995 年定居宁夏银川；近 1 个月否认疫区及外来人员接触史；生活规律，否认吸烟、饮酒史；无工业毒物、粉尘、放射性物质接触史；无冶游史。

月经史：17 岁初潮，经期 7 天，周期 28～30 天，42 岁绝经。

婚育史：19 岁结婚，育有 1 子 1 女，配偶及其子女均体健。

家族史：母亲因胃癌去世；父亲已故，具体原因不详；否认家族遗传病、传染病及同类疾病病史。

望、闻、切诊：神志清楚，两目乏神，呼吸平稳，语言清晰，面色晦暗，肌肉不削，动作自如，反应灵敏，头颅圆整，发黑欠润泽，耳郭色泽红润，鼻色暗黄隐隐，含蓄明润，唇色暗，口唇随意开合，动作协调，牙齿色黄，齿龈淡红而润泽，咽喉充血水肿，咽峡部可见散在疱疹，呼吸通畅，发音正常，食物下咽顺利无阻。舌象：舌苔淡，苔白。脉象：弦细略数。

体格检查：体温 36.5℃，心率 88 次/分，呼吸 21 次/分，血压 102/73mmHg。神志清晰，发育正常，营养中等，表情自如，自主体位，步态正常，精神一般，查体合作，对答切题。全身皮肤黏膜无黄染，未见皮疹及出血点，无肝掌和蜘蛛痣。全身浅表淋巴结未扪及肿大，头颅无畸形，两侧瞳孔同圆等大，对光反应正常，眼球运动正常。鼻通畅，鼻唇沟对称，鼻中隔无偏曲，鼻翼无扇动，鼻窦区无压痛，无流涕和出血。两耳郭正常，外耳道无脓性分泌物，乳突区无压痛，两耳听力粗测正常。唇暗，口腔黏膜无溃疡，咽喉充血水肿，咽峡部可见散在疱疹，扁桃体无肿大，悬雍垂居中，舌根有 4 个息肉。颈软，颈静脉不充盈，气管居中，颈前视诊饱满。胸廓无畸形，乳房两侧对称，呼吸运动两侧对称，双侧语颤下降，双肺呼吸动度下降，双肺呼吸节律规整，两肺叩诊呈清音，双肺呼吸音低，两肺可闻及少许哮鸣音。心尖搏动位于左侧第五肋间左锁骨中线内 0.5cm，心尖部无震颤，无摩擦感，心脏浊音界无扩大，心率 88 次/分，心律齐，心音低，各瓣膜听诊区未闻及病理性杂音。腹无膨隆，未见腹壁静脉曲张及蠕动波。腹壁柔软，无肌紧张，无压痛及反跳痛，肝脾肋下未触及，无液波震颤，未触及包块。肝脾区均无叩击痛，无移动性浊音，双肾区无叩击痛。肠鸣音正常，5 次/分，未闻及血管杂音。肛门及外生殖器未查。脊柱及四肢无畸形，活动自如，关节无红肿，双下肢无可凹陷性水肿，无杵状指（趾）。生理反射存在，病理反射未引出。

辅助检查：（2022 - 09 - 26，当地医院）胸部正侧位片示①双肺间质性病变，左肺中野小结节影，必要时 CT 复查；②主动脉稍迂曲，胸椎退变。甲状腺及颈部淋巴结彩超示左侧甲状腺囊性结节 3.9mm×2.5mm，结合临床复查。心脏彩超示静息状态下，左心室舒张功能减退，二尖瓣、三尖瓣、肺动脉瓣微量反流，EF 为 63%。甲功五项示 T3 为 0.84ng/mL（参考值 0.8 ~ 1.9ng/mL）。

中医诊断：肺痹，气阴两虚证。

西医诊断：①肺间质纤维化；②甲状腺结节；③胸椎退行性病变；④慢性咽炎；⑤腰椎间盘突出症。

诊疗计划：①中医治疗：予耳针（双耳交替，取穴：肺、心、脾、肾、肝、神门、内分泌、脑、甲状腺、交感、腰椎）调节脏腑功能；予穴位贴敷疗法（天突穴、双肺俞穴、双定喘穴、双脾俞穴、双肾俞穴、双丰隆穴、双曲池穴、双足三里穴、双孔最穴、大椎穴、双气户穴）止咳化痰；依据中医辨证论治，予中药汤剂解表散邪、止咳化痰，兼益气养阴。②西医治疗：予 5% 葡萄糖注射液 250mL + 维生素 C 注射液 2.0g + 维生素 B$_6$ 注射液 0.2g，静滴，1 次/日，以补充能量、稳定机体内环境。

二、临床需要解决的问题

1. 该患者辨证为气阴两虚证是否合适？说明理由。

2. 患者甲功显示 T3 偏低，有甲减趋势，考虑与该病有何联系？

3. 患者既往有哮喘病史，与肺间质纤维化如何鉴别？

4. 肺间质纤维化的远期并发症有哪些？

5. 中医如何治疗肺间质纤维化？有何特效药？

6. 针对该患者，说明其饮食及生活指导。

三、针对案例开展讨论

1. 刘教授分析肺间质纤维化病因包括以下方面：①理化和环境因素。②感染因素：感染容易致病，病体容易导致感染。③药物因素：肺间质纤维化使用免疫抑制剂治疗，免疫抑制剂又可加重该病。④非药物治疗：放疗、化疗对肺部的损伤。⑤胃食管反流：胃内容物或胃酸反流至咽喉误吸入肺部引起肺部病变。⑥遗传因素。⑦其他疾病：最常见结缔组织病，包括血管炎、风湿性疾病、结节病等，体格检查中需补充关节查体。该患者为自身免疫性疾病，建议后期查血沉明确病情。

该患者中医辨病为肺痹，应与肺痿相鉴别。肺痿是指以咳吐浊唾涎沫为主。该患者以干咳为主，不应辨为此病。肺痹辨证包括气虚肺痹、阴虚肺痹、络阻肺痹、痰热肺痹、津亏肺痹。结合患者舌淡苔白，脉细略数，活动后气短、呼吸困难，可辨证为气虚肺痹。

2. 从西医角度分析，部分特发性肺间质纤维化患者可合并甲减，但目前尚无明确理论支撑这一论点；从患者生活饮食习惯角度分析：该患者长期口服西瓜霜含片、金嗓子喉片、胖大海含片等药物，其药物性质寒凉，长期含服可致咽部组织、器官受累，影响甲状腺激素分泌，可导致甲状腺功能减退症。

3. 依据临床症状、体征、影像学、支气管激发试验等鉴别。肺间质纤维化主要症状为干咳、进行性加重的呼吸困难；特征性体征为 Velcro 啰音（爆裂音）、杵状指；支气管哮喘主要症状为喘气、气虚、咳嗽、咳痰，以呼气性呼吸困难为主，夜间及凌晨发作明显，双肺呼吸音低，闻及大量或满肺哮鸣音；肺间质纤维化影像学表现为高分辨率 CT，病变区呈网格状、蜂窝状改变，以胸膜下、基底部病变为主；支气管哮喘依据肺功能检查 FEV1/FVV（一秒率）小于 0.7，或 FEV1（第一秒用力呼气容积）小于正常预计值的 80%，支气管舒张试验可测定气道的可逆性改变。

4. 肺间质纤维化的远期并发症包括肺动脉高压、肺气肿、肺癌、胃食道反流、阻塞性睡眠呼吸暂停低通气综合征、抑郁症、呼吸衰竭、肺心病、深静脉血栓形成、低氧血症等。

5. 对于肺间质纤维化的中医治疗思路，贯穿疾病始终的是痰邪，补气化痰是根本治法。再根据春季风邪为主、夏季液亏为主、秋季津亏为主的特点，辨证用药。本病为虚实夹杂性疾病。该患者入院时淋巴细胞计数升高，病毒感染存在，初期治疗以解表祛邪为主；后期根据辨证予以健脾益肺、和胃降逆、养阴增液为主。特效药有黄芪、党参、沙参、浙贝母、百部、枇杷叶、甘草、沙参、麦冬、芦根、蛤蚧、姜黄。其中黄芪可修复肺间质纤维化病变；麦冬、沙参可增液润肺；枇杷叶、百部、甘草可止咳；姜黄可改善血流，延缓肺间质纤维化进展。

6. 该患者生活中应注意：避风寒，避免感染使原有疾病加重；避免晨起、夜间外出运动，避免剧烈运动；饮食中忌辛辣、油炸食品；补充营养，进食应季多汁水果；做呼吸操，特别要注意呼吸深度。

四、刘敬霞主任医师临证讲解

1. 纠正病历书写中的问题

（1）病历书写时要写明既往有无慢性胃病或胃食管反流等疾病，因胃病是肺间质疾病的诱发因素，且要考虑患者母亲因胃恶性肿瘤过世。

（2）患者长期口服润喉片、含片，其性质寒凉，含服后有无胃内嘈杂不适，以及长期使用喷雾剂对胃有无不良刺激。

（3）体格检查要写详细：肺部查体有无捻发音，因其为肺间质纤维化特异性体征；胸膜摩擦音有无增强。

2. 问题分析和讲解

该患者发病在深秋，秋燥以燥邪为主，干咳反复，结合该患者舌苔既不是无舌苔，又不是阳虚水滑苔，也不是气虚胖大舌，故此次发病可辨证为气阴两虚证。肺间质的致病因素包括三毒三滞，三毒即风毒、痰毒、瘀毒，湿毒贯穿始终，三滞即气滞（压迫肺泡）、湿滞、热滞。肺间质是肺间质、肺泡、肺实质中的肺纤维组织及基质沉积，包括肺纤维组织、淋巴组织、神经组织、血管组织，让肺间质病变，肺泡受累，最后导致肺功能受损。气虚、津亏、瘀血，根据不同阶段，秋季对应津亏，冬季对应寒邪，夏季对应热邪，春季对应风邪。患者就诊时第一阶段为风寒痹阻；第二阶段为气虚、痰邪，其贯穿肺间质疾病始终，故补气化痰贯穿治疗始终，只有补气，肺气足，肺才能够司气、才能主气；只有化痰，才能消除肺基质沉积，祛除阻塞障碍。

寒凉药物的使用对甲状腺的影响是非常重要的。我们临床医生看甲功五项时要注意两点：① T3、T4 是否下降，若有下降，表示阳气虚弱。② TSH 是否升高，若有升高，表示寒邪、痰饮、阴邪偏盛。该患者在前期治疗时影响了甲状腺功能，一旦甲状腺功能有改变，必然会影响后期治疗。

肺间质疾病是多种疾病发展的结局。堵塞和狭窄可引起哮鸣音；该患者后期治疗可合用黄芪注射液和氨茶碱，用氨茶碱解决气喘、气道狭窄问题；用黄芪保护、修复组织、细胞作用。

治疗该病，我们首要任务是在治疗疾病同时预防其并发症。如抑郁症：通过补气，改善脑部供氧供血，避免其发生；胃食道反流：通过和胃降逆，避免反流物损伤肺脏；肺动脉高压、肺心病：通过改变血管弹性，使血流通常；肺癌：痰结成核，可化痰散结，预防结节成积；肺气肿：可补气化痰，改善症状；深静脉血栓形成：可活血化瘀、通络，预防血栓形成。另外，石斛、百合为养阴药物，可增液，补充肺液缺乏；血肉有情之品，如阿胶可用于气血虚以养血，阳虚可用鹿角胶或鹿角霜以补充阳气，液亏可用龟甲养阴，肺纤维沉积可用鳖甲、鸡子黄清热解毒，蛤蚧可纳气平喘，芦根属于清热解毒药物，可重药轻用。

第二章　心脑系疾病

第一节　脑干梗死

【脑干梗死1】

一、主管医师汇报病历

患者刘某，女，36岁，于2021年12月3日入住我院中医内科。

主诉：四肢麻木、无力2个月余。

现病史：患者诉2021年9月8日17点左右骑电动自行车时突感左侧肢体麻木、无力，颈部疼痛，逐渐全身麻木、无力，意识清醒，无四肢抽搐、恶心呕吐、发热寒战，遂就诊于当地医院急诊科。（2021－09－08）核磁共振脑成像示①左侧侧脑室后角旁缺血灶；②左侧上颌窦黏膜增厚并软组织形成。（2021－09－09）颅脑CT示双侧额叶及左侧小脑半球斑片状低密度影，考虑脑梗死；右侧上颌窦，右侧筛窦、右侧蝶窦炎。（2021－09－09）颅脑核磁共振＋弥散示①右侧上颌窦及筛窦炎；②左侧侧脑室后角旁脱髓鞘；③延髓新鲜梗死灶。凝血及心肌梗死三项未见异常。根据相关检查后诊断为脑干梗死，住院予抗血小板聚集、调脂稳定斑块、改善侧支循环、清除氧自由基等对症治疗。患者经治疗后生命体征平稳后出院。此后患者四肢麻木无力，活动不利，言语不清，分别于2021年10月26日和2021年11月15日就诊于当地医院康复治疗，症状稍改善。今患者为求中医治疗，来我院就诊，门诊以"脑干梗死"收住入院。入院症见：患者四肢麻木无力，右上肢活动受限，双下肢疼痛，夜间疼痛加重，言语清楚，无饮水呛咳、流涎、吞咽障碍，无头晕、头昏、头痛，无明显口干、口苦；烦躁不安，咽部痰黏不易咳出；胸闷气短、乏力，无明显心慌心悸及心前区疼痛；说话时头不自主摇动，眼前有物体飞过；腰部无力，被动扶起时腰部及尾骨疼痛；全身阵发性汗出；偶感小腹部憋胀，寐差，纳少，大便偏干，小便正常；近期体重减轻5kg。

既往史：平素体质一般，肺结节病病史2个月，未治疗；器质性心境障碍病史2个月；颅内动脉粥样硬化病史2个月；否认肝炎、结核、伤寒、麻疹、猩红热、血吸虫病、疟疾、登革热、莱姆病、SARS等疾病及接触史；预防接种史不详；否认手术史，否认外伤史，否认输血史；否认食物及药物过敏史。

个人史：出生于河北石家庄，久居于宁夏银川，无食生鱼、生肉史，无疫区接触史，无地方病流行区居住史，无传染病接触史；无烟嗜好，无酒嗜好，无药物嗜好；无粉尘物质接触史；无冶游史。

月经史：14岁初潮，行经4~5天，周期28~29天，末次月经2021年9月3日，月经量中等，颜色正常。无痛经、月经不规则、白带。

婚育史：25岁结婚，育有1子，配偶及其子体健。

家族史：家人均健在，否认患遗传病、传染病和同类疾病史。

望、闻、切诊：神志清楚，两目乏神，呼吸平稳，言语清楚，面色荣润，肌肉不削，活动不利，反应欠灵敏，头颅圆整，发黑，耳郭色泽红润，鼻色淡红，含蓄明润，唇色暗红，口唇随意开合，齿龈淡红欠润泽，咽喉充血，水肿，双侧扁桃体无肿大，咽喉壁可见数个滤泡，呼吸通畅，发音正常，食物下咽顺畅。舌象：舌红少苔。脉象：脉细数。

体格检查：体温36.4℃，心率69次/分，呼吸17次/分，血压100/74mmHg。神志清晰，发育正常，营养中等，表情自如，被动体位，活动不利，精神欠佳，查体合作，对答切题。全身皮肤黏膜无黄染，未见皮疹及出血点，无肝掌和蜘蛛痣。全身浅表淋巴结未扪及肿大，头颅无畸形，头枕部可；两侧瞳孔同圆等大，对光反应正常，眼球运动正常。鼻通畅，鼻唇沟对称，鼻中隔无偏曲，鼻翼无扇动，鼻窦区无压痛，无流涕和出血。两耳郭正常，外耳道无脓性分泌物，乳突区无压痛，两耳听力粗测正常。唇暗红，牙龈无肿胀，无溢脓及色素沉着，口腔黏膜无溃疡，咽喉充血、水肿，扁桃体无肿大，咽喉壁可见数个滤泡，悬雍垂居中。颈软，颈静脉不充盈，气管居中，双侧甲状腺无肿大。胸廓无畸形，乳房两侧对称，呼吸运动两侧对称，双侧语颤正常，呼吸节律规整，两肺叩诊呈清音，呼吸音低，两肺闻及痰鸣音。心尖搏动位于左侧第五肋间左锁骨中线内 0.5cm，心尖部无震颤，无摩擦感，心脏浊音界无扩大，心率 69 次/分，心律齐，心音有力，各瓣膜听诊区未闻及病理性杂音。腹无膨隆，未见腹壁静脉曲张及蠕动波。腹壁柔软，无肌紧张，无压痛及反跳痛，肝脾肋下未触及，无液波震颤，未触及包块。肝脾区均无叩击痛，无移动性浊音，双肾区无叩击痛。肠鸣音 4 次/分，未闻及血管杂音。肛门及外生殖器未查；脊柱及四肢无畸形，活动不利，关节无红肿，C6～C7 棘突接压试验（＋），双下肢无可凹陷性水肿，无杵状指（趾），生理反射存在。专科情况：神志清楚，言语清楚，瞬时、短时、长时记忆力正常，计算力正常，时间、人物、地点定向功能正常，右侧鼻唇沟变浅，伸舌偏向左侧，四肢体肌张力正常，四肢痛触觉正常，右上肢肌力 0 级，右下肢、左侧肢体肌力 4 级，双侧 Babinski 征、Hoffmann 征、Chaddock 征、Oppenheim 征、Gordon 征均阴性。

辅助检查：（2021－12－02，当地医院）颅内动脉 CTA 示左侧颈动脉 C6 段动脉瘤，延髓片状低密度影，考虑梗死灶。

中医诊断：中风病（中经络），气阴两虚证。

西医诊断：①脑干梗死；②肺结节病；③病毒性咽炎。

诊疗计划：①中医治疗。予耳针疗法（左耳，取穴：肺、心、肾、脾、肝、内分泌、三焦、交感、内分泌、神经衰弱、皮质下、缘中）以调节气血；患者四肢无力，给予穴位贴敷治疗（取穴：双脾俞穴、双肝俞穴、双肾俞穴、双心俞穴、双地仓穴、右肩髃穴、右曲池穴、右手三里穴、右外关穴、右足三里穴、右阳陵泉穴、右丰隆穴、右太冲穴）以健脾益气，祛风通络；患者四肢无力，双下肢疼痛，给予普通针刺治疗（双肩井穴、双肩髃穴、双曲池穴、双手三里穴、双外关穴、双阳白穴、双太阳穴、双犊鼻穴、双梁丘穴、双血海穴、双足三里穴、双阳陵泉穴、双三阴交穴、双阴陵泉穴、双丰隆穴、双太冲穴、双太白穴、双昆仑穴、双肾俞穴、水沟穴）以补益气血、祛风通络；根据临床表现，辨证为气阴两虚证，现患者表证未解，前期给予中药汤剂治以疏风散寒、化痰宣肺为主，兼以益气养阴、通络化痰。②西医治疗。入院时患者乏力明显，咽喉壁可见数个滤泡，给予 5% 葡萄糖注射液 250mL ＋ 维生素 B_6 注射液 0.2g ＋ 维生素 C 注射液 2.0g，静滴，1 次/日，以稳定机体内环境；3 天后患者乏力未见缓解，因黄芪注射液能扩张脑血管，增加脑血流量，尤其改善脑微循环、降低血液黏稠度、降低血小板聚集力，清除氧自由基，增强脑细胞耐缺氧能力，调节机体免疫功能，保护脑细胞，并增强受损脑细胞的修复功能，故给予5%葡萄糖注射液250mL＋黄芪注射液20mL，静滴，1次/日，以益气补气。

二、临床需要解决的问题

1. 患者发病时颈部疼痛，与患者发病有无关联？

2. 患者行颅内CTA时，左侧颈动脉C6段动脉瘤，与患者发病有关系吗？

3. 患者入院时舌红少苔，脉细数，辨证气阴两虚，是否正确？

4. 患者除了四肢麻木、无力外，还伴有疼痛的症状，尤其夜间疼痛明显，怎么解释？

5. 针对患者目前的状况，中医外治方法有哪些？

6. 针对患者目前的状况，在护理方面需要注意什么？

三、针对案例开展讨论

1. 患者颈部疼痛与本病发病无关联。脑干梗死发生在脑干部位，也是脑梗死中最严重的一种。脑干梗死是指椎－基底动脉及其分支血管因动脉硬化、栓塞、痉挛、炎症等，导致上述动脉狭窄或闭塞而引起的中脑、脑桥、延髓持续缺血，进而出现功能障碍，引起相应的神经系统症状和体征。患者颈部疼痛考虑患者感染风寒，寒邪束表，经络不通，不通则痛。

2. 从西医学角度分析，脑干小血管病变是脑干梗死最常见的病因，小血管病变最终会引起管腔狭窄甚至闭塞，导致脑干供血不足。动脉粥样硬化，如高血压、高脂血症、糖尿病、吸烟、饮酒等可引起动脉壁损伤，进而导致斑块形成。随着斑块逐渐增多，则会导致椎动脉或基底动脉狭窄，甚至闭塞，影响脑干的血液供应，引起脑干梗死。血管炎容易引起血管狭窄导致该病。先天的血管异常、畸形会导致该病的发生。血脂异常，特别是血中胆固醇、低密度脂蛋白上升容易引起血栓的发生，促进动脉粥样硬化形成，从而导致脑干梗死。可能的原因还有动脉夹层、锁骨下动脉盗血综合征、大血管炎、椎－基底动脉扩张、线粒体肌病脑病、可逆性后部脑病综合征、猎人弓综合征等。结合患者检查，颈部动脉瘤一般不会引起脑梗死。结合患者发病季节，患者感受寒邪，寒性凝滞，血管收缩，毛细血管流量减少，从而造成血管狭窄甚至闭塞，从而形成脑梗死。

3. 我们一直讲正气存内，邪不可干，患者患病说明其本身正气不足，且从患者的舌脉辨证，气阴两虚正确。现患者咽部痰多，考虑还兼有风痰，所以治疗时需加一些祛风通络的中药。

4. 患者夜间下肢疼痛明显，疼痛性质为刺痛，痛处固定不移，拒按，夜间痛势尤甚，从这几个方面分析，考虑肌肉、关节有瘀血存在。

5. 针刺：①半身不遂，属中风中经络者，可用手足十二针，即取双曲池穴、双内关穴、双合谷穴、双阳陵泉穴、双足三里穴、双三阴交穴共十二穴。对于中风后遗症的半身不遂，可用手足十二透穴，即取手足十二穴，用2~3寸长针透穴强刺。这十二穴是肩髃穴透臂臑穴，曲池穴透少海穴，外关穴透内关穴，阳池穴透大陵穴，合谷穴透劳宫穴，环跳穴透风市穴，阳关穴透曲泉穴，阳陵泉穴透阴陵泉穴，绝骨穴透三阴交穴，昆仑穴透太溪穴，太冲穴透涌泉穴，悬钟穴透三阴交穴。②中风不语，予以祛风豁痰，宣通窍络，取穴：金津穴、玉液穴放血，针内关穴、通里穴、廉泉穴、三阴交穴等。推拿按摩：适用于中风急性期或恢复期的半身不遂。手法：推、滚、按、捻、搓、拿、擦。取穴有风池穴、肩井穴、天宗穴、肩髃穴、曲池穴、手三里穴、合谷穴、环跳穴、阳陵泉穴、委中穴、承山穴，以上穴位以患侧为重点。推拿治疗促进气血运行，有利于恢复患肢功能。

6. 护理主要分为以下几个方面：①为防止患者便秘，要给患者多喝水，吃润肠通便的食物，必要时可按揉腹部，养成定时排便的习惯，保持大便通畅。②患者在饮食方面应控制饮食摄入，以控制体重，减少脂肪总量及饱和脂肪酸和胆固醇的摄入量，增加不饱和脂肪酸摄入，限制单糖和双糖的摄入量，供给适量的矿物质及维生素，合理搭配，保证营养的全面摄入。③患者四肢无力，活动受限，要勤变换体位，保持皮肤干燥、清洁，促进血液通畅，防止褥疮形成。④患者病情稳定后可逐渐增加功能活动，促进关节血液循环，刺激神经机能，保持关节韧带及关节伸张功能，防止或减轻肌肉的萎缩，防止关节痉挛、畸形。

四、刘敬霞主任医师临证讲解

1. 患者 C6～C7 棘突按压疼痛，结合患者发病的季节，考虑患者感染风寒，寒邪客于经络，寒邪凝滞，不通则痛。

2. 脑梗死最常见的病因是动脉粥样硬化。粥样斑块最严重的部位在颈内动脉起始部和虹吸部及大脑中动脉起始部；其次为椎动脉起始部及小脑后下动脉的远端段和基底动脉中段；再其次为颅底大动脉近端分支处。动脉内膜下的粥样斑块隆起而突入管腔内，造成管腔狭窄。其他病因有炎性动脉病、血栓性脉管炎、动脉分层、偏头痛、动脉肌纤维发育不良等。本病中医病因考虑冬季骤然变冷，正气不足，寒邪入侵，可影响血脉循行。正如《素问·调经论》说"寒独留，则血凝泣，凝则脉不通……"血管收缩、痉挛，微循环不通，引起脑梗死。

3. 结合患者的临床表现，本病气阴两虚为本，风痰入络为标，在后期治疗上要从益气养阴、祛风通络、化痰方面入手，常用中药有地龙、天麻、钩藤、川芎，方剂选用地黄饮子加减。

4. 中医上讲血得热则行，得寒则凝。外感寒邪，入于血脉，或阴寒内盛，血脉挛缩，则血液凝涩而运行不畅，导致血液在体内某些部位瘀积不散，形成瘀血。如《灵枢·痈疽》说："寒邪客于经络之中则血泣，血泣则不通。"《医林改错·积块论》说："血受寒则凝结成块。"所以寒邪与瘀血并存在肌肉之间。

【脑干梗死 2】

一、主管医师汇报病历

患者郝某，女，74 岁，于 2022 年 4 月 13 日入住我院中医肿瘤科。

主诉：头晕头昏 1 个月余，加重伴乏力 1 周。

现病史：患者诉 2022 年 3 月 4 日无明显诱因出现头晕，恶心呕吐，呕吐物为胃内容物，呈喷射性，视物旋转、模糊，无意识障碍，右侧肢体无力，言语不利，遂就诊于当地医院，行头颅核磁提示脑干新鲜梗死灶，住院给予降脂、稳斑、营养神经等对症治疗后症状缓解。1 周前患者无明显诱因出现头晕、头昏较前加重，伴乏力明显，右侧肢体麻木不利，饮水呛咳，时有流涎。今日为求进一步治疗，遂就诊于我院门诊，由门诊拟以"脑干梗死"收住入院。入院症见：患者头晕头昏，视物模糊，双耳耳鸣，无恶心呕吐，乏力明显，右侧肢体麻木不利，饮水呛咳，时有流涎；胸闷气短，心慌心悸，胸部憋闷不舒；咳嗽、咳痰，咳少量白色黏痰，不易咳出，咽干咽痛，咽部异物感；汗出正常，手心稍热，怕冷明显；纳食欠佳，无胃痛胃胀，时有反酸、烧心，口干口苦，口中异味；颈部抽痛，右肩疼痛，伴活动障碍，腰部及双膝关节疼痛，活动及劳累后加重；睡眠欠佳，入睡困难，易醒；大便偏干，小便正常，尿频，遗尿，夜尿4～5次。近期体重无明显增减。

既往史：平素体质一般。肺间质纤维化病史10余年，未行治疗；腰椎滑脱病史10年，行针刺治疗；冠状动脉粥样硬化性心脏病病史5年，口服阿司匹林肠溶片0.1g，1次/日，阿托伐他汀钙片10mg，1次/日，硫酸氢氯吡格雷片75mg，1次/日；颈动脉硬化病史5年，未系统治疗；高血压病病史3年余，血压最高达160/95mmHg，现口服硝苯地平控释片30mg，1次/日，现血压控制尚可；高脂血症病史2年，未行治疗；睡眠障碍病史2个月，未行治疗；否认有结核、伤寒、麻疹、猩红热、血吸虫、疟疾、登革热、莱姆病、SARS等疾病及接触史；乙肝病毒携带史20年，现肝功正常；40年前因眼部翼状胬肉于银川市人民医院行手术治疗；10年前摔伤致腰椎滑脱、右踝关节骨折；否认输血史；有丹参注射液、左氧氟沙星注射液过敏史；否认食物过敏史；预防接种史不详。

个人史：出生于陕西延安，现久居于宁夏银川，否认食生鱼、生肉史，否认疫区接触史，否认地方病流行区居住史；否认传染病接触史；否认烟酒嗜好，否认药物嗜好，否认粉尘物质接触史；否认冶游史。

月经史：15岁初潮，行经5～7天，周期28～30天，50岁绝经。

婚育史：25岁结婚，生有1子，配偶及其子均体健。

家族史：父母均已故，否认患遗传病、传染病和同类疾病史。

望、闻、切诊：神志清楚，两目有神，右眼胬肉攀睛，呼吸平稳，语言清晰，面色苍黄，肌肉不削，动作欠自如，反应灵敏，头颅圆整，耳郭色泽红润，鼻色红黄隐隐，含蓄明润，唇色暗红干燥，口唇随意开合，动作协调，牙齿洁白润泽而坚固，齿龈淡红而润泽，咽喉充血水肿，呼吸通畅，发音正常，食物下咽顺利无阻。舌象：舌淡，苔燥腻。脉象：弦滑。

体格检查：体温 36.4℃，心率 72 次/分，呼吸 17 次/分，血压 107/73mmHg。精神欠佳，发育正常，营养一般，自主体位，查体合作，形体正常。皮肤弹性可，全身皮肤黏膜无黄染、皮疹及出血点，无肝掌、蜘蛛痣。全身浅表淋巴结未触及。头颅五官无畸形，双眼睑无浮肿、下垂，无眼球突出、内陷或斜视，结膜正常，双瞳孔等大同圆，对光反射正常。双外耳道通畅，无异常分泌物，乳突区无压痛，粗查双耳听力正常。鼻腔通畅，无异常分泌物、出血，各鼻窦区无压痛。口腔黏膜无出血点、溃疡。伸舌无偏斜，齿龈无红肿、溃疡。唇色暗红，咽部红肿、充血，双侧扁桃体无肿大，咽反射正常，伸舌居中。颈软对称，无颈静脉怒张、无异常搏动，甲状腺正常，气管居中。胸廓无畸形。双肺触诊语颤对等，无胸膜摩擦感；双肺呼吸音清，双肺未闻及干、湿性啰音。语音传导两侧对称。心前区无隆起，未触及震颤，心浊音界无扩大，心率 72 次/分，律齐，心音正常，各瓣膜听诊区未闻及杂音，无心包摩擦音。腹部平坦，无腹壁静脉曲张，腹部柔软，未触及包块，无压痛，全腹无反跳痛，肝脾肋下未触及、胆囊未触及、Murphy 征阴性，肝区、肾区无叩击痛，移动性浊音阴性，肠鸣音正常，4 次/分，无血管杂音。外生殖器、肛门未查。脊柱生理曲度存在，无侧弯，无压痛。专科情况：神志清楚，表情自如，言语流利，瞬时、短时记忆力正常，长时记忆力减退，计算力正常，时间、人物、地点定向功能基本正常，右眼睑上抬无力，对光反射正常，眼球运动正常，集合反射存在，鼻唇对称，伸舌居中，面神经运动功能正常，四肢肌张力正常，痛触觉正常，右上肢肌力 5⁻级，左上肢肌力 5 级，右下肢肌力 5⁻级，左下肢肌力 5 级，肱二头肌反射、肱三头肌反射、桡骨膜反射、膝反射存在，Babinski 征、Hoffmann 征、Chaddock 征、Oppenheim 征、Gordon 征均阴性，共济运动正常。

辅助检查：（2022 - 03 - 05，当地医院）头颅核磁示①脑干新鲜梗死灶；②双侧侧脑室旁脑白质脱髓鞘改变；③右侧下鼻甲肥大。经颅超声多普勒示右侧大脑中动脉、颈内动脉末端狭窄（轻度）。颈部血管彩超示双侧颈总动脉分叉处内 - 中膜增厚，左侧颈总动脉分叉处后壁不均质斑块，大小约 12.0mm × 3.0mm。（本院辅助检查）血常规示中性粒细胞百分比 49.0%，淋巴细胞百分比 41.3%；肾功示肌酐 99.2μmol/L，尿酸

348.6μmol/L，尿素 10.51mmol/L；尿常规显示亚硝酸盐（＋）；便常规未见异常；心电图示正常窦性心律，逆钟向转位，电轴左偏（轻度）。

中医诊断：中风病，风痰阻络证。

西医诊断：①脑干梗死；②高血压病 3 级（极高危）；③冠状动脉粥样硬化性心脏病；④颈动脉硬化；⑤焦虑状态；⑥睡眠障碍；⑦高脂血症；⑧肺间质纤维化；⑨腰椎滑脱；⑩病毒性咽炎。

诊疗计划：①中医治疗。予耳针、艾灸、穴位贴敷、中药硬膏热贴敷、中药热奄包、针刺等中医综合治疗；中药汤剂以祛风化痰、活血通络为主。②西医治疗。予营养补液、改善微循环治疗。

二、临床需要解决的问题

1. 西医诊断为脑干梗死，主要症状为头晕头昏，恶心呕吐，右侧肢体无力，中医辨病为中风，风痰阻络证是否准确？还是应辨病为眩晕？

2. 患者 4 月 18 日受凉后出现发热，间断出现头晕头昏、肢体麻木加重，乏力明显，胸部憋闷，考虑患者外感邪气，还是病情进展，如何鉴别？

3. 如何评估脑干梗死患者复发风险，临床如何预防复发？

4. 脑梗死与脑出血临床症状相似，应如何鉴别？

5. 脑梗死分为急性期和恢复期，应如何治疗？中医如何介入治疗？

6. 患者病情平稳时应及早给予肢体功能康复训练，生活中应如何训练？

三、针对案例开展讨论

1. 该病应辨病为中风，患者头晕头昏、恶心呕吐症状可由患者既往颈动脉硬化、高血压、鼻甲肥大、长期睡眠不足等多种因素引起。患者口唇暗红、干燥，舌苔燥腻，考虑阴虚燥结证。结合患者既往病史，久病为本虚标实，故考虑为风痰阻络、气阴两虚证。

2. 考虑患者为外感邪气导致症状加重。患者外感邪气后未发生新发症状，当时出现头晕头昏、肢体麻木加重，发热。发热时患者脑组织代谢加快，体温每升高 1℃，脑组织代谢就会增加 13%，脑组织代谢增快导致局部缺血，因此出现上述症状加重。脑干由延髓、中脑、脑桥组成，其中延髓控制呼吸、循环、消化反射，如果症状加重，可能会出现昏迷、四肢瘫痪、中枢性高热，甚至心脏、呼吸骤停，加之患者自诉晨起汗出后症状有所缓解，因此考虑患者为外感邪气所致。具体鉴别是否新发可行颅脑核磁辨别。

3. 脑梗死复发风险包括性别、年龄、既往病史是否有高血压、糖尿病、冠心病、房颤、高脂血症等，是否有家族史、吸烟、饮酒史，实验室指标是否有血小板计数、血糖、血脂、同型半胱氨酸等异常。复发主要考虑是否有新的神经功能损伤症状，经头颅核磁和经颅多普勒证实有新的病灶，症状较前加重，既往脑梗死距本次加重大于 1 个月排除进展期脑卒中。预防复发治疗如下。①西医学：抗血小板聚集、调脂稳斑、降血脂、抗凝血治疗。②中医学：因本病病性属本虚标实、上盛下衰，病理因素是风火痰瘀，治疗以益气扶正、平肝息风、化痰祛瘀通络为主。中医学认为"平人手指麻木，不时眩晕，乃中风先兆，须预防之，宜慎起居、节饮食、远房帏、调情志"，患者平时应注意避免内伤积损、情志过激、饮食不节、劳欲过度等。

4. 鉴别：①发病年龄。脑梗死发生在 60 岁以上人群，脑出血发生在 50～60 岁。②病因。脑梗死以动脉粥样硬化为主要原因，脑出血多以高血压为主。③起病状态。脑梗死多发生于安静状态，脑出血多发生于情绪激动时。④起病速度。脑梗死起病缓慢，在 10 小时左右，慢者在 1 天至 2 天症状到达高峰；脑出血起病速度急，在 10 分钟至几小时内症状即到达高峰。⑤症状。脑梗死以肢体瘫痪、无力及感觉异常、共济失调为主，脑出血除这些症状外，还会出现头痛、恶心、呕吐等颅内压增高表现。⑥辅助检查。脑梗死患者头颅 CT 呈低密度灶，脑出血为高密度灶；脑梗死患者血管造影可见堵塞血管，脑出血可见破裂血管。

5. 治疗：从病因分析，患者主要因脑动脉粥样硬化，血流速度受限，血栓形成，管腔狭窄，发生脑干梗死。从中医学上讲，主要是因为饮食不节、外邪侵袭、情志不畅等因素导致脏腑阴阳失调，虚风内动，流窜经络，致使猝然昏仆、半身不遂。急性期治疗主要分为一般治疗、特殊治疗。一般治疗主要针对急性病因进行治疗，一定要保持呼吸道通畅，控制血糖、血压及颅内压，治疗发热、感染等病理因素，解决水电解质紊乱，控制癫痫，预防深静脉血栓形成。特殊治疗是适合溶栓治疗的患者一定要及时进行溶栓治疗。外科治疗是针对面积较大脑梗死患者进行开颅手术。恢复期患者治疗主要以康复和药物治疗并进,其中康复治疗以口服抗栓、抗血小板、抗动脉硬化形成药物为主,如阿司匹林、氯吡格雷、阿托伐他汀钙等。康复期还可采用中医治疗,口服中药汤剂、针灸治疗均可取得较好效果。

6. 康复训练:针对脑干梗死可进行三种锻炼,主要为语言功能锻炼、吞咽功能锻炼、关节活动及肌力锻炼。针对本患者,可在家自行进行肌力锻炼,如捏握力器、原地抬腿、踢腿、患侧按摩。但要注意锻炼一定要循序渐进,切忌过度劳累。

四、刘敬霞主任医师临证讲解

1. 纠正病历书写中的问题

症状描写中可补充与脑干梗死相鉴别的疾病症状。可描写脑干梗死导致的自主神经功能紊乱症状。

2. 问题分析和讲解

中风病必存在风邪,考虑患者为阴虚风动。风痰阻络之风,一者为外风;另一者为内风。患者本次住院淋巴细胞百分比偏高,考虑存在外风,但如果没有内风,无法引动外风,结合患者口唇色暗红,考虑为阴虚风动,可用地黄饮子治疗。颅脑十二对神经包括嗅神经、视神经、动眼神经、滑车神经、三叉神经、外展神经、面神经、听神经、舌咽神经、迷走神经、副神经、舌下神经。除嗅神经、视神经、动眼神经外,其余神经均分布于脑干,其中延髓分布4个,脑桥分布4个,中脑分布4个。因此这些颅神经都可表现在脑干梗死中,具体因梗死部位不同,影响神经表现也不同。患者眩晕、呕吐是因为前庭神经也分布其中,考虑患者因前庭神经受损,所以出现眩晕、呕吐。患者外感邪气出汗后症状有所缓解,若出汗后血液黏稠,病情反而会加重。梗死引起者以麻木、软瘫为主,感受外邪者以神经感觉异常为主,但肌力不受影响。但切不可被简单的感受外邪表象迷惑,椎-基底动脉位置表浅,更易受风寒湿邪影响,春季气温不稳定,椎-基底动脉在寒凉环境中痉挛,影响脑干供血,引起一过性脑干缺血加重,表现为肢体软瘫。患者实验室检查提示尿酸、血脂偏高,因此还考虑有瘀血存在。患者发生眩晕、恶心、呕吐,首先考虑行颅脑 CT 检查,可直接判断有无脑出血，然后是 3~7 天的水肿期，通过颅脑核磁可判断有无脑梗死，判断是出血还是梗死后确定治疗原则以抗凝还是溶栓为主。大面积的脑梗死和脑出血临床症状极其相似，必须通过颅脑 CT 或核磁来判断。脑干的缺血性、出血性改变一定要防止脑疝形成及呼吸、消化、循环系统问题，以上危及生命因素随时存在。

第二节　心律失常

一、主管医师汇报病历

患者李某，男，56 岁，于 2022 年 5 月 4 日入住我科。

主诉：心慌、心悸间作 10 年余，加重 2 个月。

现病史：患者 10 年无明显诱因出现心慌、心悸症状，否认胸闷、气短、后背疼痛等症状，行心电图示未见明显异常，未予以重视，亦未予治疗，后症状反复发作。2022 年 1 月患者自诉因大便偏稀，时有不成形，遂就诊于当地医院，于肠镜检查前行心电图示异常，监测 24 小时动态心电图监测示心律失常，故予以参松养心胶囊、酒石酸美托洛尔片以对症治疗。2022 年 2 月 15 日再次行 24 小时动态心电监测示窦性心律，节律点游走，偶发房性早搏，有成对的，短阵发性房性心动过速，实性早搏，有间位性，心率变异性未见异常。2022 年 3 月患者劳累后自诉心悸明显加重，伴有心前区憋闷不舒，后背疼痛，自行口服速效救心丸后症状缓解。2022 年 4 月 28 日就诊于当地医院行 24 小时动态心电监测示①窦房结至心房内游走性心律；②房性早搏，有成对的三联律；③房性心动过速；④频发室性早搏（呈单源性），有二联律、三联律；⑤T 波异常（间歇出现 V4~V6 导联 T 波低平、双向、浅倒置）；⑥心率变异性正常。今日为寻求中医治疗，遂就诊于我院门诊，门诊以"心律失常"收住入院。入院症见：患者心慌、心悸时作，劳累后加重，否认情绪激动后加重，否认天气变化后加重，否认饮食不当后加重，偶有心前区隐痛不舒，后背无明显疼痛不适；偶有胸闷气短，咽干、咽痒，咽部异物感；头昏头晕，无头痛，无视物旋转；无明显咳嗽，晨起偶有咳痰，咳少量白色黏痰；汗出可，纳食可，胃脘部胀满不舒，睡眠欠佳，睡后易醒，大便偏稀，小便可，近期体重无明显增减。

既往史：平素体质一般，确诊高血压病史 3 个月余，现规律口服苯磺酸氨氯地平片 1 次/日；否认糖尿病、冠心病病史；否认肝炎、结核、伤寒、麻疹、猩红热、血吸虫、疟疾、登革热、莱姆病、SARS 等疾病及接触史；2022 年 2 月于当地医院行胸腺瘤手术，术程顺利，术后行放疗 28 次；否认外伤史及输血史；对青霉素过敏，否认食物过敏史。

个人史：出生并久居于宁夏银川；无食生鱼、生肉史；无地方病流行区居住史；否认吸烟史，否认嗜酒史；否认粉尘物质接触史；否认冶游史。

婚育史：27 岁结婚，育有 1 女，配偶及女儿体健。

家族史：否认患遗传病、传染病和同类疾病史。

望、闻、切诊：神志清楚，两目乏神，呼吸平稳，语言清晰，面色偏暗，肌肉不削，动作自如，反应灵敏，头颅圆整，耳郭色泽红润，鼻色红黄隐隐，含蓄明润，唇色暗红，口唇随意开合，动作协调，齿龈淡红欠润泽，咽喉充血水肿，咽后壁可见散在大小不等滤泡，呼吸通畅，发音正常，食物下咽顺利无阻。舌象：舌质红，少苔。脉象：脉结代。

体格检查：体温 36.3℃，心率 79 次/分，呼吸 20 次/分，血压 107/70mmHg。神志清晰，发育正常，营养中等，表情自如，自主体位，步态正常，精神良好，查体合作，对答切题。全身皮肤黏膜无黄染，未见皮疹及出血点，无肝掌和蜘蛛痣。全身浅表淋巴结未扪及肿大，头颅无畸形，两侧瞳孔同圆等大，对光反应正常，眼球运动正常。鼻通畅，鼻唇沟对称，鼻中隔无偏曲，鼻翼无扇动，鼻窦区无压痛，无流涕和出血。两耳郭正常，外耳道无脓性分泌物，乳突区无压痛，两耳听力粗测正常。唇暗红，无溢脓及色素沉着，口腔黏膜无溃疡，咽部充血水肿，咽后壁可见散在大小不等滤泡，扁桃体无肿大，悬雍垂居中。颈软，颈静脉不充盈，颈前区视诊略饱满，气管居中，双侧甲状腺无肿大。胸廓无畸形，乳房两侧对称，呼吸运动两侧对称，双侧语颤正常，呼吸节律规整，两肺叩诊呈清音，呼吸音低，两肺可闻及少量痰鸣音。心尖搏动位于左侧第五肋间左锁骨中线内 0.5cm，心尖部无震颤，无摩擦感，心脏浊音界无扩大，心率 79 次/分，心律不齐，心音低钝，各瓣膜听诊区未闻及病理性杂音。腹无膨隆，未见腹壁静脉曲张及蠕动波。腹壁柔软，无肌紧张，无压痛及反跳痛，肝脾肋下未触及，无液波震颤，未触及包块。肝脾区均无叩击痛，无移动性浊音，双肾区无叩击痛。肠鸣音正常，4次/分，未闻及血管杂音。脊柱及四肢无畸形，关节无红肿，双下肢无可凹陷性水肿，无杵状指（趾）。生理反射存在，病理反射未引出。

辅助检查：（2022-02-15，当地医院）监测24小时动态心电图示窦性心律，节律点游走，偶发房性早搏，有成对的，短阵房性心动过速，实性早搏，有间位性的，心率变异性未见异常；行心电图示心房颤动快速型。（2022-04-28，当地医院）24小时动态心电图示①窦房结至心房内游走性心律；②房性早搏，有成对的三联律；③房性心动过速；④频发室性早搏（呈单源性），有二联律、三联律；⑤T波异常（间歇出现V4～V6导联T波低平、双向、浅倒置）；⑥心率变异性正常。（2022-04-18，当地医院）血糖、肝功、肾功示未见明显异常。

中医诊断：心悸，气阴两虚证。

西医诊断：①心律失常；②高血压2级（高危）；③胸腺瘤术后；④病毒性咽炎；⑤甲状腺结节。

诊疗计划：①中医治疗。予耳针，隔日1次（左右耳交替，取穴：神门、脾、心、肝、肾、肺、皮质下、内分泌、甲状腺点、三焦、交感）调节气血，稳心安神；给予中药穴位贴敷治疗（双心俞穴、双肺俞穴、双脾俞穴、双内关穴、双神门穴、双灵道穴、双足三里穴、双太溪穴、双三阴交穴、双极泉穴）益气养心、安神复脉；②西医治疗。予5%葡萄糖注射液+维生素C注射液2.0g+维生素B_6注射液0.2g，静滴，1次/日，营养心肌治疗。

二、临床需要解决的问题

1. 患者辨证为气阴两虚证，是否准确？依据是什么？

2. 患者行胸腺瘤术前诊断为高血压病，术后规律口服苯磺酸氨氯地平片、酒石酸美托洛尔片，入院后监测24小时动态血压，舒张压最低为32mmHg，现已停止口服降压药。考虑患者血压变化是否与胸腺瘤手术有关？治疗方案如何调整？

3. 患者入院后查甲功五项中FT4正常低值，有甲状腺功能减退趋向，是否会影响心率？

4. 患者自诉入院后心悸症状较前好转，下一步中医治疗思路是什么？

三、针对案例开展讨论

1. 结合患者于 2022 年 2 月行胸腺瘤手术，术后气血亏虚，心气虚则推动无力，不能濡养心脉，故心悸、心慌，劳累则尤甚；气阴两虚，阴血不足，血液不能上荣头目，则头晕；但结合舌下络脉迂曲，有血瘀之象，且患者 2 个月前心悸加重，心前区憋闷不舒明显，伴有后背疼痛，口服麝香保心丸及速效救心丸后可缓解，故应辨证为气阴两虚夹瘀证。

2. 患者既往有高血压病史，术后血压偏低，考虑与胸腺瘤手术有关。胸腺瘤是一种纵隔的占位性病变，虽然不会产生引起血压升高的激素，但会压迫主动脉弓或造成纵隔及其邻近组织的受压。结合患者 24 小时动态血压监测，全天血压平均值：107.1/48.5mmHg，白天血压平均值：106.8/48.0mmHg，夜间血压平均值：108.9/51.1mmHg；其中最低舒张压32mmHg（2022 年 5 月 6 日 21：30），故考虑暂时停止口服降压药物，避免血压过低致使冠状动脉供血不足、脑供血不足等风险发生。

3. 甲状腺功能减退会影响心率，因为甲状腺激素是维持人体代谢的兴奋性激素，当甲状腺激素合成、分泌减少，会对心脏产生影响，如房室传导阻滞、室内传导阻滞等；同时心脏的传导系统受到抑制，同时容易发生甲减性心包积液。

4. 中医对心律失常的认识是在整体观念指导下，治疗时结合整体情况用药，而非侧重于单个脏腑，结合患者行胸腺瘤术后 3 个月余，术后行放疗 28 次，所以在养心安神的基础上，以补中益气、健脾和胃为主，调节脏腑功能和气血盈亏，恢复机体整体的功能，从而达到更好的治疗效果。

四、刘敬霞主任医师临证讲解

1. 纠正病历书写中的问题

（1）现病史中对心律失常发作时的诱因、体征要进一步书写，对于鉴别症状要体现出来。

（2）体格检查中对心脏听诊的书写不完善。

2. 问题分析和讲解

（1）从西医学来讲，心律失常的常用药物主要分为 4 类，分别为①钠通道阻滞剂，如利多卡因、奎尼丁、普罗帕酮等。②β肾上腺素受体阻滞剂，如酒石酸美托洛尔、艾司洛尔、普萘洛尔等。③钾通道阻滞剂，如胺碘酮、伊布利特等。④钙通道阻滞剂，如维拉帕米、地尔硫卓等。患者既往口服酒石酸美托洛尔片，在控制心率的同时，也会降低舒张压，故不建议继续口服酒石酸美托洛尔片。患者经中药汤剂治疗后，心悸、心慌症状较前明显好转，治疗方案有效，故继续予以中药汤剂对症治疗，停苯磺酸氨氯地平片、坎地沙坦酯片、酒石酸美托洛尔片，规律监测血压，随时调整诊疗方案。

（2）我院治疗心律失常的思路：心律失常主要分为过速和过缓两方面。快速性心律失常以心阴血亏虚为本，以气虚和阴虚为多见，治疗则以滋阴复脉为主，兼以温补心阳，常用炙甘草汤加减治之；缓慢性心律失常以心阳虚衰、阴寒内盛为本，寒凝痰瘀为标，以痰湿、阳虚多见，治疗则以温阳益气、滋阴复脉为法，临床常用麻黄附子细辛汤、参附汤治疗。结合该患者症状，判断为快速性心律失常，以炙甘草汤合补中益气汤加减治疗。补中益气汤使气血生化有源，为复脉之本；黄芪、人参补气滋液，配生地黄、麦冬、阿胶、火麻仁养心血，滋心液，桂枝振奋心阳，温通血脉。

除此之外，我院治疗心律失常主要从肺论治，因心肺同居上焦，其中心主行血，肺主呼吸。心主血脉、上朝于肺，肺主宗气、贯通心脉。这就决定了心与肺之间实际上是气与血的关系。二者共同配合完成气血在体内的运行，维持各脏腑组织的新陈代谢，且宗气是联结心之搏动和肺之呼吸之间的中心。当肺之肃降失调或肺气不足，气虚下陷时，则诱发心悸、心慌，故以炙甘草汤加补中益气汤加减治疗。如患者无糖尿病，则生黄芪、炙黄芪同用，其中重用生黄芪。《医学衷中参西录》曰："治胸中大气下陷，气短不足以息，或努力呼吸，有似乎喘，或气息将停，危在顷刻……其脉沉迟微弱，关前尤甚，其剧者，或六脉不全，或参伍不调。"方中重用黄芪，因其补气，肺气旺既能助心血运行，又可司宣发、肃降之职以布散津液滋养全身，通调水道下输膀胱。配人参补气之本，再加麦冬养阴生津、润肺清心，最后佐以姜厚朴，以防黄芪之热，诸药合用，则效如桴鼓。

第三节　风湿性心脏病

一、主管医师汇报病历

患者马某，女，67 岁，于 2022 年 6 月 5 日入住我科。

主诉：胸闷、气短间作 20 年余，加重伴心悸 1 周。

现病史：患者于 20 年前劳累、受风寒后出现胸闷、气短，心慌心悸、咳嗽、咳痰，多关节疼痛，双下肢间断性水肿，遂就诊于当地医院，完善相关检查后确诊为风湿性心脏病、二尖瓣狭窄、心房颤动，住院给予止咳化痰、营养心肌、利尿消肿（阿莫西林胶囊、稳心颗粒、脑心通胶囊、阿司匹林肠溶片、呋塞米片等药物，具体剂量不详）对症治疗后病情好转出院。出院后长期口服华法林钠片。其间，患者无明显诱因常感气短胸闷、心慌心悸、胸腔憋闷、下肢水肿，曾多次于本院住院治疗，予中药汤剂以补气化痰、养心复脉，黄芪注射液益气扶正治疗后病情好转。1 周前，患者因受凉后感气短胸闷、心慌心悸、胸腔憋胀不适，时有喘息，活动后加重，现患者为进一步治疗就诊本院，门诊拟"风湿性心脏病"收住入院。

入院症见：患者胸闷、气短，心慌心悸，偶有心前区疼痛不适，胸部憋闷不舒，偶有气喘，活动后明显；头晕头昏，易烦躁，双目干涩、视物模糊，口干、口苦，无明显咳嗽，咳白色黏痰，晨起尤甚，出汗较多，双膝关节疼痛明显，活动受限，双下肢烧灼样疼痛，睡眠差，不易入睡，易醒，大便可，小便频数，夜尿 3 ~ 4 次，近期体重未见明显增减。

既往史：平素体质欠佳。类风湿关节炎病史 21 年，间断口服中药汤剂治疗；慢性萎缩性胃炎病史 10 年余；肺气肿、间质性肺病病史 9 年；胆囊结石病史 20 年，间断口服中药治疗，病情恢复尚可；否认高血压、糖尿病病史；否认肝炎、结核等传染病史；预防接种史不详；无输血史；对头孢类药物过敏，否认食物过敏史。

个人史：出生于并久居于宁夏固原，无食生鱼、生肉史，无疫区接触史，无地方病流行区居住史，无传染病接触史；无烟嗜好，无酒嗜好，无药物嗜好；无粉尘物质接触史，无冶游史。

月经史：16 岁初潮，经期 6 ~ 7 天，月经周期 28 ~ 30 天，55 岁绝经。

婚育史：21 岁结婚，育有 2 女 4 子，配偶及子女均体健。

家族史：父、母亲已故，死因不详，否认遗传病、传染病和同类疾病史。

望、闻、切诊：神志清楚，两目少神，呼吸平稳，语言清晰，面色暗黄，肌肉不削，反应正常，头颅圆整，毛发分布正常，耳郭色泽欠红润，鼻色红黄隐隐，口唇随意开合，齿龈暗红欠润泽，咽喉充血水肿，咽后壁可见散在大小不等滤泡，扁桃体无肿大，呼吸畅通，发音正常，食物下咽顺畅。舌象：舌尖红，舌质暗，舌苔厚腻。脉象：脉脉结代。

体格检查：体温 36.1℃，心率 73 次/分，呼吸 18 次/分，血压 102/72mmHg。神志清晰，发育正常，营养中等，表情自如，自主体位，步态正常，精神良好，查体合作，对答切题。全身皮肤黏膜无黄染，未见皮疹及出血点，无肝掌和蜘蛛痣。全身浅表淋巴结未扪及肿大，头颅无畸形，两侧瞳孔同圆等大，对光反应正常，眼球运动正常。鼻通畅，鼻唇沟对称，鼻中隔无偏曲，鼻翼无扇动，鼻窦区无压痛，无流涕和出血。两耳郭正常，外耳道无脓性分泌物，乳突区无压痛，两耳听力粗测正常。唇暗红，咽喉充血水肿，咽后壁可见散在大小不等滤泡，扁桃体无肿大，悬雍垂居中。颈软，颈静脉不充盈，气管居中，双侧甲状腺无肿大。胸廓两侧对称，否认局部突出、否认凹陷，否认胸壁静脉曲张。两侧呼吸动度相等，肋间隙略增宽。两侧语音震颤相等、无胸膜摩擦感。双肺呼吸音低，双肺可闻及痰鸣音。心前区无隆起，触诊否认震颤，心脏浊音界向右扩大，叩诊范围呈"梨形心"，心率 73 次/分，律不齐，心音低钝，心尖区舒张期可闻及隆隆样杂音，无皮疹，无肠型、局限性隆起。腹部无膨隆，未见腹部静脉曲张及蠕动波。腹壁柔软，无肌紧张，无压痛及反跳痛，肝脾肋下未触及，无液波震颤，未触及包块。肝脾区均无叩击痛，无移动性浊音，双肾区无叩击痛。肠鸣音正常，4 次/分，未闻及血管杂音。脊柱及四肢无畸形，双膝关节活动略受限，关节无红肿，双下肢轻度凹陷性水肿，无杵状指（趾）。生理反射存在，病理反射未引出。

中医诊断：心悸，心肾阳虚证。

西医诊断：①风湿性心脏病；②二尖瓣狭窄并返流；③慢性心力衰竭；④类风湿关节炎；⑤心房颤动；⑥左心房增大；⑦间质性肺病；⑧颈动脉硬化；⑨慢性支气管炎；⑩慢性萎缩性胃炎；⑪胆囊结石。

　　诊疗计划：①中医治疗。予耳针，隔日 1 次（左右耳交替，取穴：神门、脾、心、肝、肾、肺、皮质下、内分泌、甲状腺点、三焦、交感）调节气血，稳心安神；给予中药穴位贴敷治疗（双侧心俞穴、双侧肺俞穴、双侧脾俞穴、双内关穴、双神门穴、双灵道穴、双足三里穴、双太溪穴、双三阴交穴、双极泉穴）益气养心，安神复脉；②西医治疗。患者心慌、心悸，乏力、气短，给予 5% 葡萄糖注射液 + 维生素 C 注射液 2.0g + 维生素 B_6 注射液 0.2g，静滴，1 次／日，营养心肌，稳定机体内环境治疗。

二、临床需要解决的问题

　　1. 该患者辨证为心肾阳虚证，辨证是否准确？

　　2. 风湿性心脏病的诱发因素及诊断依据是什么？

　　3. 患者当前面临的风险都有哪些？

　　4. 患者坚持服用中药治疗，病情较前已好转。西医根治风湿性心脏病需要心脏瓣膜置换，通过中药治疗是否可逆？

　　5. 风湿性心脏病的患者日常生活方面应注意哪些？

三、针对案例开展讨论

　　1. 该患者辨证为心肾阳虚正确。患者久病体虚，损伤心阳，心失温养，故可见心悸不安；胸中阳气不足，故见胸闷、气短；心阳虚衰，血液运行迟缓，肢体失于温煦，故可见形寒肢冷；结合其舌象舌质淡白，脉沉细，四诊合参，均为心阳不足、鼓动无力之证，故可辨证为心肾阳虚证。

　　2. 风湿性心脏病的主要诱发因素有寒冷潮湿的环境、营养低下或免疫力差，这些因素增加了链球菌的繁殖和传播概率，从而诱发风湿热，进而导致风湿性心脏病。诊断要根据患者的病史、临床表现及体征，从而进行相关检查，如链球菌感染指标检查、心电图、心脏彩超、心血管造影、X射线检查等，在排除其他疾病后，如感染性心内膜炎、老年性瓣膜病、二尖瓣脱垂综合征等，则可诊断风湿性心脏病。

　　3. 风湿性心脏病可并发多种疾病，结合该患者目前病情，需注意的风险：①感染性心内膜炎；②心律失常、心房颤动等；③血栓栓塞性脑梗死；④急性肺水肿；⑤心力衰竭。

　　4. 针对该患者而言，首先，通过中药治疗，可以控制溶血性链球菌感染和风湿活动，防止反复风湿活动加重瓣膜损伤。其次，中药可益气扶正、养血补心，促进炎症吸收和纤维蛋白溶解，抑制血小板聚集，从而防止瓣膜增厚粘连，改善心肌供血，进一步增加心脏收缩力。因心肺同居上焦，其中心主行血，肺主呼吸，心主血脉、上朝于肺，肺主宗气、贯通心脉。这就决定了心与肺之间实际上是血与气的关系，所以我们还可以改善肺的供氧，"从肺治心"。

5. 积极预防甲型溶血性链球菌感染是预防本病的关键。一定要注意保暖防寒，积极预防上呼吸道感染，注意预防风湿热与感染性心内膜炎。积极有效地治疗链球菌感染，如根治扁桃体炎、龋齿和副鼻窦炎等慢性病灶，可预防和减少本病发生。鼓励患者适度锻炼，增强机体抗病能力，保持和增强心的代偿功能，但要避免心过度负荷，如重体力劳动、剧烈运动等，要注意动静结合。饮食要以低盐低脂饮食为宜，需均衡营养，预防营养不良。最后要保持干净卫生的居住环境，可以降低链球菌感染的发生率。

四、刘敬霞主任医师临证讲解

1. 纠正病历书写中的问题

现病史中对于风湿性心脏病的鉴别症状书写不详；体格检查中对于心脏的听诊、叩诊书写不完善，要体现出风湿性心脏病的特征；患者双下肢有轻度凹陷性水肿，对于双下肢的粗细、皮温是否一致要进一步查体。

2. 问题分析和讲解

（1）中医治疗风湿性心脏病的优势：西医学对风湿性心脏病发病机制认识比较明确，但无法根治，需长期甚至终身服用抗生素治疗，其中大部分患者仍不可避免地发展至心力衰竭阶段，目前只能依靠利尿剂、β 受体阻滞剂配合血管紧张素转换酶抑制剂（ACEI）、血管紧张素受体阻断剂（ARB）、曲美他嗪等口服药物治疗以控制心衰症状，或采用二尖瓣分离术、人工瓣膜置换术等手术治疗，不仅给社会及家庭造成巨大的经济负担，而且手术治疗需长期抗凝血治疗，风险较大。患者部分心肌被切断，从而引起心功能不全，手术瓣膜缝合可能感染，增加了手术风险，心脏瓣环缝结不牢或大小不对称会造成瓣膜周围渗漏，严重者需再次手术。但采用中医治疗风湿性心脏病可因人、因时、因地治疗，标本同治，辨证施治，取得较好的疗效。改善症状不但能够提高生命质量，并增强肌体免疫能力，形成持久的抗复发性之功效。中医对风湿性心脏病的治疗则是从病因上入手，康复后不易复发，副作用小。

（2）我院治疗风湿性心脏病的思路：①首先辨表证，六淫邪气均可致病，尤以风、寒、湿、热为主。风为百病之长，善行而数变，且易与其他邪气相合而致病。在临证中，我们应当四诊合参，辨证审因，通过看患者的咽喉、舌象、眼睛等来辨别表里，如有邪气者，当以解表祛邪为先，用荆防败毒散和射干麻黄汤为基本方，配合参苏饮以扶正气。基本组方：荆芥 10g，防风 6g，麻黄 3g，桂枝 6g，桔梗 9g，羌活 6g，独活 6g，白芷 10g，仙鹤草 12g，射干 10g，紫菀 10g，款冬花 10g，细辛 3g，姜半夏 3g，五味子 5g，炒白芍 10g，白前 10g，前胡 10g，百部 9g，芥子 9g，旋覆花 9g[包煎]，生黄芪 15g，炙黄芪 30g，人参 3g，酸枣仁 6g，紫苏叶 6g。如果患者既往有糖尿病和高血压病史，方中蜜制中药改为生药，因为蜜制后的中药易升高血压和血糖；如果患者有心动过速，则加生地黄 15g，麦冬 9g，阿胶 1g[打碎]。风湿性心脏病是因为感染溶血性链球菌后反复发作的急性或慢性的全身结缔组织炎症，所以我们一定要积极预防感染。②其次我们分析心脏瓣膜病变，若心脏瓣膜变大或狭窄，则以水湿、痰饮之邪气为主；若心脏瓣膜变小或关闭不全，则以气阴两虚为主。把握住这两个原则，我们就可以做到辨证用药，精准治疗。治疗要从补心气入手，中药方剂以炙甘草汤为基础方。结合该患者已有慢性心力衰竭病史，肺主司呼吸，与心共行气血，心衰血运不畅，必涉及肺，导致肺脉瘀阻，气道壅塞，则咳逆喘促，胸胁满闷，不能平息，故清肺邪、化痰浊也为纠正心衰之关键。治心必顾及肺，通过清肺邪、化痰浊来改善心脏供氧，可选用麻黄附子细辛汤加减，宣肺化痰平喘，兴奋心脏功能，强心利尿；加葶苈子以增强宣肺利水、清肺化痰之功，另加白前、紫菀、款冬花、前胡、百部等药物以化痰散结，清肺养心，起到抗感染、降低心肌耗氧的作用。

第四节　全心衰竭

一、主管医师汇报病历

患者刘某，女，64 岁，于 2022 年 6 月 14 日入住我科。

主诉：气短、喘息间作6年，加重伴全身浮肿1个月余。

现病史：患者于6年前劳累后出现气短、气喘、胸部憋闷等症状，遂就诊于当地医院，完善冠状动脉血管造影后确诊冠状动脉粥样硬化性心脏病，口服瑞舒伐他汀钙片10mg/次，1次/日；阿司匹林肠溶片100mg/次，1次/日，症状可缓解。其间患者症状间断出现，多次就诊于当地某医院住院治疗。1年前患者无明显诱因气短、喘息较前加重，伴胸闷、心悸、乏力，于某医院查胸部CT提示胸腔积液，因积液量多，予以穿刺引流术，术后症状较前缓解。术后给予规律口服托拉塞米片10mg/次，1次/日；螺内酯片20mg/次，吃3天停4天；利伐沙班片早1片。3个月前患者症状加重，于当地医院诊断为全心衰竭，住院给予对症治疗后症状缓解。1个月前患者自觉气短、气喘明显加重，全身浮肿，尿量明显减少，再次于当地医院行3次穿刺引流术，共引出胸腔积液1100mL。现患者自觉气短、喘息明显，全身浮肿，尿量减少，剑突下隐隐作痛，全腹部憋胀明显，今日为进一步治疗，遂就诊于我院，门诊拟"全心衰竭"收住入院。入院症见：患者气短、气喘，步行后及平卧时喘息明显，端坐后可缓解，全身略浮肿，自觉乏力明显，头晕、头昏，心悸心慌，全身肌肉酸痛，手足关节疼痛；咽干咽痛，口苦口干；出汗较多，烦躁，手足偏热；胃脘部胀满不适，纳食尚可，睡眠一般，有时嗜睡，有时入睡困难；大便干结，2～3日一行，色黑，小便量少，排尿困难。近期体重无明显减轻。

既往史：平素健康状况一般。高血压病史10年，现口服盐酸贝那普利片10mg/次，1次/日，血压波动于（100～120）/70mmHg左右；2型糖尿病病史10年，现口服二甲双胍片0.5g/次，3次/日，达格列净片10mg/次，早1次，空腹血糖波动于5.0～10.0mmol/L，餐后血糖未监测；4年前因胆囊泥沙样结石行腹腔镜下胆囊切除术；否认肝炎、结核等传染病史；预防接种史不详；否认外伤史，否认输血史；对青霉素过敏，否认食物过敏史。

个人史：出生于陕西，现久居于宁夏吴忠；无食生鱼、生肉史；无地方病流行区居住史；无烟嗜好，无酒嗜好，无药物嗜好；无粉尘物质接触史；无冶游史。

月经史：16岁初潮，经期4～5天，周期28～30天，51岁绝经，既往否认痛经史。

婚育史：17 岁结婚，生育 3 子 1 女，配偶及子女均体健。

家族史：父母已故，具体原因不详。母亲有高血压、糖尿病病史，否认传染病和同类疾病史。

望、闻、切诊：神志清楚，两目乏神，呼吸急促，语言清晰，两颧潮红，肌肉不削，动作缓慢，反应灵敏，头颅圆整，发黑白相间，耳郭色泽欠红润，唇色暗红，口唇随意开合，动作协调，齿龈淡红欠润泽，咽喉充血、水肿，扁桃体无肿大，呼吸通畅，发音正常，食物下咽顺利无阻。舌象：舌质暗，苔白腻。脉象：脉弦滑数。

体格检查：体温 36.3℃，心率 102 次/分，呼吸 24 次/分，血压 98/62mmHg。全身皮肤黏膜无黄染，左上肢近端内侧及左下肢远端前侧可见散在出血点，无肝掌和蜘蛛痣，手指末端发绀。眼球略突，眼球运动正常。唇暗红，咽喉充血、水肿，扁桃体无肿大，悬雍垂居中。颈软，肝颈静脉回流征阳性，气管居中，双侧甲状腺无肿大。胸廓无畸形，乳房两侧对称，呼吸运动两侧对称，双侧语颤正常，呼吸节律规整，两肺叩诊呈浊音，呼吸音低弱，两肺可闻及痰鸣音，两肺底可闻及湿啰音。心尖搏动位于左侧第五肋间左锁骨中线内 0.5cm，心尖部无震颤，无摩擦感，心脏浊音界向左侧扩大，心率 102 次/分，心律不齐，心音低钝，各瓣膜听诊区未闻及病理性杂音。腹部膨隆，未见腹壁静脉曲张及蠕动波。腹壁柔软，无肌紧张，无压痛及反跳痛，肝脾肋下未触及，无液波震颤，未触及包块。肝脾区均无叩击痛，无移动性浊音，双肾区无叩击痛。肠鸣音正常，3 次/分，未闻及血管杂音。脊柱及四肢无畸形，活动自如，关节无红肿，双下肢轻度水肿，无杵状指（趾）。生理反射存在，病理反射未引出。

辅助检查：腹部彩超示胆囊切除术后，脾大。心电图示心房颤动（过速型），QTc 延长，心率 103 次/分。血常规示白细胞计数 3.93×10^9/L（↓），中性粒细胞百分比 75.9%（↑），淋巴细胞百分比 12.7%（↓），血红蛋白 106g/L（↓），红细胞压积 34.6%（↓），血糖 4.69mmol/L。肝功示 γ - 谷氨酰转肽酶 169.7U/L（↑）（参考值 9～39U/L）。血脂示高密度脂蛋白胆固醇 0.82mmol/L（↓）。肾功示尿酸 588.1μmol/L（↑）（参考值 142～340μmol/L）。心肌酶示乳酸脱氢酶 223.1U/L（↑）（参考值 135～214 U/L）。尿常规示白细胞（+），葡萄糖（+++）。便常规未见异常。颈部血管彩超示双侧颈动脉内 - 中膜增厚，双侧颈动脉斑块形成。甲状腺彩超示双侧甲状腺结节（右侧多发，4a）。甲功五项正常。

中医诊断：痰饮，饮停胸胁证。

西医诊断：①全心衰竭；②冠状动脉粥样硬化性心脏病；③缺血性心肌病；④心功能Ⅲ级；⑤高血压病3级（极高危）；⑥心房颤动；⑦2型糖尿病；⑧胆囊切除术后状态。

诊疗计划：患者气短、喘息明显，动则尤甚，予以间断吸氧4小时，3L/min，中医肿瘤科一级护理。①中医治疗。予耳针，隔日1次（左右耳交替，取穴：心、皮质下、神门、内分泌、交感、肾、脾、肺、胸、胃），调节脏腑；予以中药穴位贴敷治疗（双肺俞穴、双脾俞穴、双心俞穴、双膈俞穴、双膏肓穴、双大包穴、双渊腋穴、双天池穴、双足三里穴、膻中穴、关元穴），健脾化湿，利水消肿；根据入院症状及查体，考虑表证存在，故中药汤剂以宣肺解表、化痰止咳为主，兼以平喘利尿。②西医治疗。予0.9%氯化钠注射液250mL＋维生素C注射液2.0g＋维生素B_6注射液0.2g，静滴，以营养心肌。

二、临床需解决的问题

1. 患者中医诊断为痰饮，饮停胸胁证，辨病及辨证是否准确？依据是什么？

2. 引起本病的原因有哪些（包括中医和西医），结合本患者既往病史，考虑其主要病因是什么？

3. 患者皮肤多可见出血点，考虑是否与口服阿司匹林肠溶片、利伐沙班片有关，是否应检查凝血功能？

4. 本病潜在危险有哪些？紧急情况下，应如何进行急救（中医、西医）？

5. 针对本患者，下一步中医治疗的思路是什么？

6. 本病的生活、饮食调护应注意什么？

三、针对案例开展讨论

1. 根据病史、症状及查体，辨病机为本虚标实：本虚为心肾阳虚，标实为饮停胸胁。另外，患者入院时查手指末端发绀，舌质偏暗，局部皮下有出血，考虑是否有瘀血的存在。经过讨论，考虑患者发绀属缺氧所致，故目前辨证为心肾阳虚、饮停胸胁证。

2. 中医的病因。内在因素：本虚标实本虚为心病日久，心的气、血、阴、阳受损，标实为痰饮、瘀血、水停；外在因素：感受外邪、饮食不节、劳倦过度、情志内伤而诱发心衰。西医的病因：①心肌炎、心肌病引起的心脏受损。②心脏负荷过重：如肺动脉高压。③心室前负荷过重，如主动脉关闭不全等都可诱发心力衰竭。结合患者既往病史，考虑冠心病病史，病情控制不佳，导致心力衰竭进一步加重。

3. 检查患者身体局部出现出血点，考虑与口服阿司匹林肠溶片、利伐沙班片有关，建议定期查凝血功能。刚开始口服上述药物时，建议每周查一次凝血功能，病情稳定后，每月查一次即可。

4. 潜在危险：①血栓脱落引起的脑栓塞、肺栓塞可以引起心力衰竭。②恶性心律失常：一般以室性心律失常、室颤较多见，其导致猝死率增高。③电解质紊乱：心衰患者一般会使用利尿药，容易导致电解质紊乱，这类患者要注意复查电解质。④栓塞：患者长期卧床，易导致下肢静脉血栓、栓塞形成。⑤肺部感染：心力衰竭会导致肺瘀血，肺血量增多，易导致细菌滋生，引起肺部感染。⑥多器官衰竭：肝瘀血会导致肝功能的衰竭；胃肠道瘀血会导致胃肠道功能紊乱；肾脏供血不足，引起肾衰竭。

如何进行急救：①基本处理。改变体位，半卧位或端坐位，双腿下垂，减少静脉回流。②吸氧。立即给予高浓度吸氧，严重时给予无创呼吸机持续加压，或双水平气道正压给氧，增加肺泡的内压。③抢救。开放静脉，留置导尿管，心电监护，监测血氧饱和度。④镇静。吗啡 3 ~ 5mg 静脉注射，必要时间隔15分钟重复1次，总共可给予2 ~ 3次，老年患者可酌情减量，或肌内注射。⑤快速利尿。呋塞米 20 ~ 40mg，于2分钟内静脉注射，4小时后可重复给予1次。⑥解除支气管痉挛。氨茶碱有一定的增强心肌收缩的作用。⑦洋地黄类药物。一般用毛花苷 C 静脉注射，首剂 0.4 ~ 0.8mg，2 小时后可酌情再给 0.2 ~ 0.4mg。⑧血管活性药物。使用扩血管药物时要注意监测血压的变化，"小剂量，慢速度"给药，可联合使用正心肌类药，包块硝酸脂类，如硝普钠。⑨α 受体拮抗剂类药。有 β 受体兴奋剂、多巴胺等。⑩磷酸二脂酶抑制剂。

中医急救用药：①参附注射液，用于气虚的患者。②参麦注射液，用于气阴两虚的患者。另外，中医急救三宝：紫雪丹用于惊厥烦躁、手脚抽搐的患者；至宝丹用于昏迷伴发热、不声不响的患者；安宫牛黄丸用于高热不止、神志昏迷的患者。

5. 前面通过分析，辨证为心肾阳虚，饮停胸肺，治疗以温阳、益气、利水为主。待症状减轻后，再治疗原发疾病。本患者主要原发疾病有冠心病、糖尿病，所以下一步要控制好血糖，避免血糖控制不佳，导致血管进一步损伤。

6. ①生活上：合理休息，避免熬夜，尽可能在床上休息，在一定范围内适量活动；反复水肿的患者，穿衣以棉质为主，避免过硬刺破皮肤；注意个人卫生，防止感染；监测心率和血氧饱和度的变化，有任何不适，及时到医院就诊；出门要有家属陪同；身上备有急救药品，如硝酸甘油、消心痛等。②饮食上：限盐限水，盐摄入量控制在每日 3g 左右，饮水量每日控制在 800 ~ 1000mL，喝水尽量在白天，晚上少喝水；平时多吃水果蔬菜，保持大便通畅，避免含糖量高的食物、海鲜、豆制品的摄入。

四、刘敬霞主任医师临证讲解

1. 全心衰竭包括左心衰竭和右心衰竭。①左心衰竭的改变：血液从左心室向主动脉射出无力，出现体循环缺血和肺循环瘀血，听诊时两肺底可闻及湿啰音。②右心衰竭的改变：右心室的血液射到肺动脉的功能减退，导致体循环瘀血，造成上腔静脉的血向右心房流动受阻，表现为颈静脉曲张，查体表现为肝颈静脉反流征阳性。③全心衰竭时的改变：左心衰的表现减弱，查体时应注意胫前有无水肿。患者入院时有胫前水肿，通过治疗后已消除。心衰患者的体征：一看下肢有无水肿，二看患者能不能平卧。另外，还要对肺心进行听诊、叩诊（胸腔积液渗出的水，听诊有湿啰音，心脏叩诊有浊音）。

2. 中医对心力衰竭的认识：①其主要病机在于心阳亏虚。五脏之心，位于胸中，两肺之间，横膈之上，五行属火，为阳中之阳，以阳气为用，主血脉，心之阳气能推动心脏搏动，温通全身血脉，调控血液在脉管中运行，流注全身，发挥营养和滋润作用。心藏神，心阳统帅全身脏腑、经络、形体、官窍的生理活动和主司精神、意识、思维、情志等心理活动。心主通明，心阳能推动和鼓舞人的精神活动，使人精神振奋，神采奕奕，思维敏捷。由此可见，心阳亏虚是心力衰竭的主要病机。②心肾相关，血不利则为水。心属火，肾属水，肾中真阳上升，能温养心火；心火能制肾水泛滥而助真阳；肾水又能制心火，使不致过亢而益心阴，水火相济。心主血脉，肾藏精。少阴经包括手少阴心经和足少阴肾经两条经脉，两脏互相作用，互相制约，以维持正常的生理活动。少阴病常为心肾阳虚，阴寒内盛，表现以全身虚寒的证候为多，以"脉微细，但欲寐"为基本特征。心肾相关的理论增加了心力衰竭的治则治法：交通心肾、温阳利水、补益精血、滋肾宁心、疏经通脉。③体虚劳弱，风邪侵袭。心力衰竭患者，身体抵抗力较差，感染是心力衰竭患者入院的重要诱因。风邪是"六淫"之首，"百病之长"，能与寒、湿、痰、燥、热（火）等相合为病，心阳亏虚，正气不足以抵抗外邪，风邪侵袭，而诱发为病。无论外风和内风，邪风入心，皆可以导致心脏功能失常而发病，可根据风邪的特点建立清热、养血、补气、潜阳、祛风的方法。

3. 本患者辨证为本虚标实证，本虚为心肾阳虚，标实为饮停胸胁。第一阶段给予中药宣肺解表，化痰逐饮；待祛邪大半，则以益气、温阳、利水为主。另外，在患者口服中药汤剂的同时，给予静滴黄芪注射液益气扶正，疗效大大增加。研究发现黄芪注射液联合氯沙坦可降低血管阻力和血液黏稠度，减轻心脏前后负荷，增强心肌收缩力而改善心功能，且提高血氧含量和机体免疫力。黄芪注射液与复方丹参注射液合用治疗充血性心力衰竭患者，能使其神经体液紊乱得到改善，心功能较治疗前普遍改善。我们在临床遇到的心力衰竭及慢性心功能不全患者，在口服中药汤剂治疗的同时，给予静滴黄芪注射液，经过追踪病史及复查心脏彩超提示，患者心脏射血分数普遍提高，且效果显著。

第三章 脾胃系疾病

第一节 肠易激综合征不伴有腹泻

一、主管医师汇报病历

患者黄某，男，51岁，于2021年11月29日入住我科。

主诉：腹胀、腹痛伴便秘1年余，加重1个月。

现病史：患者自诉1年前无明显诱因出现腹胀、腹痛、便秘症状，以脐周为主，伴大便不成形，排便无力，量少，便后腹胀、腹痛稍缓解。于2020年12月就诊于宁夏某医院，完善胃镜示慢性萎缩性胃炎，肠镜未见明显异常，给予口服奥美拉唑肠溶片、西咪替丁片、马来酸曲美布丁胶囊等药物治疗，症状可缓解。其间患者腹胀、腹痛反复发作，大便秘结，口服上述药物及艾普拉唑肠溶片、胃铋镁颗粒、瑞巴派特片等药物治疗以缓解症状。其间患者腹胀、腹痛间断发作，间断使用咖啡灌肠治疗，每次1000mL，自诉灌肠后症状可稍缓解。灌肠半年后复查肠镜提示肠道黑变病，故停止咖啡灌肠。患者于2021年4月27日就诊于某医院住院治疗，住院期间查肠镜未见明显异常，经治疗症状缓解出院。近1个月患者自觉腹胀、腹痛明显，大便呈细条状，量少，排便不畅，矢气频作，情绪烦躁，睡眠较差。患者今日就诊于我院，为求进一步治疗，门诊拟"肠易激综合征不伴有腹泻"收住入院。入院症见：患者腹胀、腹痛明显，大便秘结，矢气频作，气短，略感乏力，偶有心悸，无胸部憋闷不舒；少量咳痰，痰黏不易咳出，情绪急躁，出汗不多，手足偏凉；胃脘部偶有烧灼感，口干，晨起口苦；双手及双下肢偶有肿胀，晨起明显；纳食尚可，睡眠较差，入睡困难，小便正常，无尿频、尿急、尿痛等不适症状。近3个月体重增加5kg。

既往史：平素体质一般。高血压病史12年，现规律口服苯磺酸氨氯地平片 5mg，2 次/日；沙库巴曲缬沙坦片 100mg，2 次/日；富马酸比索洛尔片 47.5mg，1 次/日；螺内酯片 20mg，1 次/日，血压控制不详；糖尿病病史 20 余年，现规律口服达格列净片 10mg，1 次/日；皮下注射甘精胰岛素注射液每晚 16IU，血糖控制不详；冠状动脉粥样硬化病史 2 年余；肝囊肿病史 1 年余；高脂血症病史 3 年；否认有肝炎、结核、伤寒、SARS 等疾病及接触史；预防接种史不详，否认手术史，否认外伤史，否认输血史；否认食物及药物过敏史。

个人史：出生于宁夏中宁县，现居住于宁夏银川，无食生鱼、生肉史，无地方病流行区居住史；有吸烟史 30 余年，现已戒烟 1 个月，有饮酒史 30 余年，现少量饮酒，无药物嗜好；无粉尘物质接触史；无冶游史。

婚育史：25 岁结婚，生育 3 女 1 子，子女及配偶均体健。

家族史：父母亲已故，具体不详。否认患遗传病、传染病和同类疾病史。

望、闻、切诊：神志清楚，两目精彩，呼吸平稳，语言清晰，面色暗红，形体肥胖，动作自如，反应灵敏，头颅圆整，发黑稠密润泽，唇色暗红，口唇随意开合，动作协调，牙齿洁白润泽而坚固，齿龈淡红欠润泽，咽喉略充血，咽峡部可见大量泡沫痰，呼吸通畅，发音正常，食物下咽顺利无阻。舌象：舌质暗，苔厚腻。脉象：脉弦滑。

体格检查：体温 36.4℃，心率 64 次/分，呼吸 16 次/分，血压 160/85mmHg。神志清晰，发育正常，营养中等，表情自如，自主体位，步态正常，精神良好，查体合作，对答切题。全身皮肤黏膜无黄染，未见皮疹及出血点，无肝掌和蜘蛛痣。全身浅表淋巴结未扪及肿大，头颅无畸形，两侧瞳孔同圆等大，对光反应正常，眼球运动正常。鼻通畅，鼻唇沟对称，鼻中隔无偏曲，鼻翼无扇动，鼻窦区无压痛，无流涕和出血。两耳郭正常，外耳道无脓性分泌物，乳突区无压痛，两耳听力粗测正常。唇暗红，咽喉略充血，咽峡部可见大量泡沫痰，悬雍垂居中。颈软，颈静脉不充盈，气管居中，双侧甲状腺无肿大。胸廓无畸形，乳房两侧对称，呼吸运动两侧对称，双侧语颤正常，呼吸节律规整，两肺叩诊呈清音，呼吸音清晰，两肺可闻及痰鸣音。心尖搏动位于左侧第五肋间左锁骨中线内 0.5cm，心尖部无震颤，无摩擦感，心脏浊音界无扩大，心率 64 次/分，心律齐，心音有力，各瓣膜听诊区未闻及病理性杂音。腹部略膨隆，未见腹壁静脉曲张及蠕动波。腹壁柔软，无肌紧张，无压痛及反跳痛，肝脾肋下未触及，无液波震颤，未触及包块。肝脾区均无叩击痛，无移动性浊音，双肾区无叩击痛。肠鸣音正常，4 次/分，未闻及血管杂音。

辅助检查：腹部彩超示肝血管瘤，大小 26.3mm×22.2mm。心电图示异常 Q 波（下壁），P－R 延长，电轴显著左偏，心率 66 次/分。便常规未见异常。尿常规示蛋白质（＋＋），隐血（±），葡萄糖（＋＋＋）。血常规示红细胞计数 $5.81×10^{12}/L$（↑），血红蛋白浓度 174g/L（↑）。血糖、肝功能未见明显异常。血脂示总胆固醇 7.02mmol/L（↑）。肾功示肌酐 153.3μmol/L（↑），尿酸 478.5μmol/L（↑）。（2021－12－06，宁夏影和医学影像诊断中心）胸部 CT 示①右肺中叶胸膜下微小结节；②右肺上叶小钙化灶，左肺上叶舌段及下叶陈旧性纤维灶；③主动脉及其分支管壁多发钙化、冠状动脉硬化；④胸椎退行性改变；⑤所示肝 S8 异常信号灶，请结合腹部相关检查；⑥肝右叶散在高密度影，门静脉左侧旁高密度结节影，请结合临床；⑦腹腔干及其分支肝总动脉、脾动脉多发钙化。

中医诊断：腹痛，寒湿凝滞证。

西医诊断：①肠易激综合征不伴有腹泻；②慢性胃炎；③2 型糖尿病；④高血压病 3 级（极高危）；⑤冠状动脉粥样硬化；⑥肝血管瘤；⑦高脂血症；⑧肺结节病。

诊疗方案：①中医治疗。予耳针、穴位贴敷疗法、中药灌肠疗法及中药硬膏热贴敷治疗以散寒化湿，调理肠道功能；中药汤剂治以健脾化湿、温中散寒止痛为主。②西医治疗。予以 0.9% 氯化钠注射液 250mL＋维生素 C 注射液 2.0g＋维生素 B_6 注射液 0.2g，静滴，1 次/日，补充能量；于 12 月 2 日予 0.9% 氯化钠注射液 250mL＋黄芪注射液 20mL，静滴，益气扶正。

目前为患者住院第 10 天，仍感腹胀、腹痛明显，大便量少，不成形，矢气略减少。

二、临床需要解决的问题

1. 患者入院西医诊断为肠易激综合征不伴有腹泻，中医诊断为腹痛，寒湿凝滞证，是否准确？其腹胀、腹痛、便秘是否与糖尿病并发症有关？

2. 患者口服多种降糖、降压药物，自诉自 1 年前口服沙库巴曲缬沙坦片开始出现腹胀、腹痛，考虑是否与用药有关？

3. 患者既往自行使用咖啡灌肠近半年，每次灌肠量较大，是否考虑此操作导致肠道菌群破坏，从而出现腹胀、腹痛、矢气频传等症状？

4. 患者 2019 年 8 月因肾病综合征于当地医院住院期间查肿瘤标志物示 CEA、CA125、CA199、AFP 未见异常，之后再未复查肿瘤标志物，现是否应该予复查？还应该补充检查哪些指标？患者现口服螺内酯片，是否应进一步查电解质以明确病情？

5. 目前根据患者症状及舌苔脉象，中医应该怎样辨证用药？

6. 为缓解患者症状，还可以进行哪些外治法？

7. 生活及饮食上应该注意哪些？

三、针对案例开展讨论

1. 结合患者既往饮食，进食寒凉食物较多，体重上升，如果是脾虚，体重应该是减轻的；结合患者目前的查体：舌苔厚腻，考虑为寒湿凝滞。肠易激综合征是一种功能性的胃肠病，其临床特点以腹痛、腹胀、腹部不适伴有排便习惯（频率、粪便的性状）的改变，腹痛与排便相关，排便后腹痛可减轻。从症状表现上，患者与肠易激综合征相符，故诊断明确。患者既往有咖啡灌肠的治疗经历，考虑影响到肠道的正常菌群，导致肠道微生态的失衡，从病因方面考虑，诊断也是成立的。患者情绪急躁，情绪的异常也会导致症状加重。

2. 沙库巴曲缬沙坦片的不良反应：①低血压。②高钾血症。③肾功能损害。④血管性水肿。从这几个方面看，本药对胃肠道没有直接损害，结合患者糖尿病、高血压病史多年，咖啡灌肠，考虑患者腹胀、腹痛可能与糖尿病引起的并发症胃轻瘫有关。因患者用药较为复杂，如果单纯认为与某一种药物有联系，考虑欠妥当。结合患者病史复杂，既往口服降糖药物不详，考虑降糖药最主要的不良反应为胃肠道反应。

3. 患者腹胀与咖啡灌肠有关系，咖啡灌肠会导致肠道菌群失调，咖啡因有杀菌的作用，长期使用会导致肠道菌群失调。刘敬霞主任补充：咖啡有止痛、镇静的作用，可抑制肠道迷走神经反射，所以会引起肠道的蠕动减弱，还会引起肠梗阻和肠套叠。患者自诉现出现腹痛、腹胀后才进行咖啡灌肠，而不是先使用咖啡灌肠后才出现腹胀、腹痛等症状，但是咖啡灌肠会使肠道蠕动功能减退，加重腹胀、腹痛症状。

4. 患者近 2 年未复查肿瘤标志物，入院后检查胸部 CT 提示右肺中叶胸膜下微小结节。肝 S8 异常信号灶，请结合腹部相关检查。肝右叶散在高密度影，门静脉左侧旁高密度结节影，请结合临床。目前建议患者复查的指标有 AFP、CEA、NSE、CYFRA21 - 1、CA72 - 4，因患者口服螺内酯片，可能会出现高钾血症，建议查电解质。

5. 中医辨证论治。①肝郁脾虚证：常用临床方剂为痛泻要方，如伴有五更泄，则考虑脾肾阳虚，可选用四神丸。②肝气郁滞证：选方为柴胡疏肝散。③脾胃虚弱证：选用参苓白术散。④寒热错杂证：方选乌梅丸。⑤大肠燥结：方选麻子仁丸。具体到本病患者，通过前面的讨论，辨证为肝郁脾虚，寒湿凝滞证，治疗原则以疏肝健脾、祛寒除湿为主。结合患者目前病情，遵循中医急则治其标原则，先解决腹胀的问题，下一步解决肾脏的问题。

6. 外治法：长期便秘会对人的情绪产生一定的影响，脑 - 肠轴学说认为肠易激综合征不仅仅是肠道的疾病，还与中枢神经系统的病变有关。根据辨证，用健脾调神针刺法，腹胀、腹痛的基础穴，加醒脑开窍的穴位，取穴：天枢穴、上巨虚穴、印堂穴、百会穴、四神聪穴、神庭穴、合谷穴、太冲穴。

7. 饮食上，少食易产气的食物，如乳制品、豆制品、咖啡、碳酸饮料、葡萄等；少食辛辣刺激、生冷食物，戒烟戒酒；可多食高纤维食物，如蔬菜；平时适当运动，增加肠蠕动；多饮水。

四、刘敬霞主任医师临证讲解

1. 纠正病历书写中的问题

（1）患者长期有糖尿病，口服降糖药及皮下注射甘精胰岛素注射液，血糖控制不详，应详细询问血糖水平，以便调整降糖药。

（2）入院时面色偏暗，治疗后面色较前红润，血常规异常，患者是高黏血症，面色肯定是不正常的，应准确描述。

（3）患者入院时查体，两肺呼吸音低，有痰鸣音，咽部可见大量泡沫痰，查体中的描述应与实际相符。

（4）患者有高血压病史多年，表现在心室重构，心脏查体时心脏浊音界应该是向左下扩大。

（5）肠鸣音 4 次/分，一般 6 次/分正常，高于或低于 6 次/分是异常的。

（6）患者有过两次眼部手术，初测视力有无减退，视野有无异常，有无复视、偏视、偏盲等，应具体描述。

（7）患者有糖尿病病史多年，是否有周围神经病变，应描述有无下肢感觉异常等情况。

（8）患者有胸椎退行性病变，脊柱的查体有无异常，有无压痛，有无侧弯，应详细描述。

（9）腹部叩诊，因患者腹部膨隆，应检查是否有鼓音、移动性浊音等异常查体。

（10）患者体重上升，增加的一定是湿气和水液，应检查四肢有无水肿，腹部有无水肿，心音是否遥远，考虑是否有心包积液。

2. 问题分析和讲解

（1）关于本病的辨证：患者脾气暴躁，导致肝郁，肝为刚脏，使用咖啡灌肠实际上是增加了患者肝脏的刚强之性，肝气过旺，克伐脾土，脾气虚，下一步要防止结肠黑变病变引起结肠癌；湿气不化，堵在肠道不能下行，稍微排便及排气，症状可稍缓解，但过不了多长时间，症状会再次加重；患者脾气暴躁，考虑辨证属肝郁脾虚，湿瘀互结；腹部柔软，按之如揉面，考虑湿邪内停，且腹部肚脐周围偏凉，考虑寒湿；辨证属本虚标实：本虚为脾胃虚弱，患者夜尿不多，暂不考虑肾虚；标实：气滞不明显，咽部痰多，舌苔厚腻，综合分析后考虑为寒湿凝滞。最终辨证为肝郁脾虚，寒湿凝滞。患者大便次数多，排便量不多，状似鸭溏便，本病也归于泄泻范畴，治疗以益气健脾、散寒化湿、理气除胀为主，兼以泻下。

（2）沙库巴曲缬沙坦的不良反应中有高钾血症，高钾血症会负反馈调节引起甲状旁腺功能减退症。该药不会直接作用于胃肠，但其引起的甲状旁腺功能减退症会导致肠的蠕动减退和麻痹，所以下一步应该查甲状旁腺素。另外，患者服用螺内酯。本药属于排钠保钾利尿剂，长期口服会导致高钾血症，甲状腺是负反馈调节，当钾离子在体内过高时，会引起甲状旁腺功能减退症，应进一步查甲状腺功能、甲状旁腺功能和电解质六项。

（3）结合患者病史，考虑目前最危险的问题不在腹胀、腹痛，而是肾功能的衰竭，其结局可能会走向肾衰竭。利尿剂本身对肾小球是有损伤的，入院检查肌酐偏高，如果不能得到控制，肌酐进一步升高，必须进行透析以维持生命。中医治疗在干预糖尿病肾病方面，可减轻炎性反应及氧化应激，调节细胞自噬，防止肾小球硬化及间质纤维化。并且，中医治疗可提高临床有效率，减少蛋白尿水平，缓解临床症状，提高生活质量，延迟开始透析时间，改善长期预后。主要治疗方法：①中药汤剂及中药注射液。以益气、补肾、活血、通络等方法为主，治疗方药有加味真武汤、当归补血汤、五苓散、猪苓汤、六味地黄类方。黄芪为补气固表、利水消肿良药，具有"逐五脏间恶血""通调血脉，流行经络"等功效。现代研究已证明黄芪具有改善心血管、免疫调节、抗肿瘤、抗衰老等作用，临床广泛应用于治疗肾脏疾病。黄芪注射液是由从黄芪中提炼出的有效成分精制而成，现代临床研究显示黄芪注射液治疗慢性肾脏病效果良好、安全，是一种可以延缓慢性肾脏病进程的有效药物。②外治方面。针灸、穴位贴敷及中药灌肠等在辅助治疗肾脏病中亦表现出显著的协同增效作用，可以显著缓解患者腰酸、水肿、尿频、肢体麻木等症状，同时改善患者 24 小时尿蛋白定量、血肌酐、糖化血红蛋白、总胆固醇、甘油三酯等实验室指标。因此，下一步在治疗患者腹胀、腹痛症状的同时，应重视患者肾脏功能的改善。

第二节　肠易激综合征伴有腹泻

一、主管医师汇报病历

患者高某，男，55 岁，于 2022 年 8 月 20 日入住我科。

主诉：腹痛腹泻间作 3 年余，加重 1 周。

现病史：患者诉 3 年前无明显诱因出现腹痛腹泻，受凉后加重，腹泻主要表现为大便不成形，大便次数增多，3～5 次/日，自诉便前腹痛，便后缓解，偶有腹胀，无便血，曾就诊于当地医院，经检查后排除肠道器质性病变，予以诊断为肠易激综合征伴有腹泻，住院予以液体、口服药物治疗（具体不详），效果欠佳。其间患者常于受凉后或食寒凉食物后出现腹痛、大便次数增多，大便不成形，否认情绪波动后大便次数增加，间断口服中药汤剂治疗，自诉症状可缓解。1周前患者受凉后腹痛腹泻较前加重，为求中医进一步治疗，遂就诊于本院门诊，门诊以"肠易激综合征伴有腹泻"收住入院。入院症见：患者腹部隐痛不舒，腹胀明显，大便不成形、次数增多，受凉及进食寒凉食物后加重，无便血，乏力明显，胸闷气短，咽部有异物感，偶有头昏头晕，心慌心悸，无明显心前区憋闷不舒，手足心热，出汗较多，腰部及双膝关节酸困不舒，活动及劳累后加重；纳差，食后胃脘胀满不适，伴反酸、烧心，无呃逆，夜寐欠佳，眠浅易醒，小便调，近期体重未见明显增减。

既往史：平素健康状况一般。甲状腺结节病史1年余，未系统治疗；睡眠障碍病史半年，未系统治疗；体检发现甲状腺功能减退症2个月余，未针对治疗；否认高血压、冠心病、糖尿病病史；否认脑血管疾病、精神类疾病；否认有肝炎、伤寒、麻疹、SARS等疾病及接触史；否认手术史，否认输血史，否认外伤史；无食物及药物过敏史；疫苗接种史不详。

个人史：出生并久居于宁夏银川，无食生鱼、生肉史，无地方病流行区居住史；否认吸烟、饮酒嗜好，无药物嗜好；无粉尘物质接触史；无冶游史。

婚育史：26岁结婚，育有1子，配偶及儿子均体健。

家族史：父亲体健，母亲有高血压病史，否认患遗传病、传染病和同类疾病史。

望、闻、切诊：神志清楚，两目少神，呼吸平稳，语言不清，面色暗，肌肉不削，动作灵敏，反应灵敏，头颅圆整，唇色暗，咽部充血水肿，双侧扁桃体Ⅰ度肿大，咽后壁可见散在大小不等滤泡，发音正常，食物下咽顺畅。舌象：舌质暗，苔白腻。脉象：脉弦紧。

体格检查：体温36.3℃，心率72次/分，呼吸18次/分，血压125/92mmHg。神志清晰，发育正常，营养中等，表情自如，自主体位，步态正常，精神良好，查体合作，对答切题。全身皮肤黏膜无黄染，未见皮疹及出血点，无肝掌和蜘蛛痣。全身浅表淋巴结未扪及肿大，头颅无畸形，两侧瞳孔同圆等大，对光反应正常，眼球运动正常。鼻通畅，鼻唇沟对称，鼻中隔无偏曲，鼻翼无扇动，鼻窦区无压痛，无流涕和出血。两耳郭正常，外耳道无脓性分泌物，乳突区无压痛，两耳听力粗测正常。唇暗红，咽充血水肿，双侧扁桃体Ⅰ度肿大，咽后壁可见散在大小不等滤泡，悬雍垂居中。颈软，颈静脉不充盈，气管居中，颈前视诊略饱满，双侧甲状腺无肿大。胸廓无畸形，乳房两侧对称，呼吸运动两侧对称，双侧语颤正常，呼吸节律规整，两肺叩诊呈清音，呼吸音弱，两肺可闻及痰鸣音。心尖搏动位于左侧第五肋间左锁骨中线内 0.5cm，心尖部无震颤，无摩擦感，心脏浊音界无扩大，心率 72 次/分，心律齐，心音低钝，各瓣膜听诊区未闻及病理性杂音。腹无膨隆，未见腹壁静脉曲张及蠕动波。腹壁柔软，无肌紧张，无压痛，无反跳痛，肝脾肋下未触及，无液波震颤，未触及包块。肝脾区均无叩击痛，无移动性浊音，双肾区无叩击痛。肠鸣音正常，7 次/分，未闻及血管杂音。肛门及外生殖器未查。脊柱及四肢无畸形，活动自如，关节无红肿，双下肢无可凹陷性水肿，无杵状指（趾）。生理反射存在，病理反射未引出。

中医诊断：泄泻，脾虚湿盛证。

西医诊断：①肠易激综合征伴有腹泻；②睡眠障碍；③甲状腺功能减退症；④甲状腺结节；⑤扁桃体炎；⑥腰椎间盘突出症。

诊疗计划：①中医治疗。予耳针隔日 1 次（左右耳交替，取穴：胃、脾、肝、心、胆、神门、肺、大肠、内分泌、神门、降压点、胰腺），调和阴阳，调节脏腑；予以穴位贴敷疗法（中脘穴、下脘穴、关元穴、气海穴、命门穴、双肾俞穴、双脾俞穴、双大肠俞穴、双足三里穴、神阙穴、双三焦俞穴、双阳陵泉穴、双涌泉穴）以温中散寒，疏经通络；予以灸法双足三里穴以健脾和胃对症治疗。②西医治疗。予以 5% 葡萄糖注射液 250mL + 维生素 C 注射液 2.0g + 维生素 B_6 注射液 0.2g，静滴，1 次/日，补充能量，稳定机体内环境。

二、临床需要解决的问题

1. 患者辨病为泄泻，辨证为脾虚湿盛证是否准确？说明理由。

2. 患者因工作性质，饮食不规律，且每日排便 3～5 次，以进食后多见，分析其病机及治法、方药。

3. 结合患者甲状腺功能减退症及甲状腺结节病史，分析甲状腺病变是否与该病有关？

4. 患者腹泻病程较长，是否需要行肠镜等进一步检查？

5. 患者日常生活中应注意哪些？

三、针对案例开展讨论

1. 结合患者临床症状，中医辨病为泄泻，依据《消化系统常见病肠易激综合征中医诊疗指南》，将肠易激综合征腹泻型分为肝气乘脾证、脾虚湿盛证、脾肾阳虚证、大肠湿热证。该患者腹泻否认与情绪波动有关，故可排除肝气乘脾证；该患者否认五更泻，无黎明即泻、得温痛减等症状，故排除脾肾阳虚证；从病程来看，患者腹泻间作 3 年余，病程较久为虚证，其次舌质淡，边有齿痕，与大肠湿热证不相符，故辨证为脾虚湿盛证正确。

2. 本病治疗应当首先区分肠易激综合征证型，在各自证型的基础上分证论治。临床当首分虚实，辨别为肝郁、湿热、燥热或是阳虚、阴亏。该病病位在肝、脾、肾、大肠。该病根据实则泻之、虚则补之的原则进行治疗。对于虚实杂夹、寒热错杂者，应根据具体临床情况，分清标本缓急、寒热轻重，确定相应的治法。常用的治法有内治法及针灸疗法。该患者辨证为脾虚湿盛证，治则以健脾祛湿为本，根本病机为脾虚，湿邪为其病理产物。脾虚不能运化水谷，水湿停滞，清浊不分，水走肠间则发为泄泻。前人有言："无湿不成泻。"故在治疗过程中要抓住健脾益气、化湿止泻这一点，方药以参苓白术散为主，随症加减。参苓白术散中人参、白术、茯苓益气健脾渗湿为君。配伍山药、莲子肉助君药以健脾益气，兼能止泻；并用白扁豆、薏苡仁助白术、茯苓以健脾渗湿，均为臣药。更用砂仁醒脾和胃，行气化滞，是为佐药。桔梗宣肺利气，通调水道，又能载药上行，培土生金；炒甘草健脾和中，调和诸药，共为佐使。综观全方，补中气、渗湿浊、行气滞，脾气健运，湿邪得去，则诸症自除。参苓白术散兼有渗湿行气作用，并有保肺之效，是治疗脾虚湿盛证及体现"培土生金"治法的常用方剂。

3. 患者既往有甲状腺结节和甲状腺功能减退症病史。甲状腺激素可以产热，促进生长发育及组织分化，对代谢、中枢神经系统、消化系统、血液系统等产生影响。甲状腺病变对该病的影响主要表现为甲状腺激素会影响迷走神经的张力，从而增加肠蠕动；甲状腺激素会促进镁离子排出，如果血液中镁离子降低，肠道兴奋性随之增强，从而增加肠蠕动。所以，当甲状腺激素分泌失调时，会对消化系统产生影响。

4. 患者行肠镜检查，其目的不是要检查出肠易激综合征，而是排除肠道器质性病变。做肠镜检查后，可以排除溃疡、血管性病变等或者明确肠道里面是否有肿瘤、炎症。

5. 肠易激综合征容易反复发作，主要影响患者的生活质量。通过调整生活方式，以及适当的药物治疗，多数患者的症状可以比较理想地得到改善，所以肠易激综合征患者应当注意调整生活方式、饮食习惯。肠易激综合征患者首先要减少烟酒摄入量、注意休息、保证充足睡眠等。其次应当避免长期过度劳累；在冬春季节尤需注意生活调摄，避免受凉；要经常锻炼，可以选择对调整胃肠功能有一定作用的传统中医保健功法如太极拳、八段锦等；在饮食上，要减少进食高脂肪、寒凉、辛辣、麻辣和重香料的食物；如果有明确的食物过敏，应避免摄入含有该过敏成分的食物。最后肠易激综合征患者应保持心情舒畅，培养积极的生活心态，避免不良情绪的刺激。

四、刘敬霞主任医师临证讲解

1. 纠正病例书写中的问题

（1）需进一步完善现病史内容，如大便的形状、是否有黏液。患者对哪些食物比较敏感等。

（2）肠易激综合征患者的肠管易出现改变，如痉挛或扩张等，需要医生仔细观察腹部有无凹陷、是否平坦。如有肠管扩张，腹部会有局部膨隆，需要进一步完善体格检查。

2. 问题分析和讲解

（1）明确该病的定义。①肠易激综合征是一种功能性肠病，表现为反复发作的腹痛，与排便相关或伴随排便习惯的改变。典型的排便习惯异常可表现为便秘、腹泻，或便秘与腹泻交替，同时可有腹胀、腹部膨胀等症状，持续时间至少6个月。②肠易激综合征可分为便秘型、腹泻型、混合型和不定型4种，其中以腹泻型最为多见。③病因主要有以下几种：精神因素、肠道感染、饮食因素等；发病机制主要是胃肠动力学异常、内脏感觉异常、肠道菌群失调等。

（2）我院治疗肠易激综合征的思路。首先考虑患者甲状腺结节的病史，清热解毒、活血化瘀类药物不可久用、重用。一是活血化瘀药能促进结节周围血管内皮生长因子的高表达，为结节生长提供更加丰富的血流，不利于散结，反而会促进结节增大；二是清热解毒药加重寒性凝结，影响肺的宣发功能，不利于排出痰液；三是根据实验室检查结果，T3、T4 低于正常值或 TSH 值高于正常值可诊断为甲状腺功能减退症，这对应着中医理论中"扶正祛邪"的理念。TSH 升高说明体内邪气盛，以寒邪、湿邪为主，治疗以散寒除湿为主；T3、T4 降低则表明阳气虚，治疗则以温肾助阳为主；最后辨证治疗时，一定要有"五行观念"和"治未病"的理念，脾虚日久，子病及母，则心脾两虚，会出现睡眠障碍的症状；母病及子，则损耗肺气，脾肺气虚，这是"母病及子，子盗母气"的一个体现。治疗时以治脾为主，兼治肺气、心气，化湿为主，兼治散结，则效如桴鼓。

第三节　慢性萎缩性胃炎

一、主管医师汇报病历

患者何某，男，58 岁，于 2022 年 6 月 7 日入住我院中医内科。

主诉：上腹部胀满、食少 1 年，加重 21 天。

现病史：1 年前患者无明显诱因出现上腹部胀满、食少，食后饱胀感明显，无恶心、呕吐，无上腹部疼痛，偶有口苦，未及时治疗。2022 年 5 月 17 日患者自诉上述症状明显较前加重，遂就诊于当地医院行胃镜示反流性食管炎（LA－A），慢性萎缩性胃窦炎伴糜烂，十二指肠球炎，建议完善幽门螺杆菌检测，定期复查胃镜。病检示（胃窦小弯近胃角）慢性轻度萎缩性胃炎伴糜烂，腺体轻度肠化。行 C13 呼吸试验示 DOB 64.79，阳性。腹部彩超示肝内高回声结节（肝血管瘤），右肾囊肿。患者口服抗幽门螺杆菌四联：阿莫西林 + 克拉霉素 + 奥美拉唑 + 果胶体铋剂治疗，服药 14 天后上述症状未见减轻，今为求中医进一步治疗，来我院门诊就诊。门诊以"慢性萎缩性胃炎"收住。入院症见：患者上腹部胀满，食少，食后饱胀感，胸部疼痛，无上腹部疼痛，呃逆，无反酸、烧心，口苦、无口干，头晕、头昏，凌晨汗多，乏力，胸闷、气短，咳嗽、咳痰，双眼有分泌物，易流泪，手足心热，咽干、咽痒、偶有咽痛，咽部异物感，无恶心、呕吐，无心慌、心悸，纳少，睡眠可，大便、小便调，近期体重未见明显改变。

既往史：肝血管瘤、肾囊肿病史5年，未予治疗；否认高血压、糖尿病、冠心病，否认肝炎、结核等传染病疾病及接触史，否认手术史、输血史、外伤史；否认食物及药物过敏史；预防接种史不详。

个人史：出生于宁夏固原，2000年迁居宁夏吴忠并久居于此；无食生鱼、生肉史，无地方病流行区居住史；吸烟史40年，平均30支/日；饮酒史40年，平均250克/天；无药物嗜好；接触"石膏粉"5年；无冶游史。

婚育史：20岁结婚，配偶健在，育2子1女。

家族史：父亲因糖尿病并发症、脑梗死去世；母亲因肺病去世（具体不详），否认患遗传病、传染病和同类疾病史。

望、闻、切诊：神志清楚，精神良好，两目少神，呼吸正常，语言清晰，面色欠荣润，肌肉消瘦，动作灵活，发灰白相间，头颅圆整，耳郭色泽欠红润，鼻色暗，唇色暗红，口唇随意开合，动作协调，牙齿欠润泽，咽喉黏膜充血、水肿，双侧扁桃体Ⅰ度肿大，呼吸通畅，发音正常。舌象：舌质暗红，苔黑黄，舌尖红。脉象：脉滑。

体格检查：体温36.4℃，心率84次/分，呼吸21次/分，血压103/70mmHg。面色暗红，肌肉消瘦，发灰白相间，鼻色暗，唇暗红，咽喉黏膜充血、水肿，双侧扁桃体Ⅰ度肿大，悬雍垂居中。颈软，颈静脉不充盈，气管居中，双侧甲状腺饱满。胸廓无畸形，乳房两侧对称，呼吸运动两侧对称，双侧语颤正常，呼吸节律规整，两肺叩诊呈清音，呼吸音低弱，两肺闻及大量痰鸣音。心尖搏动位于左侧第五肋间左锁骨中线内0.5cm，心尖部无震颤，无摩擦感，心脏浊音界无扩大，心率84次/分，心律齐，心音有力，各瓣膜听诊区未闻及病理性杂音。腹无膨隆，未见腹壁静脉曲张及蠕动波。腹壁柔软，无肌紧张，无压痛及反跳痛，无胃型和胃蠕动波，无振水音，肝脾肋下未触及，无液波震颤，未触及包块。肝脾区均无叩击痛，无移动性浊音，双肾区无叩击痛。肠鸣音减弱，3次/分，未闻及血管杂音。

辅助检查：（2022－05－17，当地医院）胃镜示反流性食管炎（LA－A），慢性萎缩性胃窦炎伴糜烂，十二指肠球炎，建议完善幽门螺杆菌检测，定期复查胃镜。病检示（胃窦小弯近胃角）慢性轻度萎缩性胃炎伴糜烂，腺体轻度肠化。行C13呼吸试验示DOB 64.79，阳性。腹部彩超示肝内高回声结节（肝血管瘤），右肾囊肿。血常规示血红蛋白浓度 164g/L（↑），红细胞计数 5.55×10^{12}/L（↑）。肝功、肾功、血糖、尿常规、便常规未见异常。心电图示正常窦性心律，电轴显著左偏，可能是异常心电图。

中医诊断：胃痞病，痰湿中阻证。

西医诊断：①慢性萎缩性胃炎；②肝血管瘤；③肾囊肿；④反流性食管炎；⑤十二指肠球炎。

诊疗计划：①中医治疗。予耳针（取穴：肺、肾、胃、脾、肝、十二指肠等）以调节气血；给予艾灸（中脘穴）以温中健脾；予中药穴位贴敷（双脾俞穴、双胃俞穴、双足三里穴、双丰隆穴、双上巨虚穴、双下巨虚穴、双悬钟穴、中脘穴、神阙穴、上脘穴、下脘穴、建里穴、关元穴）以温胃健脾，和胃止痛；予普通针刺以温胃散寒、理气除胀，取穴：双内关穴、双合谷穴、双足三里穴、双丰隆穴、双天枢穴、中脘穴、下脘穴、建里穴、上脘穴、双三阴交穴、双上巨虚穴、双下巨虚穴；予中药硬膏热贴敷治疗（胃）以温胃散寒功效；予中药汤剂以益气健脾、温胃散寒、消痞除满为主。②西医治疗。予 5% 葡萄糖注射液 250mL + 维生素 C 注射液 2.0g + 维生素 B_6 注射液 0.2g，1 日/次，静滴，以营养治疗；予 5% 葡萄糖注射液 250mL + 黄芪注射液 20mL，1 日/次，静滴。

今日为住院第三天，患者食后仍有饱胀，食少，呃逆、咳嗽、咳痰，无上腹部疼痛，呃逆，口苦，手心汗多，稍有乏力，稍有胸闷、气短，双目干涩，易流泪，咽干、咽痒、咽痛改善，咽部异物感，睡眠可，二便调。

二、临床需要解决的问题

1. 慢性浅表性胃炎、慢性萎缩性胃炎在病因、内镜下表现、症状上有何不同？

2. 幽门螺杆菌感染及腺体肠上皮化生的机理及原因是什么？

3. 中医、西医如何治疗幽门螺杆菌感染？常用中药有哪些？

4. 目前辨证是否准确？患者既往有吸烟史，双肺痰鸣音明显，如何从肺治疗胃病？

5. 患者平时饮食及生活应注意哪些方面？

三、针对案例开展讨论

1. ①病因不同：慢性浅表性胃炎与慢性萎缩性胃炎的病因基本相同，主要有细菌或者病毒感染如幽门螺杆菌感染、饮食不节如长期饮酒或饮咖啡、接触重金属、遗传因素、免疫因素。慢性萎缩性胃炎由慢性浅表性胃炎发展而来。②内镜下表现不同：慢性浅表性胃炎胃黏膜红白相间，以红为主，呈充血、水肿、出血，点状或者片状糜烂，黏液增多；慢性萎缩性胃炎黏膜红白相间，以白为主，黏膜皱襞变平，腺体萎缩，严重者皱襞消失，一部分患者黏膜血管会显露出来。③症状不同：慢性浅表性胃炎多数症状不明显，少数有食欲欠佳；慢性萎缩性胃炎以上腹部饱胀、钝痛、烧灼感，嗳气、恶心、反酸为主要表现。

2. 幽门螺杆菌（HP）是 1982 年由瑞士学者首次从胃炎患者的胃上皮细胞中分离出来的，是一种革兰氏阴性菌，微需氧，具有鞭毛，是唯一一种可以在胃酸环境中存活的细菌。HP 可以在 ph4～8 的环境中存活，在 ph6～8 的环境中繁殖，属 I 类致癌物，可以诱发胃癌，以淋巴细胞性胃癌为主。HP 通过产生多种细胞毒菌和毒力因子，如细胞毒素相关蛋白、空泡细胞毒素、热休克蛋白、脂多糖、尿素酶等，引发炎性免疫反应，引起胃黏膜萎缩、异常增生及肠上皮化生等。

3. 中医治疗：西医质子泵抑制剂相当于中药制酸类药，常用瓦楞子、柿蒂、海螵蛸等；其次抗幽门螺杆菌主要是改变 HP 的生存环境，临床上多用温中健脾化湿药，如细辛、姜半夏、苍术、砂仁等。西医治疗：①首先要根除幽门螺杆菌，主要为四联治疗方案，即选择一种质子泵抑制剂（PPI）+ 两种抗生素 + 铋剂，14 天为一个疗程。根除治疗后应在不少于 4 周时进行复查，复查前停用质子泵抑制剂至少 2 周，可用无创新试验尿素碳14 或碳 13 呼气试验复查。②抑酸或抗酸治疗如西咪替丁、雷尼替丁。③胃黏膜保护剂如胶体铋、硫糖铝等。伴胆汁反流的慢性萎缩性胃炎可短期选用熊去氧胆酸制剂。

4. 目前辨证为痰湿中阻证是合理的。脾为生痰之源，痰湿中阻，脾失健运，气机不畅则脘腹痞塞不舒；湿邪困脾，清阳不升，清窍失养，故头晕目眩；湿邪困脾，胃失和降，则乏力困倦；胃气上逆，则呃逆、口苦；结合舌红，苔白腻，故辨证为痰湿中阻证。

5. 饮食要定时、有规律，种类多样化，食用新鲜蔬菜、水果，避免暴饮暴食，避免食用霉变、腌制、熏烤或油炸等快餐食物，避免食用富含硝酸盐和亚硝酸盐的食物，避免摄入过量食盐，少食辛辣、粗糙食物，不食生食；保持口腔健康，定期消毒餐具器皿；不饮酒、吸烟；保持心情舒畅。

四、刘敬霞主任医师临证讲解

1. 纠正病历书写中的问题

（1）患者现病史"胸部疼痛"应修改为"胸前区疼痛"更合理。

（2）"双眼"应用医学术语"双目"。

2. 问题分析和讲解

（1）慢性萎缩性胃炎属于中医学"痞满"范畴。痞满是指以自觉心下痞塞，触之无形，按之柔软，压之不痛为主要症状的病证，病位在胃，与肝脾关系密切。其病理性质不外乎虚实两个因素，痞满初期多为实证，外邪入里，食滞内停，痰湿中阻，邪气阻于胃，导致脾胃运化失职，清阳不升，浊阴不降，脾胃之气升降失司，发为痞满。肝郁气滞，横逆犯脾，亦可导致气机郁滞之痞满。治疗以调理脾胃升降、行气消痞除满为原则，实证以消食导滞、除湿化痰、理气解郁等为主；虚证重在健脾益胃、养阴益胃；虚实夹杂者可补消并用。

（2）临床上，从肺论治脾胃病效果明显，肺与脾胃的密切关系表现在以下几个方面：①经络相连，手太阴肺经"起于中焦，下络大肠，还循胃口，上膈属肺"。②解剖位置相邻：肺胃分别位于膈的上下位置，肺内淋巴结循环会影响到脾胃升降功能。③母子关系：五行中肺为母属金，脾为子属土，土生金，二者为母子相生，肺在上焦，布散水谷精气，脾胃在中焦，腐熟水谷精微。④宗气的生成：肺主一身之气，司呼吸，脾胃之气化生为水谷精气，两者共同化生为人体的宗气。⑤津液分布：肺主行水，主通调水道，脾胃主运化，两者相互配合，使水液得以输布全身，并参与水液代谢。

（3）治疗上，从肺治胃，效果显著。慢性胃炎有外邪者，以宣肺散邪和胃为主，选方多为荆防败毒散和香苏散；有痰湿者，以补肺化痰和胃为主，选方多为补中益气汤和三子养亲汤加减；胃气上逆者，选用苏子降气汤合半夏厚朴汤；阴虚者，可用沙参麦冬汤。幽门螺杆菌喜欢寒湿黏滞的环境，临床上可用苍术、藿香、白扁豆、陈皮化湿和胃，改变其生存环境；四肢不温、阳虚明显者，可用麻黄附子细辛汤加减；制酸止痛可用海螵蛸、煅瓦楞子；和胃降逆可用柿蒂、旋覆花。

第四节　便秘

一、主管医师汇报病历

患者闫某，女，61岁，于2022年9月26日入住我科。

主诉：排便困难15年余，加重5天。

现病史：患者诉15年前无明显诱因出现排便困难，排便周前延长，大便干燥，如羊屎，矢气频多，无便血，无腹胀、腹痛，多食水果、蔬菜后无明显改善，遂就诊于某私人医院，口服中药汤剂治疗，并间断口服泻下药（具体不详），症状改善。此后上述症状间断发作，每逢秋冬季节症状加重，间断就诊某医院并口服中药治疗。10天前再次出现上述症状，且较前加重，排便周前延长，4~5天/次，大便干燥，如羊屎，自行使用开塞露辅助排便。5天前患者再次出现排便困难，为求中医系统治疗，今来我院就诊，门诊以"便秘"收住入院。入院症见：排便困难，努责无力，大便干燥、量少，燥如羊屎，无腹胀、腹痛；头晕头昏，视物模糊，口干口苦，伴口中异味，无咽部异物感；胸闷气短，时有心慌心悸，乏力明显，咳嗽、咳痰时作；颈肩部酸痛，四肢不温，双手足心微热，手指末端偏凉，无异常汗出；纳食差，胃脘胀满不适，伴反酸、烧心；夜寐差，入睡困难，睡后易醒，多梦；小便调；近期体重无明显增减。

既往史：平素体质一般，既往有原发性高血压病史20年，口服硝苯地平缓释片20mg/次，1日/次，血压控制佳；慢性萎缩性胃炎病史4年，间断口服中药汤剂治疗；结肠黑变病、直肠炎病史4年，未系统治疗；颈内动脉斑块病史1年，未治疗；甲状腺结节病史4余年，未治疗；否认糖尿病及冠心病等慢性病史；否认精神疾病史；否认肝炎、结核等传染病及接触史；10年前因内痔出血于当地医院行手术治疗；否认外伤史及输血史；否认药物及食物过敏史。

个人史：生于并久居宁夏吴忠；无吸烟史，无饮酒史；无工业毒物、粉尘、放射性物质接触史；无冶游史。

月经史：16 岁初潮，行经 3 ~ 5 天，周期 26 ~ 30 天，47 岁绝经，月经量偏少，颜色正常，有血块，有痛经史。

婚育史：20 岁结婚，育有 1 子 1 女，配偶及子女均体健。

家族史：父母亲健在，否认家族传染病和同类疾病史。

望、闻、切诊：神志清楚，两目有神，呼吸平稳，语言清晰，面色欠润，肌肉不削，动作自如，反应可，头颅圆整，发花白，耳郭色泽欠润、耳体瘦薄，鼻色红黄隐隐，含蓄明润，唇色暗，口唇随意开合，动作协调，齿龈淡红欠润泽，咽喉充血水肿，左侧扁桃体Ⅰ度肿大，右侧扁桃体Ⅱ度肿大，呼吸通畅，发音正常，食物下咽顺利无阻。舌象：舌质红，苔白。脉象：弦细数。

体格检查：体温 36.1℃，心率 79 次/分，呼吸 19 次/分，血压 90/64mmHg。神志清晰，发育正常，营养中等，表情自如，自主体位，步态正常，精神良好，查体合作，对答切题。全身皮肤黏膜无黄染，未见皮疹及出血点，无肝掌和蜘蛛痣。全身浅表淋巴结未扪及肿大，头颅无畸形，两侧瞳孔同圆等大，对光反应正常，眼球运动正常。鼻通畅，鼻唇沟对称，鼻中隔无偏曲，鼻翼无扇动，鼻窦区无压痛，无流涕和出血。两耳郭正常，外耳道无脓性分泌物，乳突区无压痛，两耳听力粗测正常。唇红，咽喉充血水肿，左侧扁桃体Ⅰ度肿大，右侧扁桃体Ⅱ度肿大，悬雍垂居中。颈软，颈静脉不充盈，气管居中，颈前区视诊饱满。胸廓无畸形，乳房两侧对称，呼吸运动两侧对称，双侧语颤正常，呼吸节律规整，两肺叩诊呈清音，呼吸音弱，两肺可闻及痰鸣音。心尖搏动位于左侧第五肋间左锁骨中线内 0.5cm，心尖部无震颤，无摩擦感，心脏浊音界无扩大，心率 79 次/分，心律齐，心音有力，各瓣膜听诊区未闻及病理性杂音。腹无膨隆，未见腹壁静脉曲张及蠕动波。腹壁柔软，无肌紧张，左下腹压痛阳性，无反跳痛，肝脾肋下未触及，无液波震颤，未触及包块。肝脾区均无叩击痛，无移动性浊音，双肾区无叩击痛。肠鸣音减弱，4 次/分，未闻及血管杂音。

中医诊断：便秘，气阴两虚证。

西医诊断：①便秘；②原发性高血压；③慢性萎缩性胃炎；④颈内动

脉斑块；⑤甲状腺结节；⑥睡眠障碍；⑦病毒性咽炎；⑧急性扁桃体炎；⑨结肠黑变病；⑩直肠炎。

诊疗计划：监测血压 2 次/日。①中医诊断：予耳针（左右耳交替，取穴：心、肺、脾、肾、肝、内分泌、三焦、神衰点、激素点、缘中）隔日 1 次，以调节脏腑功能；予穴位贴敷治疗以滋阴、益气、通便；给予艾灸关元穴以健脾行气。②西医诊断：予以 5% 葡萄糖注射液 250mL + 维生素 C 注射液 2.0g + 维生素 B_6 注射液 0.2g，1 次/日，静滴，以补液、营养治疗。

二、临床需要解决的问题

1. 辨证为气阴两虚证是否合理？

2. 患者仍有腹胀、纳食差、口干口苦等症状，该如何改善患者食欲？

3. 该患者的临证要点是什么？为接下来的治疗可提供哪些治疗思路？

4. 患者有结肠黑变病病史，现能否采用灌肠疗法？请说明理由。

5. 患者食用寒凉刺激食物对病证有何影响？请说明理由。

6. 结合患者现病史及既往史，试分析导致便秘的原因都有哪些？

7. 便秘患者的日常生活及饮食应注意哪些？

三、针对案例开展讨论

1. 辨证为气阴两虚证是合理的。便秘证型包括实秘和虚秘，其中实秘包括热秘、气秘、冷秘；虚秘包括气虚秘、血虚秘、阴虚秘、阳虚秘。结合患者入院表现，舌质干，手心热，偏于阴虚；乏力，患者入院后检查 T3 和 FT3 低于正常，提示偏向甲状腺功能减退症，甲减的患者多偏向气虚，直肠传导无力，故出现大便困难，所以辨证为气阴两虚证是合理的。

2. 改善患者食欲：患者有食欲，而食后消化不良，属于中医上胃强脾弱的脾约证，可用麻子仁丸加减治疗。麻子仁丸具有润肠行气、通便泄热功效，其中杏仁可降气润肠，枳实、厚朴可以消痞除满，大黄可泻下通便，对肠胃燥热、津液不足、大便干结者效果明显。

3. 临证要点：老年人温煦无权，阴亏血燥，大肠液枯，无力行舟，故见便秘。泻下药不可久用，六腑以通为用，大便干结，排便困难，可用下法，但应在辨证基础上以润下为主，以大便软为度。该患者先前使用泻下药，而泻下药久用伤及脾胃之阳，出现胃脘不适。因此，临床上应用泻下药时应辨证施治，中病即止。接下来治疗中可添加温补肾阳、健脾益气、及血肉友情之品，如肉苁蓉、巴戟天、桑椹等。

4. 该患者可以采用灌肠治疗。首先灌肠治疗不仅可以通利大便，还有促进胃肠蠕动、修复胃肠黏膜、促进消化吸收的作用。结合患者平素正常饮食，恰恰可以采用灌肠疗法。灌肠药物可以添加刚才提及的肉苁蓉、桑椹、巴戟天、白术、厚朴、黄芪等益气养阴。

5. 患者四肢不温，是阳虚表现，但患者手心是热的，因为患者服用硝苯地平，该药会引起心动过速，引起手足心偏热。患者还有一个基础病，就是甲状腺功能减退症，甲状腺功能减退症患者通常是阳虚或寒湿体质，所以患者手指末端是偏凉的。所以建议患者在平素生活饮食方面注意避免寒凉刺激之品伤及脾阳之气，加重便秘的形成。

6. 便秘的原因。首先是情志因素，患者提及既往有睡眠障碍，睡眠不足会导致人体激素水平紊乱，亦会影响肠道的传导功能，致使大便干结，排便费力；其次是患者既往有高血压病史，口服降压药硝苯地平缓释片控制。资料显示，硝苯地平缓释片的副作用其中一条就是导致便秘，长期服用会产生肺纤维化，出现组织水肿，牙龈肿胀，消耗体内液体流失，影响大肠津液分布，产生便秘。

7. 日常生活及饮食注意。生活：避免久坐，宜多活动，以疏通气血；养成定时排便的习惯，避免过度刺激，保持心情舒畅；不可滥用泻药，使用不当，反使便秘加重；平时可以打太极、练习健身气功等修身养性，调节机理，舒畅情志，改善体质。饮食：便秘患者应注意避免过食辛辣、油炸、寒凉生冷之品，避免过度熬夜，多食粗粮、蔬菜、水果，多饮水。

四、刘敬霞主任医师临证讲解

1. 纠正病历书写中的问题

（1）现病史记录中，尽量避免一词重复记录。

（2）现病史中记录"某私人医院"或"某医院"，此记录不妥当，应更正为当地民营医院，或当地医院较为妥当。

（3）体格检查记录直肠检查时，应记录未做直肠指检，询问患者无便血，无出血。

（4）记录患者发病时间，是否超过 3 个月，发病有几周，每周少于几次，并询问诱因。甲状腺功能减退症患者情绪偏向抑郁，询问患者是否口服过抗抑郁药物。

2. 问题分析和讲解

（1）辨证论治：①该患者经发散风寒药物治疗后，呈裂纹舌，舌干，属于偏阴虚体质。②若胃失和降，过于运用滋腻药物，影响脾胃运化功能，则易见脾约证，呈胃强脾弱。结合患者食欲可，食后胃肠蠕动慢，接连数日无便意，说明脾的运化功能减退，故存在脾约证表现。

（2）建议调整降压药为坎地沙坦酯片，排除药物对大肠产生的副作用。

（3）我院治疗便秘的思路。首先祛表邪兼以扶正。观察咽喉是否有充血、疱疹，是否有扁桃体红肿，若有，说明有外感之邪，以荆防败毒散和射干麻黄汤为基本方，配合麻仁润肠丸。结合病证，找到原发病，再辨证治疗，应从以下五方面进行分析：明确诊断，辨证论治，经典传承，名医验方，科研成果。结合患者临床表现，诊断已明确，以病带证，以病开方，予以补气兼养阴，如沙参麦冬汤合补血养血，如熟地黄、肉苁蓉等，以母为基，故予以养血之品，外加补阳药物，如巴戟天等，温肾助阳，增强疗效。

第四章 肝胆系疾病

第一节 肝硬化

【肝硬化】

一、主管医师汇报病历

患者米某，男，65 岁，于 2021 年 5 月 30 日入住我科。

主诉：确诊肝硬化 3 年余，伴乏力半个月。

现病史：患者诉 3 年前于体检时发现肝硬化，遂就诊于当地医院，完善相关检查后，排除病毒性肝炎，确诊为肝硬化，建议行局部穿刺检查以明确病因，患者及家属拒绝。2021 年 6 月患者因乏力明显，食欲减退，遂再次就诊于当地医院。行上腹部 MRI 示肝硬化，脾大，胃底食管静脉曲张，胆囊炎，左侧肾盂旁多发囊肿可能。后患者因乏力明显、纳差、肝区隐痛于我院多次住院治疗，对症给予益气扶正、柔肝止痛、化痰散结等中医治疗后，病情好转出院。此后患者间断于我院门诊口服中药汤剂治疗。半个月前，患者再次出现乏力，肝区隐痛，遂复诊于我院门诊，今日为求进一步中医治疗，由门诊以"肝硬化"收住入院。入院症见：患者偶有肝区隐痛，乏力明显，偶有头晕头昏，无头痛，无视物旋转及一过性黑矇；口干口苦，无咽部异物感；无胸闷气短，无心慌心悸，无心前区疼痛；无明显咳嗽，偶有咳痰，咳吐少量白色黏痰；畏寒怕冷，手足烦热，夜间汗多；胃脘喜温，偶有胃胀，无胃痛，无反酸烧心，无恶心呕吐，食欲一般，厌油腻，不喜肉食，双侧颈肩部僵硬，偶有疼痛，大便正常，一日一次，偶有夜尿，偶有尿急、尿不尽，夜眠一般，眠不实；近期体重无明显减轻。

既往史：患者平素健康状况一般。慢性支气管炎病史 5 年，间断口服中药汤剂治疗；慢性胆囊炎、胃底静脉曲张病史3年，间断口服中药汤剂治疗；前列腺增生病史2年；间质性肺疾病病史1年余，间断口服中药治疗；否认糖尿病、高血压、冠心病等病史；否认精神病病史；否认有肝炎、结核等传染病及接触史；10年前因"左肾结石"于当地医院行手术治疗（具体不详）；否认外伤史，否认输血史；否认食物及药物过敏史；预防接种史不详。

个人史：出生于山东泰安，1974年迁至宁夏银川；近1个月否认疫区及外来人员接触史，无疫区居住史；生活规律，否认烟、酒嗜好；无工业毒物、粉尘、放射性物质接触史；无冶游史。

婚育史：28岁结婚，育有1子1女，配偶及子女均身体健康。

家族史：父母已故，原因不详；否认患遗传病、传染病和同类疾病史。

望、闻、切诊：神志清楚，两目乏神，呼吸平稳，语言清晰，面色晦暗略黄，无光泽，肌肉不削，动作自如，反应灵敏，头颅圆整，发花白稀疏，耳郭瘦薄，质软，鼻色暗黄隐隐，唇色暗红，口唇随意开合，动作协调，牙齿色黄枯槁，咽喉充血水肿，咽后壁散在疱疹，呼吸通畅，发音正常，食物下咽顺利无阻。舌象：舌色暗红，苔白腻。脉象：弦紧。

体格检查：体温36.8℃，心率74次/分，呼吸19次/分，血压112/71mmHg。神志清晰，精神一般，体形略胖，全身皮肤黏膜及巩膜无黄染，未见皮疹及出血点，无肝掌和蜘蛛痣，全身浅表淋巴结未扪及肿大，两耳听力粗测正常，唇暗红，缺齿，咽喉充血水肿，咽后壁散在疱疹，扁桃体无肿大，悬雍垂居中。颈软，颈静脉不充盈，双侧甲状腺无肿大。胸廓无畸形，乳房两侧对称，两侧呼吸运动减弱，双侧语颤减弱，呼吸节律规整，两肺叩诊呈清音，呼吸音弱，两肺可闻及痰鸣音，两肺未闻及湿性啰音。心尖搏动位于左侧第五肋间左锁骨中线内0.5cm，心尖部无震颤，无摩擦感，心脏浊音界无扩大，心率74次/分，心律不齐，心音低钝，各瓣膜听诊区未闻及病理性杂音。腹部膨隆，未见腹壁静脉曲张及蠕动波。腹壁柔软，无肌紧张，无压痛及反跳痛，肝脾肋下未触及，无液波震颤，未触及包块。肝脾区均无叩击痛，无移动性浊音，双肾区无叩击痛。肠鸣音正常，5次/分，未闻及血管杂音。肛门及外生殖器未查。脊柱侧弯，双下肢轻度水肿，无杵状指（趾）。

辅助检查：血常规示白细胞计数 2.27 × 10^9/L［参考值（4 ~ 10）×10^9/L］，红细胞计数 3.92 × 10^{12}/L［参考值（4 ~ 5.5）×10^{12}/L］，血红蛋白 116g/L（参考值 120 ~ 160 g/L），血小板计数 85 × 10^9/L［参考值（100 ~ 300）×10^9/L］；血糖 6.29mmol/L；肝功示总胆红素 22.15μmol/L（参考值 5.1 ~ 19μmol/L），直接胆红素 9.66μmol/L（参考值 1.7 ~ 6.8μmol/L），碱性磷酸酶 135.6U/L（参考值 53 ~ 128 U/L）；肾功示肌酐 46.5μmol/L（参考值 70 ~ 115μmol/L）；尿常规示白细胞（+）；血脂、便常规未见明显异常；腹部彩超示肝弥漫性病变，胆囊增厚性改变，左肾积水病多发结节，门静脉、胰、脾、右肾未见明显异常。颈部血管彩超示双侧颈动脉内 - 中膜增厚，请结合临床、复查；甲状腺彩超示左侧甲状腺低回声结节，请结合临床、复查；心电图示心率 71 次/分，正常窦性心率，房性早搏（偶发），电轴左偏，异常心电图。

中医诊断：积聚，肝郁脾虚证。

西医诊断：①肝硬化；②脾大；③慢性胆囊炎；④肾结石；⑤慢性支气管炎；⑥间质性肺疾病；⑦前列腺增生；⑧胃底静脉曲张；⑨病毒性咽炎。

诊疗计划：①中医治疗。予中医特色疗法耳针（左右耳交替，取穴：心、肝、肺、脾、肾、神门、内分泌、三焦、神经衰弱点、激素点、心脏点、缘中）以调节脏腑功能；予中药穴位贴敷疗法（取穴：双肝俞穴、双胆俞穴、双脾俞穴、双肾俞穴、双三焦俞穴、双足三里穴、双三阴交穴、双章门穴、双期门穴、双肝俞穴）以柔肝散结；予艾灸关元穴治疗以温中行气；予以中药硬膏热贴敷治疗（肝区）以理气散结止痛。②西医治疗。予 0.9% 氯化钠 250mL 注射液 + 黄芪注射液 20mL，1 日/次，静滴，以益气扶正。

二、临床需要解决的问题

1. 请说明肝硬化的中医辨证论治。

2. 请说明患者发生肝硬化的原因。

3. 患者本次入院腹部彩超显示肝脾大小正常，但白细胞和血小板仍明显下降，这预示着患者病情发展方向趋于好转还是变差？

4. 我们此前讨论中药可以使肝硬化得到控制甚至逆转，针对该患者，我们下一步的中医治疗方向是什么？

三、针对案例开展讨论

1. 肝硬化属于中医学"鼓胀""积聚"范畴。中医辨证分型：①肝郁脾虚型，表现为两胁胀痛、胸腹闷胀、四肢倦怠、便溏乏力、舌体胖等，治疗可以选用柴胡疏肝饮合四君子汤，疏肝健脾。②气滞血瘀型，表现为两胁胀痛、食欲不振、肝脾肿大、明显压痛、面色紫暗等，用柴胡疏肝饮合桃红四物汤，活血消积，疏肝理气。③湿热蕴结型，表现为脘腹胀满、恶心呕吐、面黄、口苦口臭、大便秘结、小便短赤、舌苔黄腻等，选用龙胆泻肝汤加茵陈蒿汤通腑泄浊，利胆清肝。④肝肾阴虚型，表现为口燥咽干、面色晦暗、腹大隆起、消瘦心烦、手足心热等，选用一贯煎滋养肝肾。⑤脾肾阳虚型，表现为面色苍白、畏寒肢冷、小便清长、大便稀溏、苔白滑等，选用附子理中汤加五苓散温肾健脾、行水化气。⑥寒湿内阻型，表现为腹胀如鼓如蛙腹、按之坚满、两胁胀痛、胸闷恶心、食欲不振等症状，选用胃苓汤健脾利湿。根据患者乏力、纳差、厌食油腻等脾虚的症状，结合患者血常规结果、肺纤维化的病史及耳郭质硬、瘦薄等表现，可能伤及耗伤阴液，考虑患者以肝肾阴虚为本。

2. 肝硬化常见的病因：①病毒性肝炎，主要是乙型病毒性肝炎和丙型病毒性肝炎。②慢性酒精性脂肪肝。③非酒精性脂肪肝。④胆汁淤积，包括原发性和继发性胆汁淤积。⑤药物，即长期服用损害肝脏的药物，造成肝脏慢性炎症，最终导致肝硬化。⑥肝脏淤血，如右心功能不全，导致肝脏长期淤血，造成肝脏缺血缺氧，导致肝脏出现慢性炎症，最终诱发肝硬化。⑦遗传和代谢病，如血色病，由于铁代谢异常，导致铁在肝脏沉积，最终导致肝硬化。⑧自身免疫相关性问题，如自身免疫性肝病，最终也可以发展为自身免疫性肝硬化。结合患者既往史考虑该患者可能由自身免疫缺陷导致肝硬化。

3. 患者的血常规结果示白细胞及血小板计数较前有小幅度升高，与上次住院彩超结果相比较，本次肝脏及脾脏大小恢复正常，意味着患者病情趋于好转。

4. 根据我们前面的讨论，该患者是以肝肾阴虚为本，我们下一阶段应以滋补肝肾为主，常用药物有阿胶、龟甲、醋鳖甲等血肉有情之品。患者本次复查脾脏大小恢复正常，说明既往补益肝脾的治疗方向是对的。

四、刘敬霞主任医师临证讲解

1. 纠正病历书写中的问题

（1）患者有胃底静脉曲张，应给予流质或半流质的饮食护理，不宜进食质硬、寒凉、辛辣、油腻之品。患者肌酐偏低，说明存在肾脏损伤，其饮食应该富于营养。

（2）患者因有胃底静脉曲张，现病史中应补充有无呕血、黑便，大便的次数、质地、性质、状态及颜色等情况以反应胆汁代谢是否异常，大便的质地反应肠道的情况。

（3）肝硬化可合并肝性肺病、肝性脑病、肝性心病、肝性肾病，查体应尽可能详细。写清楚患者双手手心、大鱼际及小鱼际、掌指之间、手指末端肤色均偏红；写清楚患者有无腹水，如果有腹水，呈蛙状腹，中间塌陷，两侧鼓胀。患者的腹形整体偏于饱满，无鼓音，无移动性浊音，肝脏的质地、大小、形态接近正常。

2. 问题分析和讲解

（1）肝硬化患者因其凝血因子在肝脏中合成不足，故而其凝血功能减退，所以一定要防止消化道出血。现病史中，要对有没有呕血、大便质地、次数及性状予以具体描述，大便的情况直接反映胆汁的代谢情况及肠道的功能，容易合并肝性脑病、肝性肺病、肝性心病等。由于患者脾增大，导致脾功能亢进，引起对血细胞尤其是白细胞及血小板等吞噬增强，白细胞和血小板偏低，嘱患者调整饮食结构，摄入适量的优质蛋白，如肉、蛋、奶等，以质软、易消化食物为主。

（2）患者既往有肺纤维化，血小板计数减少，均可能与骨髓病变有关，或与自身免疫有关。腹部彩超结果中重点注意肝脏大小，脾的厚度大于3.8mm，长度大于120mm，门静脉≥13mm，均属于异常。肝硬化造成血管的形态和结构异常，导致门静脉增宽。由于肝脏代偿功能较强，早期可无明显症状，后期则以肝功能损害和门静脉高压为主要表现，并有多系统受累，晚期常出现上消化道出血、肝性脑病、继发感染、脾功能亢进、腹水、癌变等并发症。

【原发性胆汁型肝硬化】

一、主管医师汇报病历

患者闫某，女，49岁，于2022年9月9日入住我科。

主诉：恶心、食欲减退，伴皮肤及巩膜黄染1个月。

现病史：患者自诉1个月前无明显诱因出现恶心伴食欲减退，自行口服复方氨酚烷胺片、藿香正气水等药物治疗，症状缓解不明显，逐渐出现皮肤及双目发黄，无呕吐、腹痛、腹泻，无头晕、头痛，无尿急、尿频、尿痛，遂就诊于当地某医院行肝功能十项示谷丙转氨酶（ALT）896.4U/L，谷草转氨酶（AST）590U/L，口服复方甘草酸苷片治疗后病情缓解不明显。患者就诊于某上级医院，完善肝功十项示总胆红素（TBIL）96.9μmol/L，结合胆红素（BC）31.6μmol/L，非结合胆红素（BU）18.4μmol/L，谷草转氨酶（AST）561.2U/L，谷丙转氨酶（ALT）753.2U/L，碱性磷酸酶（ALP）196.9U/L，γ-谷氨酰转肽酶（GGT）305.5U/L；C反应蛋白（CRP）5mg/L；红细胞沉降率20mm/h；自身免疫性肝病抗体谱无异常；传染病示乙型肝炎e抗体阳性，乙型肝炎核心抗体阳性；肿瘤标志物无异常；核磁共振胆道水成像考虑急性胆囊炎，请结合临床。以保肝、退黄等对症治疗后病情无明显缓解，故进一步行肝脏穿刺活检，病理示肝组织2条，可见17个汇管区，小叶结构正常，肝细胞明显浊肿，可见肝细胞点灶性坏死，大量肝细胞内淤胆，库普弗细胞增生，汇管区及小叶内大量淋巴细胞、少许中性粒细胞浸润，重度界板性炎，轻度纤维化，首先考虑急性胆道梗阻或胆道急性炎症性病变。免疫组化结果示HBsAg（-），HBcAg（-），CK7（+）。特殊染色示网染（+），Ma（+）。诊断为原发性胆汁型肝硬化、自身免疫性肝炎，继续予以保肝、退黄等对症治疗后恶心、食欲减退等症状缓解不明显。现患者为求中医治疗，就诊于我院门诊，为进一步治疗，由门诊以"原发性胆汁型肝硬化"收住入院。入院症见：患者恶心，食欲减退，厌食油腻，受凉后加重，身目俱黄，呈淡黄色，疲乏无力，双下肢皮肤瘙痒，夜间较甚，伴有肝区不适，上腹部胀满，口干、口苦，反酸、烧心，胸闷气短；时有咳嗽、咳痰；心慌心悸时作，咽部异物感；头晕头昏，时有头痛，右侧颞部为主，呈阵发性跳痛；双眼干涩，易流泪，视物模糊；汗多，手心热，双足怕凉；烦躁易怒。无腹痛、腹泻，无呕吐，无心前区憋闷、疼痛；无咽痒咽痛，睡眠尚可，大便干，2～3 日一行，小便正常，近期体重未见明显增减。

既往史：平素体质良好。否认高血压、糖尿病、冠心病等慢性病病史；否认结核、伤寒、麻疹、SARS 等传染疾病及接触史；否认手术史，否认外伤史，否认输血史；否认食物及药物过敏史，预防接种史不详。

个人史：出生并久居于宁夏吴忠，无食生鱼、生肉史，无疫区接触史，无地方病流行区居住史，无传染病接触史；无烟嗜好，无酒嗜好，无药物嗜好；无粉尘物质接触史；无冶游史。

月经史：14 岁初潮，行经 5～7 天，周期 28～30 天，47 岁绝经。

婚育史：20 岁结婚，育有 2 子，配偶及儿子均体健。

家族史：父母健在，否认患遗传病、传染病和同类疾病史。

望、闻、切诊：神志清楚，两目乏神，呼吸正常，语言清晰，面色淡黄，晦暗不泽，肌肉不削，动作灵活，头颅圆整，发黑，耳郭色泽红润，鼻色红黄隐隐，唇色暗红，口唇随意开合，动作协调，咽部充血、水肿，咽喉壁有散在针尖样疱疹，双侧扁桃体 Ⅰ 度肿大，呼吸正常，发音正常。舌象：舌质红，苔水滑。脉象：脉濡细。

体格检查：体温 36.0℃，心率 71 次/分，呼吸 17 次/分，血压 101/63mmHg。全身皮肤黏膜黄染，未见皮疹及出血点，无肝掌和蜘蛛痣，肝颈静脉回流征阴性。双目黄染，无角膜色素环形成，对光反应正常，眼球运动正常。唇暗红，咽部充血、水肿，咽喉壁有散在针尖样疱疹，双侧扁桃体 Ⅰ 度肿大，两肺叩诊呈清音，呼吸音低弱，两肺可闻及痰鸣音。心尖搏动位于左侧第五肋间左锁骨中线内 0.5cm，心尖部无震颤，无摩擦感，心脏浊音界无扩大，心率 71 次/分，心律齐，心音有力，各瓣膜听诊区未闻及病理性杂音。腹无膨隆，未见腹壁静脉曲张及蠕动波。腹壁柔软，无肌紧张，无压痛及反跳痛，剑突下无压痛，肝脾肋下未触及，无液波震颤，未触及包块。脾区均无叩击痛，肝区叩击痛阳性，无移动性浊音，双肾区无叩击痛。

辅助检查：（2022 - 08 - 12，宁夏某医院）肝功十项示 TBIL 96.9μmol/L，BC 31.6μmol/L，BU 18.4μmol/L，AST 561.2U/L，ALT 753.2U/L，ALP

196.9U/L，GGT 305.5U/L；CRP 5mg/L；红细胞沉降率 20mm/h；自身免疫性肝病抗体谱无异常；传染病示乙型肝炎 e 抗体阳性，乙型肝炎核心抗体阳性；肿瘤标志物无异常；核磁共振胆道水成像考虑急性胆囊炎，请结合临床；肝脏穿刺活检病理示肝组织 2 条，可见 17 个汇管区，小叶结构正常，肝细胞明显浊肿，可见肝细胞点灶性坏死，大量肝细胞内淤胆，库普弗细胞增生，汇管区及小叶内大量淋巴细胞、少许中性粒细胞浸润，重度界板性炎，轻度纤维化，首先考虑急性胆道梗阻或胆道急性炎症性病变；免疫组化结果示 HBsAg（－），HBcAg（－），CK7（＋）；特殊染色示网染（＋），Ma（＋）。入院完善检查，血常规示白细胞计数 19.21×10^9/L（↑），中性粒细胞计数 12.58×10^9/L（↑），淋巴细胞计数 5.79×10^9/L（↑），血红蛋白 154g/L（↑），红细胞压积 47.1%（↑），血小板计数 309×10^9/L（↑）；肝功能示直接胆红素 8.96μmol/L（↑），γ－谷氨酰转移酶 76.7U/L（↑）；肾功能示肌酐 90.1μmol/L（↑），尿素 8.85mmol/L（↑）；尿便常规无异常；心电图示正常窦性心律，电轴左偏（轻度）；腹部彩超示肝、门静脉、胆、胰、脾、双肾未见明显异常；胸部正侧位片示主动脉迂曲，双肺纹理稍增强，请结合临床，必要时进一步行 CT 检查；甲状腺及颈部淋巴结彩超示双侧甲状腺未见异常，甲状腺上动脉血流参数未见异常；甲功五项未见明显异常。

中医诊断：黄疸，脾虚湿困证。

西医诊断：①原发性胆汁型肝硬化；②自身免疫性肝炎；③急性扁桃体炎；④病毒性咽炎；⑤支气管炎。

诊疗计划：①中医治疗。予中医特色疗法耳穴压豆（左耳，取穴：心、肝、肺、脾、肾、神门、内分泌、三焦、神经衰弱点、激素点、胆）以调节脏腑功能；予中药穴位贴敷疗法（取穴：双肝俞穴、双胆俞穴、双脾俞穴、双肾俞穴、双三焦俞穴、双胃俞穴、双足三里穴、双三阴交穴、双章门穴、双期门穴）以健脾益气，利湿退黄；给予艾灸双足三里穴治疗以温中健脾；予以中药硬膏热贴敷治疗以温胃散寒；予以普通针刺（上脘穴、中脘穴、下脘穴、建里穴、双天枢穴、双足三里穴、双上巨虚穴、双下巨虚穴、双三阴交穴、双丰隆穴、双内庭穴、双梁门穴、双承满穴、双关门穴、关元穴）以健脾和胃；配合灌肠治疗以利湿退黄；予以口服中药汤剂以益气健脾、化痰降浊、利湿退黄。②西医治疗。予 5% 葡萄糖注射液 250mL + 维生素 C 注射液 2.0g + 维生素 B₆ 注射液 0.2g，1 日/次，静滴，以营养支持治疗；予 5% 葡萄糖注射液 250mL + 黄芪注射液 20mL，1 日/次，静滴，以益气扶正；予以 5% 葡萄糖注射液 250mL + 注射用阿奇霉素 0.5g，1 日/次，静滴，以抗感染治疗。

二、临床需要解决的问题

1. 肝内外胆道梗阻，持续胆汁淤积皆可发展为胆汁性肝硬化。此患者 1 个月前无明显诱因出现纳差、恶心伴食欲减退，逐渐出现黄疸等肝功能减退症状，考虑病因是什么？

2. 本案辨病为黄疸，辨证为脾虚湿困证是否合理？

3. 患者入院查血常规提示白细胞计数 19.21×10^9/L，未出现发热症状，查胸部正侧位片提示双肺纹理稍增强，考虑肺部感染还是与原发性胆汁型肝硬化有关？

4. 患者目前的潜在风险是什么？应该如何预防？

5. 目前中医如何辨证用药？

6. 患者在生活中注意事项有哪些？

三、针对案例开展讨论

1. 当直接胆红素与总胆红素比值 <0.4 时，一般考虑肝细胞性黄疸，存在自身免疫性肝炎，中医学认为此时以虚为主，治疗应该补虚。当直接胆红素与总胆红素比值 >0.6 时，一般考虑梗阻性黄疸，伴有胆囊炎存在，中医认为此时以邪实为主，治疗应该泻实。此患者直接胆红素与总胆红素比值约等于 0.7，虽然有肝损伤，存在自身免疫性肝炎，但是该患者门静脉宽度为 10.3mm，对于肝硬化的影响不是很大，所以考虑此患者是由胆囊炎引起的梗阻性黄疸。

2. 黄疸是以目黄、身黄、小便黄为主的一种病症，其中目睛黄染为本病重要特点。根据患者身目俱黄、恶心、食欲减退等临床表现，所以辨病为黄疸是正确的。患者身目俱黄，呈淡黄色，晦暗不泽，考虑为阴黄。患者乙型肝炎 e 抗体阳性、核心抗体阳性，提示患者之前已存在肝脏损伤；患者平素烦躁易怒、情志不畅导致肝气郁滞、疏泄失常，胆汁排泄不畅，泛溢肌肤出现黄疸。《金匮要略·黄疸病脉证并治第十五》曰："然黄家所得，从湿得之。"所以黄疸必有湿邪。肝气失于疏泄，以致脾失于运化，津液输布失常，湿邪停滞于内，出现纳差、乏力等症。肝脾不调，疏运失职，则纳差，厌食油腻，恶心，伴有肝区不适、上腹部胀满。脾不升清，则出现头晕头昏。患者发病之时为白露，故感受寒湿之邪，滞留于内，诱发黄疸。所以应辨证为肝郁脾虚证，兼外感寒湿邪气。

3. 黄疸患者的白细胞数量一般是降低的，其呼吸系统的免疫力也会降低，非常容易引起肺部感染。患者发病时有急性胆囊炎，本身存在炎症。患者目前时有咳嗽、咳痰，查体见两肺听诊呼吸音低弱，两肺可闻及痰鸣音，结合血常规及胸部正侧位片结果，考虑上呼吸道感染也存在。白细胞增高说明该患者有肺部感染和胆囊的炎症，和原发性胆汁型肝硬化无明显相关。

4. 患者门静脉、脾脏均未见明显异常，所以肝硬化引起消化道的风险暂时不考虑。患者平素大便干，2～3 日一行，对于肝硬化患者，一定要保持大便通畅，防止肝性脑病的发生。建议患者增加食物中膳食纤维的含量，适当运动，养成排便的好习惯；可以考虑用茵陈五苓散灌肠治疗，利湿退黄，还可缓解便秘。

5. 根据以上讨论，以疏肝健脾、利湿退黄为主要治疗原则。但是由于患者目前伴有支气管炎，建议分阶段治疗。目前以疏风散寒、解表祛邪为主，后期以益气健脾、养血柔肝为主。由于患者肝脏有损伤，所以柔肝、保肝应该贯穿整个治疗。治黄先治血，血清黄自退；治黄先治痰，痰化黄自消。一边要疏肝，一边要养肝，以养为疏，修复受损的肝细胞，恢复肝脏的疏泄功能。还要化痰湿，痰饮者当以温药和之，舌苔水滑者用茵陈术附汤加减，舌苔黏腻者用苓桂术甘汤加减。

6. 讲究卫生，勿食辛热甘肥食物，应戒酒类饮料；避免滥用药物，应注射乙肝疫苗防止感染；注意卧床休息，后期可以适当锻炼，保持情志舒畅，使肝气条达；进食营养而易消化的食物，以补益肝脾。

四、刘敬霞主任医师临证讲解

1. 纠正病历书写中的问题

（1）此病开始时会出现皮肤瘙痒加黄疸，但是身上一般无任何皮疹。此患者胆红素增高，在中医上属于一种湿邪。邪气首先刺激毛细血管及末梢神经出现瘙痒；其次会抑制神经传导，出现心动过缓；然后会抑制肾小管的功能，引起肾脏损伤。所以现病史中应该继续完善，描述清楚皮肤瘙痒的时间、特点等，以助于辨证。

（2）现病史为患者的描述，有些专业术语不应该出现在现病史中。

（3）查体中应该描述有无角膜色素环，剑突下有无压痛，以提供辨证依据。

2. 问题分析和讲解

患者的肝脏相关检查提示肝脏已有损伤，故考虑肝细胞损伤后，急性胆囊炎引起的胆汁性肝硬化。患者肝气不畅，肝郁犯脾，脾失健运，所以肝郁脾虚为内在病机，而又外感寒湿之邪诱发黄疸。此患者目前舌苔水滑，应用茵陈术附汤加减治疗。而目前患者有炎症，处在第一阶段，应先以解表祛邪为主，疏肝健脾为辅，用荆防败毒散加减；后期以健脾疏肝、养血柔肝、燥湿化痰为主，所谓"治黄先治血，血清黄自退；治黄先治痰，痰化黄自消"；还可加利胆通络之药，如金钱草、鸡内金、路路通、山楂等。嘱患者多饮水，增加排泄；配合中药灌肠，使黄从小便去。此外，此患者为阴黄，寒湿较甚，结合患者疲乏无力，心慌心悸时作，咽部异物感，汗多，双足怕凉；烦躁易怒症状，建议完善甲状腺功能以明确有无甲状腺功能减退症。

第二节　胆囊结石

一、主管医师汇报病历

患者张某，男，52 岁，于 2022 年 5 月 24 日入住我科。

主诉：右上腹部疼痛间作 2 年，加重 2 天。

现病史：患者诉 2 年前无明显诱因出现右上腹部疼痛，呈持续性胀痛，放射至右肩胛，疼痛时间持续 4 ~ 5 小时，无恶心、呕吐，无恶寒、发热，无巩膜黄染，就诊于当地某诊所，口服药物治疗（具体药物不详），效果不佳。患者又就诊于当地某诊所，考虑为胆囊炎，口服消炎利胆片治疗后疼痛明显好转。此后患者受凉后反复出现上腹部疼痛，于 2020 年 8 月 27 日就诊于宁夏某医院，行腹部彩超提示胆囊炎、胆囊结石，较大直径约

1.0cm。医院建议患者行手术治疗，患者拒绝。患者又于2020年10月8日就诊于宁夏某医院，复查腹部彩超示胆囊炎、胆囊结石，较大直径约1.4cm，再次被建议手术治疗，患者拒绝。2021年2月9日患者因受凉后出现右上腹部疼痛，疼痛剧烈，持续时间约半小时，于银川某医院行腹部彩超，结果示胆囊炎、胆囊结石，较大直径约1.1cm，口服消炎利胆片，疼痛可缓解。半年前患者因喝酒后出现右上腹部胀痛，疼痛较前加重，自行口服消炎利胆片后疼痛减轻不明显，为求中医治疗，前来我院就诊，住院治疗后好转出院。2天前患者因进食冷饮后出现右上腹疼痛加重，呈胀痛，连及后背，今日为求中医治疗，遂就诊于我院门诊，行腹部彩超示胆囊餐后改变，胆囊结石（多发，大者约9.7mm），为进一步治疗，门诊拟"胆囊结石"收住。入院症见：患者右上腹部疼痛，呈持续性胀痛，疼痛连及后背，伴口苦、烧心、乏力、气短、咳嗽、痰少，心慌心悸，腰部酸胀，手足心偏热。无心前区疼痛，无恶心、呕吐，纳食欠佳，睡眠可，二便调，近半年体重未见明显增减。

既往史：慢性胃炎病史3年；否认高血压、糖尿病、冠心病等慢性病史；否认有肝炎、结核等疾病及接触史；否认手术史、外伤史、输血史；否认食物及药物过敏史；预防接种史不详。

个人史：出生于宁夏同心，久居于此，无食生鱼、生肉史，无疫区接触史，无地方病流行区居住史，无传染病接触史；抽烟30年，每日10~20支，饮酒30年，戒酒1年，无药物嗜好；无粉尘物质接触史；无冶游史。

婚育史：20岁结婚，育3子，配偶及其子体健。

家族史：母亲已故，死因不详；父亲健在，否认患遗传病、传染病和同类疾病史。

望、闻、切诊：神志清楚，两目少神，呼吸正常，语言清晰，面色暗红，肌肉不削，动作灵活，头颅圆整，耳郭色泽红润，鼻色红黄隐隐，唇色暗红，口唇随意开合，动作协调，牙齿润泽，咽喉充血、水肿，双侧扁桃体无肿大，呼吸通畅，发音正常。舌象：舌淡红，舌苔水滑薄白略腻，脉象：脉弦。

体格检查：体温36.4℃，脉搏77次/分，呼吸19次/分，血压106/77mmHg。神志清晰，发育正常，营养中等，表情自如，自主体位，步态正常，精神良好，查体合作，对答切题。全身皮肤黏膜无黄染，未见皮疹及出血点，无肝掌和蜘蛛痣。全身浅表淋巴结未扪及肿大，头颅无畸形，两侧瞳孔同圆等大，对光反应正常，眼球运动正常。鼻通畅，鼻唇沟对称，鼻中隔无偏曲，鼻翼无扇动，鼻窦区无压痛，无流涕和出血。两耳郭正常，外耳道无脓性分泌物，乳突区无压痛，两耳听力粗测正常。唇暗红，咽喉充血、水肿，扁桃体无肿大，悬雍垂居中。颈软，颈静脉不充盈，气管居中，双侧甲状腺无肿大。胸廓无畸形，乳房两侧对称，呼吸运动两侧对称，双侧语颤正常，呼吸节律规整，两肺叩诊呈清音，呼吸音清晰，两肺未闻及干、湿性啰音。心尖搏动位于左侧第五肋间左锁骨中线内0.5cm，心尖部无震颤，无摩擦感，心脏浊音界无扩大，心率77次/分，心律齐，心音有力，各瓣膜听诊区未闻及病理性杂音。腹无膨隆，未见腹壁静脉曲张及蠕动波。腹壁柔软，无肌紧张，无压痛及反跳痛，肝脾肋下未触及，无液波震颤，未触及包块，胆囊点压痛、无反跳痛。肝脾区均无叩击痛，无移动性浊音，双肾区无叩击痛。肠鸣音正常，4次/分，未闻及血管杂音。肛门、外生殖器未查。脊柱及四肢无畸形，活动自如，关节无红肿，双下肢无可凹陷性水肿，无杵状指（趾）。生理反射存在，病理反射未引出。

辅助检查：（2022－05－22，本院）腹部彩超示胆囊餐后改变，胆囊结石（多发，大者约9.7mm）。心电图示窦性心动过缓，心率57次/分。血常规、血糖、肾功能、尿常规、便常规未见明显异常。肝功能示丙氨酸氨基转移酶105U/L（↑），碱性磷酸酶208.2U/L（↑），γ－谷氨酰转移酶246.8U/L（↑）。甲状腺及颈部淋巴结彩超示双侧甲状腺囊性结节。

中医诊断：胆胀病，脾虚气滞证。

西医诊断：①胆囊结石；②慢性胃炎；③病毒性咽炎。

诊疗计划：①中医治疗。予耳针（左耳，取穴：心、肺、脾、肝、肾、胃、神门、气管、胆、扁桃体、皮质下、内分泌）以调节脏腑功能；予穴位贴敷（穴位：中脘穴、神阙穴、气海穴、双天枢穴、上脘穴、双足三里穴、双肝俞穴、双脾俞穴、双肾俞穴、期门穴、章门穴、双三阴交穴、双胆囊穴）、中药硬膏热贴敷（方药：黄芪30g，鸡内金10g，海金沙15g，金钱草15g，石韦10g，乌药10g，炒白芍10g，醋香附6g，茜草炭5g，醋延胡索6g，川楝子10g，浙贝母10g）治疗（胆囊区）以理气止痛利胆排石；予艾灸胆囊区以温经止痛；予中药汤剂治以益气健脾、理气止痛，兼以解表散寒。②西医治疗。予5%葡萄糖注射液250mL+维生素C注射液2.0g+维生素B$_6$注射液0.2g，1次/日，静滴，以稳定机体内环境；予5%葡萄糖注射液250mL+黄芪注射液20mL，1次/日，静滴。

目前为患者入院第3天，患者右上腹部疼痛较前减轻，仍有口苦、烧心、乏力、气短、咳嗽、痰少、心慌心悸、腰部酸胀、手足心偏热，纳食欠佳，睡眠可，二便调。

二、临床需要解决的问题

1. 引起胆囊结石的原因是什么？
2. 针对此患者，应如何辨病、辨证？
3. 患者肝功能受损，是否考虑由胆囊结石所致，为何？
4. 本病治疗过程中有哪些危险因素？后期应如何治疗？
5. 患者调护有哪些注意事项？

三、针对案例开展讨论

1. 胆汁成分的改变是形成胆囊结石的基础，如胆固醇摄入过多会导致胆固醇呈过饱和状态，从而析出结晶形成结石；饮食习惯、生活习惯不规律会引起胆囊收缩功能下降，胆汁分泌不规律，导致胆汁淤积形成结石。

2. 根据患者主诉，辨病属中医学"胆胀病"范畴。患者平素进食寒凉或油腻食物，导致脾失运化，胆汁不能正常输布，日久胆汁浓缩形成结块，阻滞气机，不通则痛，故疼痛呈胀痛，结合患者舌脉表现，四诊合参辨证为脾虚气滞证。

3. 患者肝功能损伤由胆囊结石引起。胆囊结石可引起胆囊炎，胆管堵塞、狭窄，进而导致胆汁分泌异常，从而引起肝细胞内胆汁淤积，导致肝细胞受损，甚至引起急性肝衰竭。

4. 胆囊结石压迫胆囊可引起胆囊穿孔，进一步引起急腹症。胆囊结石可引起胆囊继发感染、胆道积气。胆囊结石压迫胆总管时可引起黄疸，甚至是肝衰竭；胆囊结石在排出的过程中，在胰管和胆管的共同开口处引起胰管梗阻，可诱发胆源性胰腺炎。胆囊结石合并胆囊炎可引起肝脓肿。反复胆囊结石、胆囊炎会刺激胆囊壁局限性增厚，引起胆囊癌。中医治疗以辨证论治为主，综上所述，治疗以益气健脾、疏肝利胆排石为主，又因黄芪具有生肌作用，静滴黄芪注射液可促进胆囊壁收缩。

5.①低脂肪饮食：高脂肪饮食可促进缩胆囊素分泌，使胆囊收缩增强，促进胆汁分泌增加，加重胆囊炎发生，故高脂肪饮食可能诱发胆囊疼痛，所以需要严格限制脂肪摄入，尤其是动物脂肪；植物油脂有助于胆汁排泄，可以适量选用，但要均匀分布于三餐中，避免一餐摄入过多。②低胆固醇饮食：胆固醇摄入过多是形成胆囊结石的一个重要原因。③控制蛋白质摄入量：蛋白质摄入过多会促进胆汁分泌增加，不利于胆道组织修复，蛋白质摄入过少同样不利于组织恢复。④适量摄入碳水化合物：每天摄入 300～350g 可以补充热能，增加肝糖原，保护肝细胞。⑤丰富维生素饮食：维生素 A 可以防止胆结石形成，有助于胆管上皮生长和保持其完整性，利于胆道修复。⑥丰富植物纤维饮食：植物纤维能增加胆盐排泄，抑制胆固醇吸收，降低血脂，可使胆固醇代谢正常，减少胆囊结石的形成。植物纤维还能促进肠蠕动，有利于通便，促使肠内产生的吲哚、粪臭素等有害物质尽快排除，防止胆囊炎发作。⑦增加饮水量：大量饮水可稀释胆汁，促进胆汁排除，防止胆汁淤积。⑧少食多餐，减少辛辣刺激食物摄入量。

四、刘敬霞主任医师临证讲解

1. 纠正病历书写中的问题

（1）对于胆囊疾病，现病史中要追问有无规律进食早餐，及餐后其他饮食情况。

（2）个人史中提到患者饮酒史 30 年，要询问有无肝硬化病史。因为长期饮酒可以导致肝硬化，也可以表现为右上腹部胀满。

（3）查体发现患者腹部皮肤温度偏低，在书写病历时应有体现，有助于辨证，考虑是否有寒湿之邪。

2. 问题分析和讲解

（1）患者上腹胀痛，饮酒、受凉后加重，考虑为寒湿凝滞；疼痛突发且剧烈，常见诱因为寒、瘀，患者本次发病为进食冷饮之后，冷饮为寒湿黏腻之品，寒湿侵犯，突发疼痛，应辨证为脾虚湿盛、寒湿外侵。

（2）胆位于右胁下，附于肝之短叶间，为中精之府，具有贮藏、排泄胆汁的作用。胆囊贮藏的胆汁是肝之精气所化的一种精汁。胆囊结石居于胆囊中，影响了胆汁贮藏和排泄作用，所以胆功能失常，影响脾、胃的运化功能，引起厌食等症状。肝气升发太过，胆气不利、气机上逆，则胆汁上溢，出现口苦等症状。患者疼痛性质为胀痛，存在气滞，治疗中可选用青皮、陈皮等疏肝理气药。对已经形成的胆囊结石，可用利胆消石之药。结合上述辨证，中药汤剂治以益气健脾、理气止痛为主，兼以散结消石，具体方药如下：黄芪 90g，炙黄芪 30g，人参片 9g，麸炒白术 10g，升麻 6g，仙鹤草 12g，桔梗 10g，金樱子肉 10g，北柴胡 6g，郁金 6g，熟地黄 10g，醋香附 6g，炒僵蚕 5g，旋覆花 9g^{包煎}，姜半夏 5g，细辛 3g，煅瓦楞子 15g^{先煎}，柿蒂 10g，麸炒苍术 5g，鸡内金 10g，海金沙 15g^{包煎}，金钱草 15g，石韦 10g，乌药 10g，炒白芍 10g，浙贝母 10g，醋鳖甲 24g^{先煎}，炒白芥子 9g，海藻 10g，炒酸枣仁 15g，姜厚朴 3g，玉竹 10g。

第三节　胆囊息肉

一、主管医师汇报病历

患者马某，男，33 岁，于 2022 年 9 月 23 日入住我科。

主诉：发现胆囊息肉 4 年，右上腹胀满 1 年，加重半个月。

现病史：患者诉 4 年前体检时行腹部彩超检查提示胆囊息肉，大小约 0.6cm（未见报告单），建议患者定期复查，未予治疗，患者未复查。1 年前患者无明显诱因出现右上腹部胀满，无疼痛，无恶心，无恶寒、发热，无巩膜黄染，就诊于当地医院查腹部彩超示胆囊息肉（具体不详），未予治疗。此后患者每进食油腻食物后，右上腹部胀满明显，自行购买消炎利胆片间断口服，症状稍缓解。半个月前患者因进食油腻后感右上腹部胀满较前加重，2022 年 9 月 15 日于当地医院查腹部彩超示肝内实性回声团，血管瘤？左侧大小约 4.8cm×3.8cm，右侧大小约 0.8cm×0.6cm；胆囊壁胆固醇结晶，胆囊隆起性病变，大小约 1.2cm×0.9cm。医生建议患者行手术治疗。随后患者前往上级医院就诊，医生建议患者行手术切除胆囊，患者拒绝。今患者为求进一步中医治疗，遂就诊于我院门诊，由门诊以"胆囊息肉"收住院。入院症见：患者右上腹部胀满明显，食欲可，晨起时有恶心，乏力，无口苦，易烦躁；偶有心慌心悸，出汗可，双足明显偏热；稍有咳嗽、咳痰，咳少量黄色黏痰，易咳出，口干咽干，咽部发痒；颈部僵硬、疼痛，劳累后加重；纳食可，胃脘胀满，进甜食后反酸；睡眠正常，二便调，近 3 个月体重下降约 7.5kg。

既往史：既往身体健康状况可。否认高血压病、冠心病、糖尿病、精神疾病史；否认肝炎、结核、伤寒等传染病病史；10 年前因摔伤致左股骨骨折于当地医院行手术治疗，有输血史，具体不详；否认药物及食物过敏史；预防接种史记录不详。

个人史：出生并久居于宁夏，近 1 个月否认疫区及外来人员接触史；生活规律，否认吸烟、饮酒史，否认药物嗜好；工作中有粉尘物质接触史，否认工业毒物、放射性物质接触史；否认冶游史。

婚育史：25 岁结婚，育有 1 子 2 女，其子女均体健。

家族史：父母亲健在，否认家族遗传病、传染病和同类疾病史。

望、闻、切诊：神志清楚，两目少神，呼吸正常，语言清晰，面色正常，肌肉不削，动作灵活，头颅圆整，耳郭色泽红润，鼻色红黄隐隐，唇色暗红，口唇随意开合，动作协调，牙齿润泽，咽喉黏膜充血水肿，咽喉壁可见散在针尖样疱疹，双侧扁桃体无肿大，呼吸通畅，发音正常。舌象：舌暗红，苔黄腻。脉象：脉弦。

体格检查：体温 36.2℃，心率 80 次/分，呼吸 20 次/分，血压 103/71mmHg。发育正常，营养一般，面色正常，自主体位，查体合作。皮肤弹性可，双眼睑无浮肿，无黄疸，无皮疹，无出血点。唇色暗，咽部黏膜充血水肿，咽喉壁可见散在针尖样疱疹，双侧扁桃体无肿大，伸舌居中。颈部僵硬对称，无颈静脉怒张、无异常搏动。气管居中，颈前视诊饱满，双侧甲状腺触诊光滑。胸廓两侧对称，无局部突出、无凹陷，无胸壁静脉曲张；双肺触诊语颤对等，无胸膜摩擦感；双肺叩诊呈清音，双侧肺下界位置正常；双肺呼吸音正常，未闻及痰鸣音。心前区无隆起，触诊无震颤，心浊音界正常，心率 80 次/分，律齐，心音可，各瓣膜听诊区未闻及杂音，无心包摩擦音。腹无膨隆，未见腹壁静脉曲张及蠕动波；腹肌平软，无压痛及反跳痛，未触及肿块，肝脾肋下未触及，无液波震颤，未触及包块；墨菲征阴性。肝脾区无叩击痛，无移动性浊音，肾区无叩痛，肠鸣音 5 次/分，未闻及血管杂音。

辅助检查：（2022 - 09 - 15，当地医院）腹部彩超示肝内实性回声团，血管瘤？左侧大小约 4.8cm×3.8cm，右侧大小约 0.8cm×0.6cm；胆囊壁胆固醇结晶，胆囊隆起性病变，大小约 1.2cm×0.9cm；胰脾肾未见异常。入院查心电图示正常窦性心律，逆钟向转位，正常心电图。血常规示中性粒细胞百分比 70.5%（↑）。血糖、肾功未见异常。肝功示总胆红素 22.03μmol/L（↑），直接胆红素 8.82μmol/L（↑），丙氨酸氨基转移酶 47.8U/L（↑）。尿、便常规未见异常。甲功五项未见异常。甲状腺及颈部淋巴结示双侧甲状腺未见异常，甲状腺上动脉血流参数未见异常。

中医诊断：胆胀病，脾虚气滞证。

西医诊断：①胆囊息肉；②肝血管瘤；③病毒性咽炎。

诊疗计划：①中医治疗。予耳针（取穴：略）以调节脏腑功能；予穴位贴敷疗法（取穴：中脘穴、神阙穴、气海穴、双天枢穴、上脘穴、双足三里穴、双肝俞穴、双脾俞穴、双肾俞穴、双期门穴、双章门穴、双三阴交穴、双胆囊穴）；予艾灸胆囊穴以益气健脾通络；予普通针刺治疗以疏经通络止痛；先期予中药汤剂，治以疏风散寒、宣肺止咳为主，兼以益气健脾、行气通络，中期治以疏肝通络、益气化痰为主。②西医治疗。予 5% 葡萄糖注射液 250mL + 维生素 C 注射液 2.0g + 维生素 B$_6$ 注射液 0.2g，1 次/日，静滴，以稳定机体内环境；疾病恢复期，予 5% 葡萄糖注射液 250mL + 黄芪注射液 20mL，1 次/日，静滴，以益气健脾。

入院第 8 天病情：右上腹部胀满好转，食欲可，晨起稍有恶心，乏力减轻，偶有口苦，易烦躁；无心慌心悸，双足明显偏热；稍有咳嗽、咳痰，咳少量黄色黏痰，易咳出，口干、咽干减轻，无咽痒、咽痛；颈部僵硬、疼痛好转；纳食正常，胃脘胀满减轻，进甜食后反酸；睡眠正常，二便调。

二、临床需要解决的问题

1. 本案辨病为胆胀病，辨证为脾虚气滞证是否合理？

2. 患者右上腹部胀满是由胆囊息肉还是肝血管瘤引起的？两者有什么区别？

3. 胆囊息肉恶变的危险因素有哪些？结合患者目前症状及近 3 个月体重下降情况，目前考虑保守治疗还是手术治疗？

4. 为明确患者是肿瘤性息肉还是非肿瘤性息肉，需做哪些检查以明确诊断？

5. 中医如何治疗该病？

6. 患者在饮食和生活方面应注意什么？

三、针对案例开展讨论

1. 胆胀病是指胆腑气郁、胆失通降引起的以右胁肋胀满或疼痛为主要临床表现的一种疾病，相当于西医的慢性胆囊炎、慢性胆管炎、胆囊结石等。患者平素烦躁易怒，肝失疏泄，累及胆腑，气机郁滞，胆液通达降泄失常。患者喜食肥甘厚腻，久则生湿壅热，蕴结胆腑，气机郁滞，胆液通达降泄失常，久而郁滞，引起胀满，以右胁为主。综上所述，本案应辨病为胆胀病，肝胆气郁证。

2. 肝血管瘤是一种肝脏血管畸形引起的静脉团，质地柔软，切面呈蜂窝状，里面充满血液。瘤体较小时没有症状；瘤体较大时会压迫肝脏、胃和十二指肠，引起上腹部胀满、疼痛。胆囊息肉是向胆囊腔内突出或隆起性病变，可为球形或半球形，有蒂或无蒂，多为良性。息肉较小时没有症状；较大时会引起右上腹胀满、恶心、呕吐、食欲减退。根据患者主诉，考虑该患者腹胀是胆囊息肉引起的。

3. 胆囊息肉恶变的危险因素：①直径 >1cm。②息肉单发。③息肉增长快，半年内增长 >3mm。④合并并发症，如胆囊结石，胆囊壁隆起样病变。⑤年龄 >50 岁。⑥有糖尿病、高血压病、肥胖、饮酒史等情况。该患者胆囊息肉为 1.2cm 且是单发，而且患者的胆囊壁有胆固醇结晶已经是胆囊结石的前兆。但患者的息肉 4 年时间增长了 6mm，增长速度相对较缓慢，建议患者保守治疗，每半年复查腹部彩超观察息肉增长情况，若后期增长较快，考虑手术治疗。

4. 肿瘤性息肉：包括腺瘤和腺癌，其他还有少数血管瘤、脂肪瘤、平滑肌瘤、神经纤维瘤。非肿瘤性息肉：包括胆固醇息肉、炎性息肉、腺肌增生，其中胆固醇息肉是胆囊黏膜面的胆固醇结晶沉积；炎性息肉是胆囊黏膜的增生，呈多发，直径常小于 1cm，多合并胆囊结石和胆囊炎；胆囊腺肌增生是胆囊的增生性改变。需要做的检查：①常规超声加彩色多普勒超声或声学血管造影检查。②超声内镜。③CT 增强扫描。④超声引导下经皮细针穿刺活检。因为该患者腹部彩超提示胆囊壁胆固醇结晶，考虑胆固醇息肉，为非肿瘤性息肉。目前建议患者行上腹部增强 CT 扫描。

5. 患者发病应有正气虚弱的表现，正气虚邪气才能侵犯，结合辨证，肝胆气郁，兼有血瘀，治疗应在补气的基础上加疏肝利胆、健脾化痰、理气化瘀的中药，以补中益气汤、柴胡疏肝散加健脾化痰药治疗。外治：穴位贴敷、中药硬膏热贴敷治疗。

6. ①按时进食早餐。②少食多餐。③少食含高脂肪、高胆固醇的食物，如各种动物油、花生等。④少食甜食，如八宝饭、蒸糕等。⑤注意饮食卫生，蔬菜水果洗干净。

四、刘敬霞主任医师临证讲解

1. 纠正病历书写中的问题

（1）胆囊息肉一是会引起右上腹的胀满、疼痛或胀痛并见；二是会引起胆汁反流，出现恶心、呕吐、厌食、消化不良等症状；三是会影响胆汁浓缩，改变小大便颜色，主要会使大便颜色变浅，甚至变成陶土色，小便无色；四是引起体重下降。患者没有做胃镜检查，目前还不能排除胃肠疾病因素，所以应将消化系统的症状及二便情况在现病史中表述得更详细。

（2）婚育史中记录了子女体健，但未提到配偶。既然已婚已育，一定要提到配偶身体情况。

2. 问题分析和讲解

（1）胆囊息肉属于中医学"胁痛""积聚""胆胀病"范畴。患者无两侧胁肋部疼痛，故排除胁痛。积和聚是指患者感觉有胀满或有包块，即病邪停留在体内，不能排出。聚证没有固定形态，而是腹部气、痰、湿三种邪气单独存在或相互存在，或表现为气滞湿阻，或表现为痰气互结，总之是一种无形的邪气；积证是有形的邪气停留在腹部某个位置，固定不变，由痰或瘀引起。通过超声检查，可以明确胆囊息肉是胆囊内某个固定位置的增生性疾病，由胆固醇代谢不畅和胆汁过度浓缩引起，故辨病属于积证。胆囊息肉的来源，一是上皮组织，在胆囊黏膜和腺体层形成；二是支持组织，表现为肝血管瘤和周围组织的脂肪瘤，肝血管瘤对应的邪气是瘀血，脂肪瘤对应的邪气是痰邪，结合舌苔脉象，应辨为肝胆气郁，兼有血瘀。

（2）该患者肝血管瘤大小为 4.8cm×3.8cm，是静脉团，压迫肝内胆管，从而影响胆汁的分泌和排泄，所以胆囊息肉和血管瘤的发病机制不同。按照中医学理论，肝血管瘤病位在肝，影响肝之疏泄。肝失疏泄会影响胆汁的排泄功能，必然对胆囊息肉的发病带来一定的影响，故患者右上腹胀满与两者都有关。

（3）胆囊息肉的危险因素：①单发。②大小＞1cm。③动态观察半年内增长速度＞3mm。④年龄≥50 岁。⑤有基础疾病，如高血压、肥胖、糖尿病。不危险因素：①多发。②大小＜1cm。③动态观察半年内基本不长或增长速度＜3mm。④年龄＜50 岁。⑤无基础疾病。该患者在 4 年内胆囊息肉长了 6mm，但尚不清楚这 6mm 是什么时候长的，也可能是最近半年长了 3mm，且近 3 个月体重下降约 7.5kg，建议下一步查增强肝胆 CT，普通 CT 对息肉内部结构不能做很好的判断，增强 CT 对息肉内部结构有比较好的判断。若息肉结构是均质的，可以保守治疗；若息肉结构不是均质的，或有异常回声，建议行手术切除胆囊。胆囊位于肝脏、胰腺、十二指肠三叉要道，前面是肝脏，旁边是胰腺，上面是十二指肠，若发生恶变，情况非常危险。

（4）补充检查：红细胞沉降率、肿瘤标记物（CEA、AFP、CA19－9、CA125、CA72－4、胃蛋白酶 2）。检查胃蛋白酶 2 的目的是明确胃和肠道是否有病变。

（5）治疗腹部瘀血建议用膈下逐瘀汤或少腹逐瘀汤，可用醋三棱、醋莪术消除胆囊息肉。促进胆汁排泄的中药：茵陈、金钱草、郁金。该患者目前无皮肤黄染，但查肝功提示胆红素高，可用茵陈五苓散治疗，在中后期治疗中升清降浊、疏肝利胆，促进胆固醇结晶和胆红素排出，是治疗的主流思想。因理气必然伤血，兼以养血柔肝，方药以补中益气汤加茵陈五苓散加香附旋覆花汤治疗。

第四节　慢性乙型病毒性肝炎

一、主管医师汇报病历

患者马某，女，31 岁，于 2022 年 6 月 10 日入住我科。

主诉：反复乏力8年余，伴纳差、肝区不适加重3个月。

现病史：患者诉8年余前无明显诱因出现乏力，无厌食，无恶心、呕吐，无腹痛、腹胀，无恶寒、发热，无巩膜及皮肤黄染，患者未重视，亦未治疗。3个月前无明显诱因感乏力较前加重，纳差，厌食油腻，恶心、呕吐，呕吐物为胃内容物，伴有肝区不适。2022年4月14日患者就诊于红寺堡某医院行乙型肝炎DNA检查示2.90×10^8 IU/mL（↑）；又就诊于宁夏某总医院查乙肝两对半示HBsAg（＋），肝功能正常，口服鳖甲煎丸以活血化瘀、软件散结，口服恩替卡韦胶囊0.5mg，1次/日，以抗病毒，上述症状未改善。随后患者前往同心县某医院住院治疗，被予静滴硫普罗宁纳注射液以抗病毒，静滴维生素C注射液营养补液治疗，乏力、纳差症状未缓解。今日患者为求进一步中医治疗，遂就诊于我院门诊，由门诊以"慢性乙型病毒性肝炎"收住院。入院症见：患者疲乏无力，纳差，厌食油腻，恶心、呕吐，呕吐物为胃内容物，伴有肝区不适，上腹部胀满，后背部胀痛，烦躁；胸闷气短，心慌心悸，汗多，双手偏热，无咳嗽、咳痰，口干咽干，无咽痒咽痛，咽部无明显异物感；双肩部胀痛，双下肢酸困；有时头昏，无头痛，双眼干涩、胀痛；睡眠差，入睡困难，夜间睡2~3小时，睡眠不实，多梦；二便正常，近期体重未见明显增减。

既往史：既往健康状态一般，慢性胃炎病史5年，间断口服枸橼酸莫沙必利片治疗；睡眠障碍病史1个月，未治疗；否认高血压、糖尿病、冠心病等慢性病史；否认结核、伤寒、麻疹、SARS等疾病及接触史；否认手术史、外伤史及输血史；否认食物、药物过敏史；预防接种史不详。

个人史：出生并久居于宁夏同心，否认食生鱼、生肉史，否认疫区接触史，否认地方病流行区居住史，否认传染病接触史；否认烟嗜好，否认酒嗜好，否认药物嗜好；否认粉尘物质接触史；否认冶游史。

月经史：15岁初潮，行经2~3天，周期28~30天，末次月经2022年6月6日，月经量少，经色淡红，无血块，无痛经史。

婚育史：19岁结婚，育有2子1女，其子女均体健。

家族史：父母亲健在，否认患遗传病、传染病和同类疾病史。

望、闻、切诊：神志清楚，两目乏神，呼吸正常，语言清晰，面色暗黄，面颊部、口周、鼻柱部面锈，肌肉不削，动作灵活，头颅圆整，发黑，耳郭色泽红润，鼻色红黄隐隐，唇色暗红，口唇随意开合，动作协调，咽部充血水肿，咽喉壁有散在针尖样疱疹，双侧扁桃体无肿大，呼吸略促，发音正常。舌象：舌红，苔白腻。脉象：细数。

体格检查：体温 36.0℃，心率 100 次/分，呼吸 25 次/分，血压 120/90mmHg。全身皮肤黏膜无黄染，未见皮疹及出血点，无肝掌和蜘蛛痣。唇色暗红，咽喉充血水肿，咽喉壁有散在针尖样疱疹，双侧扁桃体无肿大，悬雍垂居中。胸廓无畸形，呼吸运动两侧对称，双侧语颤正常，呼吸节律规整，两肺叩诊呈清音，双肺呼吸音可，可闻及痰鸣音。心尖搏动位于左侧第五肋间左锁骨中线内 0.5cm，心尖部无震颤，无摩擦感，心脏浊音界无扩大，心率 100 次/分，心律齐，心音可，各瓣膜听诊区未闻及病理性杂音。腹无膨隆，未见腹壁静脉曲张及蠕动波；腹壁柔软，无肌紧张，无压痛，无反跳痛，肝脾肋下未触及，无液波震颤，未触及包块。肝脾区均无叩击痛，无移动性浊音，双肾区无叩击痛。肠鸣音正常，5 次/分，未闻及血管杂音。

辅助检查：（2022 - 04 - 14，红寺堡某医院）乙型肝炎 DNA 检查示 $2.90 \times 10^8/L$（↑）（参考值 $< 1.0 \times 10^2/L$）；血常规未见明显异常；血糖、肾功、心肌酶、甲功五项未见异常；肝功示丙氨酸氨基转移酶 39.1U/L（↑），天门冬氨酸氨基转移酶 38.1U/L（↑）；乙肝两对半示表面抗原（＋），核心抗体（＋）；尿常规示白细胞（＋＋）；便常规未见异常；腹部彩超示脾大，肝、门静脉、胆、胰、双肾未见明显异常；胃肠彩超示胃及十二指肠未见新生病变；甲状腺及颈部淋巴结彩超示右侧甲状腺低回声结节，大小约 3.9mm×3.0mm。

中医诊断：肝浊，肝郁脾虚证。

西医诊断：①慢性乙型病毒性肝炎；②慢性胃炎；③窦性心动过速；④病毒性肝炎；⑤睡眠障碍；⑥脾大；⑦甲状腺结节。

诊疗计划：①中医治疗。予中医特色疗法耳针（右耳，取穴：心、肝、肺、脾、肾、神门、内分泌、三焦、神经衰弱点、激素点、心脏点、缘中）以调节脏腑功能；予穴位贴敷疗法（取穴：双肝俞穴、双胆俞穴、双脾俞穴、双肾俞穴、双足三里穴、双三阴交穴、双章门穴、双期门穴、中脘穴、上脘穴、双血海穴）以健脾化湿；予艾灸中脘穴以和胃健脾；予普通针刺以醒脑安神，取穴：四神聪 4 穴、双神庭穴、双内关穴、双头维穴、百会穴、双神门穴、双三阴交穴、印堂穴、百会穴、双血海穴、双足三里穴、双合谷穴、双太冲穴。先期中药汤剂以疏风散邪、宣肺止咳为主，兼以健脾化湿，中期以益气健脾、温胃降逆、养血安神为主。②西医治疗：予以酒石酸美托洛尔片 12.5mg，1 次/日，口服，以稳定心率；予5% 葡萄糖注射液 250mL + 维生素 C 注射液 2.0g + 维生素 B_6 注射液 0.2g，1次/日，静滴，以营养补液治疗；疾病恢复期，予 5% 葡萄糖注射液250mL + 黄芪注射液 20mL，1 次/日，静滴，以益气扶正。

入院第 7 天病情：疲乏无力较前稍缓解，纳食较前稍增多，仍厌食油腻，稍有恶心，无呕吐，无肝区不适，上腹部胀满减轻，后背部胀痛缓解，烦躁；胸闷气短，偶有心慌心悸，出汗较多，双手偏热；稍有口干咽干，无咽痒咽痛，咽部异物感；有时头昏，双眼干涩、胀痛；双肩部胀痛好转，双下肢酸困稍缓解；夜寐差，入睡困难，夜间睡 3~4 小时，睡眠不实，多梦；二便正常。舌红，苔白腻，脉细数。

二、临床需要解决的问题

1. 本案中医辨病辨证是否合适？依据是什么？
2. 患者心率偏快是否与慢性乙型病毒性肝炎有关？
3. 引起患者脾大及胃脘症状的原因是什么？
4. 中医、西医如何治疗本病？降低乙肝病毒 DNA 滴度的中药有哪些？
5. 如何预防慢性乙型病毒性肝炎？该患者如何进行饮食调护？

三、针对案例开展讨论

1. 本病病位在肝脏，相关文献记载病名主要有"肝浊""肝瘟""肝疫"，若有皮肤黄染则辨病为"黄疸"，有肝区疼痛则辨病为"胁痛"，后期有肝硬化、水肿、腹胀则辨病为"鼓胀"，以乏力为主则辨病为"虚劳"。根据患者临床表现辨病为"肝浊"是合理的。浊主要是指湿浊黏腻，病位在肝脏，肝气过旺可以乘脾，结合患者乏力、纳差、厌食油腻、恶心、呕吐、舌红、苔白腻、面色暗黄等症状，应辨证为肝郁脾虚证。

2. 引起心动过速的原因：甲状腺功能亢进症、心肌缺血、贫血，根据患者甲功五项、心电图、血常规检查后排除上述原因。心率过快考虑与睡眠障碍有关。患者面色暗黄，长期处于缺血、缺氧状态。肝炎是一种慢性消耗性疾病，易引起机体组织缺氧、缺血，脾大，进一步导致脾功能亢进，表现出一种心率增快、睡眠差的高消耗状态。

3. 慢性肝炎患者的肝脏处于慢性炎性状态，肝细胞不断坏死、变性，逐渐向肝纤维化的方向发展，伴有肝内血管显著异常增殖、肝外血管增殖，形成门静脉高压。脾大是门静脉高压较早出现的体征，门静脉高压性胃病使食管、胃底静脉曲张引起胃肠道瘀血水肿，最后导致肠道菌群失调，所以出现胃胀等症状。

4. 中医治疗：根据患者临床表现，如乏力、食欲不振、恶心、呕吐、腹胀、黄疸、肝区不适等，将之归属于"黄疸""胁痛""鼓胀"等范畴。中医学认为慢性乙型病毒性肝炎是由湿热疫毒之邪内侵，人体正气不足，无力抗邪引起，当治以祛邪扶正。刚开始发病时，病邪为湿热，进入身体后，经过急性期，病毒滞留体内，邪气很快根据患者的体质发生了变化，一方面热邪伤及肝脏，引起肝气不舒；另一方面湿邪伤及脾脏，引起脾虚湿困。故治疗时需要健脾疏肝，两脏并治。治法：理气健脾，疏肝解郁，选用的方药以柴胡疏肝散、逍遥丸为主，后期补益肝肾。降低乙肝 DNA 滴度的中药有茯苓、甘草、白术、柴胡、丹参、黄芪、叶下珠、黄芩、党参、淫羊藿等，通过抗病毒、抗炎、免疫调节等作用，降低乙肝病毒 DNA 滴度。西医治疗：第一类是抗病毒药，主要是核苷类，通过在逆转录过程中抑制 HBV 多聚酶活性发挥抗病毒作用，如恩替卡韦、阿德福韦酯；第二类是免疫调节药，如干扰素，通过作用细胞表面受体使细胞产生抗病毒蛋白，从而抑制 HBV 复制，同时通过调节淋巴 T、B 细胞免疫功能，促使人体分泌多种抗病毒物质。

5. 预防措施：①接种乙肝疫苗。②注意个人卫生，勤换洗衣物，晒被褥，不与他人共用私人物品及洗漱用品。③HBSAg 阳性者不献血。饮食调护：调整饮食结构，保证足够营养，多食新鲜蔬菜；保证摄入充足维生素，如苹果、梨、葡萄；不能暴饮暴食，忌酒，控制糖和脂肪的摄入量以减轻肝脏的负担。

四、刘敬霞主任医师临证讲解

1. "肝瘟""肝疫"属于急性重性黄疸型肝炎，传染性强、预后差、病情危重，而该患者是慢性活动性肝炎。

为什么本案辨病为"肝浊"？该患者明显是受到外来之邪——乙型肝

炎病毒侵犯，故可以辨病为"肝浊"。浊有两层意义，一是指停浊的意思，即病毒侵犯肝脏这个位置，二是因为外邪入侵导致内生之邪也停留在肝脏和周围组织器官，即病毒侵入肝脏，肝气过旺，克伐脾土，湿邪、气滞、瘀血也停留在此。

2. 肝为刚脏，治疗以滋阴养血为主。五行中肝和心为母子关系，毒邪侵犯肝脏，肝气过旺，母病及子，引起心气过旺，心气过旺鼓动血脉力量增强，出现心肝火旺，所以出现心率快、烦躁、睡眠差等症状。

3. 患者没有做胃镜检查，所以不能确定有没有食管胃底静脉曲张。在肝炎引起肝纤维化发展进程中，过早口服鳖甲煎丸是否合理，是否会造成肝脏损伤，加速病毒复制和疾病进展，都是未知数。

附：鳖甲煎丸的功效是活血化瘀、软坚散结。

《金匮要略》中记载"见肝之病，知肝传脾，当先实脾"，故治疗时从肝论治恶心、呕吐、厌食。中医学认为肝气横逆犯胃，治疗肝病时既要养血柔肝，又要疏肝解郁，克伐肝气，适当促进脾胃运化功能。该患者本身是脾虚湿盛证，若使用鳖甲煎丸会加重脾虚湿盛程度，为乙肝病毒的复制创造更好条件，所以建议暂停服此药。

4. 中医抗病毒治疗，是通过改变肝脏的免疫环境，也就是说目前肝脏状态下容易复制病毒，只有改变肝脏目前的状态，病毒才能不复制。用药多是健脾类药物、疏肝类药物、养血类药物、解毒类药物，上述药物单独使用均有抗病毒作用，但在临证中必须辨证论治。辨证为肝郁脾虚证，治宜健脾化湿、养血疏肝，兼以解毒。只有辨证准确，药物才能起作用，才能控制病毒。

5. 饮食要营养均衡，注意不能伤胃。平时注意保护家人和孩子，不共用个人用品。婴儿要在出生后24小时内注射乙肝疫苗。

第五章　肾系疾病

第一节　慢性肾衰竭

一、主管医师汇报病历

患者王某，男，64 岁，于 2022 年 4 月 9 日入住我科。

主诉：发现血肌酐升高 3 年余，头晕乏力 6 个月。

现病史：患者诉 3 年前于宁夏某医院体检时发现血肌酐升高，具体不详，查肾功相关检查后诊断为慢性肾衰竭，慢性肾脏病 4 期，口服复方 α 酮酸片 4 片，3 次/日。随后患者又就诊于银川市某人民医院，口服肾衰宁片 4 片/次，3 次/日，百令胶囊 4 片/次，3 次/日，其间监测肾功血肌酐在 300～360μmol/L 之间。患者 6 个月前无明显诱因出现头晕，全身乏力明显，于 2021 年 10 月 31 日就诊银川市某人民医院，查血常规示血红蛋白 58g/L；肾功示尿素 19mmol/L，肌酐 396μmol/L；并住院治疗，予输注同型洗涤红细胞，皮下注射促红细胞生成素注射液 1000U 每周一次，静脉铁剂输注治疗，口服多糖铁复合物胶囊 0.15g，2 次/日，头晕、乏力症状改善后出院。此后患者坚持口服复方 α 酮酸片 4 片/次，3 次/日，间断口服肾衰宁片 4 片/次，3 次/日，百令胶囊 4 片/次，3 次/日，皮下注射促红细胞生成素注射液 1000U，1 月/次，患者诉劳累后仍感头晕乏力，今日为求进一步中医治疗，遂就诊于我院门诊，由门诊以"慢性肾衰竭"收住院。入院症见：头晕，疲乏无力，气短，双下肢酸困，无腰痛；心悸，汗可，活动后右手偶有不自主抖动；无咳嗽，偶咳少量白色黏痰，易咳出，晨起口干，无咽干、咽痒，咽部无异物感；双眼稍干涩，视物模糊；后背部、前胸、四肢皮肤散在红斑，自觉瘙痒；纳食量少，无胃脘部胀满；夜寐欠佳，多梦；大便色黑，每日 1 次，小便稍频，夜尿 2 次，有时尿中有泡沫；近期体重未见明显增减。

既往史：2 型糖尿病病史 20 年余，予以皮下注射精蛋白重组人胰岛素早 23U、晚 22U，自诉空腹血糖 6.5 ~ 13mmol/L；糖尿病肾病病史 7 年；高血压病病史 10 年半，血压最高 180/120mmHg，口服厄贝沙坦片 0.15g，1 次/日，非洛地平片 5mg，1 次/日，自测血压波动在（120 ~ 140）/（70 ~ 80）mmHg；银屑病病史 40 年，间断口服中药治疗；混合性高脂血症病史 4 年，颈动脉硬化并斑块形成、锁骨下动脉狭窄病史 3 年，腔隙性脑梗死病史半年，均未系统治疗；否认冠心病病史；否认精神疾病史；1 年前因右眼白内障于宁夏某总医院行手术治疗，具体不详；否认外伤史；否认有肝炎、结核等传染病史；否认食物及药物过敏史；预防接种记录不详。

个人史：出生于江苏泗阳，40 年前移居于宁夏银川，否认食生鱼、生肉史，否认疫区接触史，否认地方病流行区居住史，否认传染病接触史；吸烟史 30 年，平均每日吸烟 20 支，现戒烟 15 天，否认酒、药物嗜好；否认粉尘物质接触史；否认冶游史。

婚育史：24 岁结婚，育有 1 子 1 女，配偶及子女体健。

家族史：父母亲自然去世，家族中无与患者相类似的疾病或遗传和传染性疾病。

望、闻、切诊：神志清楚，两目少神，呼吸均匀，语言清晰，面色萎黄，肌肉不削，反应灵敏，头颅圆整，发黑，耳郭色泽红润，鼻色红黄隐隐，含蓄明润，唇色暗，齿龈淡红而润泽，咽部充血红水肿，双侧扁桃体无肿大，呼吸畅通，发音正常，食物下咽顺利无阻。舌象：舌质淡，苔水滑。脉象：脉沉细。

体格检查：体温 36.2℃，心率 84 次/分，呼吸 21 次/分，血压 142/80mmHg。后背部、四肢皮肤散在红斑，局部蜕皮。唇暗红，咽喉充血、水肿，双侧扁桃体无肿大，悬雍垂居中。胸廓无畸形，呼吸运动两侧对称，双侧语颤正常，呼吸节律规整，双肺叩诊呈清音，双侧肺下界位置正常，双肺呼吸音可，可闻及少许痰鸣音。心尖搏动位于左侧第五肋间左锁骨中线内 0.5cm，心尖部无震颤，无摩擦感，心脏浊音界无扩大，心率 84 次/分，心律齐，心音可，各瓣膜听诊区未闻及病理性杂音。腹无膨隆，未见腹壁静脉曲张及蠕动波；腹壁柔软，无肌紧张，无压痛及反跳痛，肝脾肋下未触及，无液波震颤，未触及包块。肝脾区均无叩击痛，无移动性浊音，双肾区无叩击痛。肠鸣音正常，5次/分，未闻及血管杂音。双下肢可见轻度凹陷性水肿。

辅助检查：血常规示红细胞计数2.13×10^{12}/L（↓），血红蛋白58g/L（↓），红细胞压积19.3%（↓），平均红细胞血红蛋白302g/L（↓）；血糖10.08mmol/L（↑）；肝功示总胆红素2.72μmol/L（↓），直接胆红素0.09μmol/L（↓），间接胆红素2.6μmol/L（↓），总蛋白57.5g/L（↓）；血脂示高密度脂蛋白胆固醇0.80mmol/L（↓）；肾功示肌酐415.0μmol/L（↑），尿素24.43mmol/L（↑）；糖化血红蛋白6.2%（↑）；心电图示正常窦性心律，T波改变（低平），逆钟向转位；尿常规示蛋白质（＋＋），抗坏血酸（＋＋＋）；便常规未见异常。（2022-04-12，宁夏某检验所）查电解质示血钾5.48mmol/L（↑）（参考值3.5~5.3mmol/L），无机磷1.71mmol/L（↑）（参考值0.85~1.51mmol/L），血钙2.03mmol/L（↓）（参考值2.11~2.52mmol/L）；甲状腺及颈部淋巴结彩超示双侧甲状腺结节（左侧多发），右侧大小约3.3mm×3.0mm，边界清，形态规则，左侧约9.3mm×6.0mm，边界清，形态规则；心脏彩超示静息状态下，心室结构及心功能测定正常，三尖瓣、肺动脉瓣微量反流；甲功五项未见异常；监测空腹及早餐后2小时血糖示空腹16.9mmol/L，早餐后2小时16.5mmol/L；监测血压（126~165）/（72~93）mmHg。

中医诊断：肾衰病，脾肾亏虚证。

西医诊断：①慢性肾衰竭；②肾性贫血；③慢性肾脏病4期；④2型糖尿病；⑤糖尿病性肾病；⑥高血压病3级（极高危）；⑦腔隙性脑梗死；⑧颈动脉硬化并斑块形成；⑨锁骨下动脉狭窄。

诊疗计划：①中医治疗。予耳针（左耳，取穴：肺、脾、肾、肝、胃、心、神门、内分泌、皮质下、肾上腺、气管、降压沟）以补肺益肾，调和阴阳；予穴位贴敷疗法（部位：大椎穴、双肺俞穴、双大包穴、双脾俞穴、双肾俞穴、膻中穴、双尺泽穴、命门穴、膏肓穴、双足三里穴、双大肠俞穴、双天枢穴、关元穴）以补益脾肾，温阳化浊；予双肾俞穴艾灸、中药硬膏热贴敷治疗以增强治疗效果；先期患者表证未解，予中药汤剂治以疏风散寒、宣肺止咳为主，兼以益气健脾、化湿浊；中期治以益气健脾、补肾阳、化湿浊、养血复脉为主。②西医治疗。入院时患者乏力，头晕，予0.9%氯化钠注射液250mL＋维生素C注射液2.0g＋维生素B_6注射液0.2g，1次/日，静滴，以营养补液治疗；疾病恢复期，因黄芪对肾衰竭有阻抑作用，予0.9%氯化钠注射液250mL＋黄芪注射液20mL，1次/日，静滴，以益气养元。

入院第6天病情：患者头晕、乏力缓解，气短改善，双下肢酸困略减轻，腰部无疼痛；有时心悸，出汗可，右手偶有不自主抖动；偶咳少量白色黏痰，易咳出，晨起口干，咽部无异物感；双眼稍干涩，视物模糊；后背部、四肢皮肤散在红斑，自觉瘙痒；纳食较前增多，无胃脘部胀满；睡眠欠佳，多梦；大便干，小便稍频，夜尿2~3次，尿中无泡沫。

二、临床需要解决的问题

1. 中医辨证为脾肾阳虚证是否合适？下一步如何治疗？

2. 该患者经促红细胞生成素联合多糖铁复合物胶囊治疗半年后，仍为重度贫血，是否考虑有其他因素引起贫血？

3. 慢性肾衰竭患者的糖类代谢紊乱的机理是什么？该患者目前空腹、餐后血糖高，应如何调整降糖方案？

4. 银屑病是否会加重肾脏损伤，依据是什么？

5. 患者饮食有哪些注意事项？

三、针对案例开展讨论

1. 患者头晕、乏力、气短，红细胞计数、血红蛋白浓度下降，故伴有气血两虚的表现；肌酐升高，说明有湿浊；有银屑病病史，说明夹瘀。该病属于本虚标实，应辨证为脾肾阳虚、湿瘀互结。

2. 患者既往有2型糖尿病病史20年余，糖尿病肾病病史7年，入院后检查有蛋白尿，说明生成红细胞的营养不足；患者的甲状腺功能处于甲减状态，阳气不足，脾运化不及。

3. 尿毒素使胰岛β细胞减少胰岛素的释放，以及使外周组织降低对胰岛素的反应性，故血糖升高。患者目前已用胰岛素治疗，如果空腹血糖升高明显，可以选择口服降糖药二甲双胍片，一次1片，1天2次；如果餐后2小时血糖升高明显，可以选择口服阿卡波糖片，一次1片，1天2次。中药可在辨证论治的基础上，有针对性地选择具有明显降糖效果的中药，比如茯苓、泽泻、山药、猪苓、姜黄等。

4. 银屑病肾损害与体液免疫异常有关。银屑病患者免疫复合物升高，补体 C3 下降，并产生一种针对性 IgA 抗体，该抗体与抗原结合，形成免疫复合物，沉积在肾及皮肤损害处。此外，服用类固醇抗炎药、环孢素等可有药物性肾损害，如造成肾病综合征、肾间质纤维化、肾小球滤过率降低。

5. ①控制总体蛋白质，摄入适量的优质蛋白。②低盐清淡饮食，避免进食盐分过大或油脂特别多的食物。③不宜使用坚果类食物，如花生、瓜子、核桃、杏仁、腰果等。④尿量明显减少时要限制全天的饮水量。⑤血钾高时，选择低钾饮食。⑥要保证营养全面、丰富，并且能够提供充足的能量。

四、刘敬霞主任医师临证讲解

1. 纠正病历书写中的问题

家族史中父母亲自然去世书写不恰当，去世年龄 > 120 岁为自然去世；应详细询问去世时年龄大小，确认是否因疾病去世。

2. 问题分析和讲解

（1）红细胞中最主要的成分是血红蛋白，血红蛋白由珠蛋白和血红素组成。缺铁性贫血是由于机体脾肾阳虚，脾阳虚，运化不及，铁不能与晚幼红细胞结合，故形成小细胞性贫血。大细胞性贫血是由于机体肝肾阴虚，红细胞不能和维生素 B_{12}、叶酸结合，体积增大。治疗银屑病用的祛风除湿药会伤阴，故导致阴阳两虚；患者肌酐、尿素升高，说明存在水毒和瘀毒互结。因此，应辨证为阴阳两虚、水瘀互结证。

（2）注射促红细胞生成素治疗肾性贫血：①促进骨髓造红细胞。②促进晚幼红细胞和铁结合形成珠蛋白。目前患者血色素为 58g/L，说明肾脏已发生萎缩，经皮下注射的促红细胞生成素后未被脾运化。所以治疗上应改善肾脏萎缩，用活血化瘀药改善肾功能。

（3）糖代谢异常主要表现为糖耐量减低和低血糖两种情况，以前者多见；糖耐量减低主要与胰高血糖素水平升高、胰岛素受体障碍等因素有关，可表现为空腹或餐后血糖高，故可不加降糖药，嘱患者饭后半小时运动。

（4）肾者，先天之本、封藏之本，藏精。先天元气与精微物质均封藏在肾中，肾气固摄，则不会使精气无故流失。中医学认为，银屑病为外感风、湿、热邪气，因风邪善行数变，风与湿结合内扰于肾，肾失封藏，精微物质从尿中漏出，出现泡沫尿、蛋白尿、血尿，故银屑病能加重肾脏损伤。

（5）该患者总蛋白低，尿蛋白（＋＋），说明患者有蛋白丢失，要加强营养，补充优质蛋白，后期用缩泉丸、桂附八味丸固摄蛋白。

第二节　肾病综合征

【肾病综合征1】

一、主管医师汇报病历

患者杨某，女，41岁，于2022年2月28日入住我院中医肿瘤科。

主诉：颜面部及双下肢水肿2个月。

现病史：患者诉2个月前（产后27天）出现颜面及双下肢水肿，泡沫尿，妊娠期无水肿、泡沫尿，遂就诊于当地医院，查24小时尿蛋白定量7506mL/24h，白蛋白19g/L，甘油三酯4.97mmol/L，总胆固醇9.29mmol/L；尿常规示白细胞（＋＋），蛋白质（＋＋＋），透明管型（＋），病理管型（＋），蛋白肌酐比（＋＋）；行肾穿刺组织学检查示膜增生型IgA肾病，肾小球系膜细胞和基质中－重度弥漫性增生，局灶节段性加重伴内皮细胞增生，系膜区嗜复红蛋白沉积，毛细血管袢开放、部分受压，节段性系膜插入及双轨形成，考虑膜增生型IgA肾病，予静滴甲泼尼龙注射液40mg治疗，1个月前复查24小时尿蛋白定量6890mL/24h，继续口服醋酸泼尼松片50mg，1次/日，患者双下肢仍重度水肿，遂就诊于当地医院。住院予激素冲击、利尿消肿、降糖、控制血压等治疗后，患者症状较前稍好转，现口服醋酸泼尼松片40mg，1次/日，环磷酰胺片5mg，2次/日，肾炎康复片5片，3次/日，黄葵胶囊5粒，3次/日，激素加免疫抑制剂治疗，并口服呋塞米20mg，1次/日，螺内酯片20mg，1次/日，双嘧达莫50mg，3次/日，碳酸钙D3500mg，2次/日，以利尿消肿、抗凝等。半月前复查24

小时尿蛋白定量 8340.0mL/24h，白蛋白 29.9g/L。今为求中医治疗，遂就诊于我院门诊，由门诊以"肾病综合征"收住院。入院症见：患者颜面部及下肢水肿，胸闷、气短，心慌、心悸时作，偶有心前区疼痛；头晕、头昏，头部闷痛，视物模糊，双耳耳鸣；偶有咳嗽，咳少量白色黏痰；胃脘部胀满，偶有胃痛，无反酸、烧心，无恶心、呕吐，纳食一般；颈部僵硬疼痛，无双上肢麻木；汗出较多，手心偏热，畏寒乏力；睡眠欠佳，入睡困难，易醒，多梦；大便正常，小便量多，伴泡沫尿。近期体重未见明显增减。

既往史：高血压病病史 2 个月，血压最高达 140/90mmHg，口服缬沙坦片 80mg，2 次/日；2 型糖尿病病史 9 个月，皮下注射甘精胰岛素 8IU/晚，门冬胰岛素早 8IU、午 10IU、晚 8IU；甲状腺功能减退症病史 1 个月，未行治疗；睡眠障碍病史 1 个月，未行治疗；否认患冠心病，否认肝炎、结核等传染病史；否认脑血管疾病、精神疾病史等；否认手术史，否认外伤史，否认输血史；否认药物及食物过敏史；预防接种记录不详。

个人史：出生并久居于宁夏石嘴山，否认食生鱼、生肉史，否认疫区接触史，否认地方病流行区居住史，否认传染病接触史；否认吸烟及饮酒嗜好，否认药物嗜好；否认粉尘物质接触史；否认冶游史。

月经史：12 岁初潮，行经 3 ~ 7 天，周期 28 ~ 30 天，末次月经 2022 年 1 月 26 日，月经量少，颜色正常，白带正常。

婚育史：19 岁结婚，生有 2 子，配偶及其子均体健。

家族史：父亲健在；母亲因心力衰竭去世，否认患遗传病、传染病和同类疾病史。

望、闻、切诊：神志清楚，两目有神，呼吸平稳，语言清晰，满月脸，肌肉不削，动作自如，反应灵敏，头颅圆整，发黑浓密润泽，耳郭色泽红润，鼻色红黄隐隐，含蓄明润，唇色红润，口唇随意开合，动作协调，牙齿洁白润泽而坚固，齿龈淡红而润泽，咽喉充血水肿，呼吸通畅，发音正常，食物下咽顺利无阻。舌象：舌红，少苔。脉象：脉细数。

体格检查：体温 36.3℃，心率 98 次/分，呼吸 23 次/分，血压 103/71mmHg。精神可，发育正常，营养一般，自主体位，查体合作，形体正常。皮肤弹性可，全身皮肤黏膜无黄染、皮疹及出血点，无肝掌、蜘蛛痣。全身浅表淋巴结未触及。头颅五官无畸形，双眼睑浮肿、下垂，无眼球突出、内陷或斜视，结膜正常，双瞳孔等大同圆，对光反射正常。双外耳道通畅，无异常分泌物，乳突区无压痛，粗查双耳听力正常。鼻腔通畅，无异常分泌物、出血，各鼻窦区无压痛。口腔黏膜无出血点、溃疡。伸舌无偏斜，齿龈无红肿、溃疡。唇色暗红，咽部红肿、充血，扁桃体无肿大，咽反射正常，伸舌居中。颈软对称，无颈静脉怒张、无异常搏动，甲状腺正常，气管居中。胸廓无畸形。双肺触诊语颤对等，无胸膜摩擦感；双肺呼吸音清，双肺未闻及干、湿性啰音。语音传导两侧对称。心前区无隆起，未触及震颤，心浊音界无扩大，心率 98 次/分，律齐，心音正常，各瓣膜听诊区未闻及杂音，无心包摩擦音。腹部平坦，无腹壁静脉曲张，腹部柔软，未触及包块，无压痛，全腹无反跳痛，肝脾肋下未触及，胆囊未触及、Murphy 征阴性，肝区、肾区无叩击痛，移动性浊音阴性，肠鸣音正常，4 次/分，无血管杂音。外生殖器、肛门未查。脊柱生理曲度存在，无侧弯，无压痛。生理反射存在，病理反射未引出。双下肢可凹陷性水肿。

辅助检查：（2022 - 02 - 18，当地医院）24 小时尿蛋白定量 8340.0mL/24h；肝功示总蛋白 54.8g/L，白蛋白 29.9g/L。本院辅助检查，血常规示白细胞计数 3.21×10^9/L（↓），葡萄糖、肾功未见明显异常。心电图示正常窦性心律，P - R 间期缩短。腹部彩超示脂肪肝（轻度），右肾盂结石，门静脉、胆、胰、脾、左肾未见明显异常。

中医诊断：水肿，湿毒浸淫证。

西医诊断：①肾病综合征；②高血压病 1 级（高危）；③2 型糖尿病；④甲状腺功能减退症；⑤睡眠障碍；⑥病毒性咽炎。

诊疗计划：①中医治疗。予中医特色疗法耳穴压豆（取穴：肺、脾、肾、神门、内分泌）以调节脏腑功能；患者颜面部及下肢水肿，予以穴位贴敷疗法（穴位：双肺俞穴、双脾俞穴、双肾俞穴、双丰隆穴、双尺泽穴、双曲池穴、双合谷穴、双三阴交穴、双水道穴、双大横穴）以利水消肿；予中药硬膏热帖敷治疗（双肾区）以增强利水消肿之功；患者颜面部及下肢水肿，胸闷、气短，心慌、心悸时作，头晕、头昏，头部闷痛，予针刺治疗（穴位：百会穴、四神聪穴、双头维穴、双合谷穴、双内关穴、双曲池穴、双天枢穴、气海穴、中脘穴、双足三里穴、双三阴交穴、双丰隆穴、双太冲穴）以健脾利水、通络止痛；患者胃脘部胀满，偶有胃痛，予以中药热奄包（中脘穴、下脘穴）以行气消胀对症治疗；中药汤剂以益气健脾、化湿利水为主。②西医治疗。患者乏力，给予0.9%氯化钠注射液250mL＋维生素C注射液2.0g＋维生素B_6注射液0.2g，1次/日，静滴，补充能量，改善微循环。

二、临床需要解决的问题

1. 肾病综合征的中医辨证论治有哪些？

2. 患者产后27天出现颜面及双下肢水肿，伴泡沫尿，妊娠期无水肿、泡沫尿，考虑肾病与妊娠是否相关？

3. 患者使用激素加免疫抑制疗法出现胃部不适、骨髓抑制等副反应，后期治疗方案如何调整？

4. 中医如何治疗肾病综合征？能否使用中医药减轻患者治疗过程中出现的副反应？

5. 治疗肾病综合征可采取哪些有效的中医外治法？

6. 肾病综合征患者需要限制蛋白、碳水化合物、水分、钠盐等摄入量，能否详细说明肾病综合征患者饮食需要如何注意？

三、针对案例开展讨论

1. 肾病综合征属于中医学"水肿"范畴。临床证型：①肺肾气虚证、风水泛滥证，对应方药为防己黄芪汤、越婢汤；②脾肾阳虚、水湿泛滥证，对应方药为真武汤、实脾散；③肝肾阴虚、湿热互结证，对应方药为知柏地黄丸；④气滞水阻证，对应方药为中满分消汤；⑤痰瘀互结证，对应方药为血府逐瘀汤。本案目前辨证为湿毒浸淫证，考虑不妥。首先患者典型症状为面色潮红，摸之皮温较高，查看舌象，舌质暗红，舌尖红，舌苔干；其次患者妊娠期患糖尿病，血糖控制欠佳；最后患者发病于产后27天，考虑其阴血流失，肝肾阴虚。因此，该患者应辨证为本虚为肝肾阴虚，标实为水湿外犯。

2. 病因：肾病综合征的病因包括免疫因素、遗传因素，临床分为原发性肾病和继发性肾病。首先，该患者妊娠期出现妊娠糖尿病；其次，有研究表明妊娠后期子宫压迫肾脏血管可导致肾病；最后，患者免疫力下降。综合考虑患者属于继发性肾病综合征，且肾病的发生发展与妊娠相关。

3. 临床医学调整肾病综合征患者激素用量主要参考 24 小时尿蛋白定量结果，患者近期查 24 小时尿蛋白定量 8340.0mL/24h，该指标必须小于300mL/24h，因此暂时不考虑调整用药，针对患者目前出现的副反应，应考虑从中医辨证论治入手，用中医方法解决。

4. 中医内治：肾病综合征属于中医学"水肿"范畴，水肿可分为阴水和阳水，阳水又可分为风水相搏证，总体治以祛风解表、宣肺行水为主，选用越婢加术汤；湿毒浸淫证，治以宣肺解毒、利湿消肿为主，选用麻黄连翘赤小豆汤合五味消毒饮；水湿浸渍证，治以蕴脾化湿、温阳利水，选用五皮饮合胃苓汤；湿热壅盛证，治以分利湿热、梳理气机，选用疏凿饮子。阴水可分为脾阳亏虚证，治以健脾温阳利湿，选用实脾饮；肾阳衰微证，治以温肾助阳、化气行水，选用济生肾气丸合真武汤；瘀水互结证，治以活血化瘀、化气行水，选用桃红四物汤合五苓散。该患者目前治疗使用激素及免疫抑制剂治疗，出现胃部不适、骨髓抑制等副反应，可通过中医辨证治疗，其本虚以肝肾阴虚为主，当治以滋补肝肾。但第一阶段应以解除表邪为主，祛邪后再扶正。

5. 中医外治：可选用外敷，以神阙穴等腹部穴位为主；外敷中药可选用甘遂、猪苓、车前子等；局部外洗、足浴、艾灸、熏蒸。患者为肝肾阴虚证，针刺可选用肝俞穴、脾俞穴、肾俞穴、志室穴、飞扬穴、三阴交穴、太溪穴。

6. 饮食调护：严格控制水分摄入，不仅包括饮水还包括食物中所含水分，一日的尿量加 500mL 为所需摄入水量；一日钠盐摄入需小于 3g，慎食酱油、腌制品，少食调味品；蛋白质摄入可每早摄入一枚鸡蛋，一袋牛奶，午饭进食瘦肉，每 50g 瘦肉含 9g 优质蛋白。

四、刘敬霞主任医师临证讲解

1. 纠正病历书写中的问题

应详细书写肾病综合征专科查体。患者面色潮红，望、闻、切诊中没有体现，书写不详细。

2. 问题分析和讲解

（1）辨证：患者水肿从早到晚未见消退，此时考虑既存在正气虚，又存在邪气实。结合患者两颧潮红的阴虚之象，且妊娠期间出血，流失津液，同时合并糖尿病，生产后精血丢失过多，导致肝肾阴虚。患者长期使用利尿剂，因汗、吐、下等泻法，会造成身体内水分丢失，亦会形成肝肾阴虚。

（2）治疗：肝肾阴虚证可选用女贞子、旱莲草、黄精、龟甲、牡丹皮、山茱萸等药。该患者辨证为肝肾阴虚，当选用左归丸加五苓散加补中益气汤加减。肾病综合征患者临床治疗首选激素，患者目前服用醋酸甲泼尼龙 50mg，根据 24 小时尿蛋白定量指标，可使用中药治疗以达到减毒增效的目的。

（3）后期注意：该患者属于系膜增生型肾病综合征，其增生部位在入球小动脉、出球小动脉处，归根结底属于血管病变。临床必须守好三个底线，一预防感染，二预防血栓形成，三预防急性肾功能损伤。

【肾病综合征 2】

一、主管医师汇报病历

患者曹某，男，34 岁，于 2022 年 2 月 28 日入住我科。

主诉：双目、双下肢水肿间作 4 年余，加重 1 周。

现病史：患者诉 2017 年底无明显诱因出现双目、双下肢水肿，晨起明显，患者未予重视。2018 年 4 月患者自诉再次出现双目、双下肢水肿，呈凹陷性，遂就诊于当地医院肾病科，行相关检查诊断为肾病综合征（未见报告单），住院给予利尿、降压对症治疗后症状好转。2018 年 9 月患者自诉再次出现双目、双下肢水肿，遂再次于当地医院住院治疗，行肾穿刺提示肾动脉硬化（50％），予激素、利尿、降压对症治疗后好转。2018 年 9 月患者就诊于西安某医院对症治疗，患者自诉双目、双下肢水肿稍改善。此后患者双目、双下肢水肿，间断就诊于当地医院，口服中药汤剂后稍改善。1 周前患者自诉受凉后再次出现双目、双下肢水肿，未口服药物治疗，今为求进一步治疗，就诊于我院门诊，门诊以"肾病综合征"收入院。入院症见：患者双目、双下肢水肿，眼睑、面部稍浮肿，腰部酸困，无腰痛，乏力明显，无头晕、头昏、头痛；咳嗽、咳痰，痰白，量多，咽痛、咽干、咽痒；口干、口苦，晨起偶有恶心、欲吐，无反酸、烧心，上腹部受凉后胀满，右膝疼痛，胸闷、气短，无心慌、心悸，双下肢酸困，汗少，手心足热，畏寒。寐可，纳可，大便调，小便频数，量少，有泡沫，近1个月体重减轻2kg。

既往史：肾性高血压病史4年，口服非洛地平缓释片5mg，1次/日，血压控制不佳；否认有肝炎、结核、伤寒、麻疹、猩红热、血吸虫、疟疾、登革热、莱姆病、SARS等疾病及接触史；7年前因机器导致右膝受伤（具体不详），现右膝偶有疼痛；否认手术史，否认输血史；否认药物、食物过敏史；预防接种史不详。

个人史：出生于宁夏固原彭阳，久居于当地，无食生鱼、生肉史，无疫区接触史，无地方病流行区居住史，无传染病接触史；吸烟史17年，平均10支/日，无饮酒史，无药物嗜好；无粉尘物质接触史；无冶游史。

婚育史：23岁结婚，育1子1女，配偶及子女体健。

家族史：父亲患有支气管哮喘，母亲患有高血压病，均健在，否认患遗传病、传染病和同类疾病史。

望、闻、切诊：神志清楚，呼吸稍促，语言清晰，肌肉不削，反应正常，头颅圆整，头发黑，耳郭色泽欠荣润，鼻色暗黄，口唇随意开合，齿龈暗红欠润泽，咽喉充血水肿，双侧扁桃体Ⅱ度肿大，色淡红，呼吸畅通，发音正常，食物下咽顺畅。舌象：舌红，苔白腻。脉象：脉细弱。

体格检查：体温36.5℃，心率96次/分，呼吸23次/分，血压166/95mmHg。唇暗红，咽喉充血、水肿，双侧扁桃体Ⅱ度肿大，悬雍垂居中。颈软，颈静脉不充盈，气管居中，双侧甲状腺饱满。胸廓无畸形，乳房两侧对称，呼吸运动两侧对称，双侧语颤正常，呼吸节律规整，两肺叩诊呈清音，呼吸音低弱，两肺闻及痰鸣音。心尖搏动位于左侧第五肋间左锁骨中线内0.5cm，心尖部无震颤，无摩擦感，心脏浊音界无扩大，心率96次/分，心律齐，心音有力，各瓣膜听诊区未闻及病理性杂音。腹无膨隆，未见腹壁静脉曲张及蠕动波。腹壁柔软，无肌紧张，无压痛及反跳痛，肝脾肋下未触及，无液波震颤，未触及包块。肝脾区均无叩击痛，无移动性浊音，双肾区无叩击痛。肠鸣音正常，4次/分，未闻及血管杂音。脊柱及四肢无畸形，活动自如，关节无红肿，双下肢凹陷性水肿，按之凹陷难起，左右下肢不对称，皮温低，皮色暗。

辅助检查：血常规示血小板计数341×10⁹/L（↑），余未见异常；肝功示总胆红素 4.68μmol/L（↓），直接胆红素 0.77μmol/L（↓），总蛋白 32.8g/L（↓），白蛋白 14.4g/L（↓）；血脂示甘油三脂 2.82μmol/L（↑），低密度脂蛋白胆固醇 7.58μmol/L（↑），高密度脂蛋白胆固醇 0.72μmol/L（↓），总胆固醇 10.40μmol/L（↑）；肾功示尿素 8.34μmol/L（↑）；尿常规示蛋白质（++），隐血（+）；血糖、便常规未见异常；腹部彩超示左肾囊肿，肝、门静脉、胆、胰、脾、右肾未见明显异常；心电图示正常窦性心律，正常心电图；电解质六项示血氯 112.5mmol/L（↑），血钙 1.80mmol/L（↓）；24 小时出入量，入量 630mL，出量 1080mL。

中医诊断：水肿，脾肾阳虚证。

西医诊断：①肾病综合征；②肾性高血压；③低蛋白血症；④病毒性咽炎；⑤肾囊肿；⑥高脂血症。

诊疗计划：①中医治疗。予耳针（左耳，取穴：肺、脾、肾、肝、胃、内分泌、降压点、三焦）以补肺益肾、调和阴阳；给予穴位贴敷疗法（取穴：双脾俞穴、双肾俞穴、双三焦俞穴、命门穴、关元穴、双气海俞穴、双大肠俞穴、双天枢穴）以健脾温阳化湿；予艾灸关元穴以温肾利水；予中药汤剂补中益气、健脾温肾、利水消肿治疗。②西医治疗。予普通针刺以利水消肿，早期予 5% 葡萄糖注射液 250mL + 维生素 C 注射液 2.0g + 维生素 B$_6$ 注射液 0.2g，1 次／日，静滴，以营养治疗；后期予 5% 葡萄糖注射液 250mL + 黄芪注射液 20mL，1 次／日，静滴，以益气养元。

二、临床需要解决的问题

1. 患者目前血压偏高，双下肢水肿，是否考虑使用利尿剂？
2. 患者双下肢水肿，属于阴水还是阳水，临床上如何鉴别？
3. 中医药治疗尿蛋白可以从哪些方面考虑？
4. 本案辨证为脾肾阳虚是否合理？中医如何治疗？
5. 双下肢水肿，中医外治有哪些好的治疗方案？
6. 患者生活和饮食上如何调理？

三、针对案例开展讨论

1. 肾病综合征常见并发症为感染、血栓、栓塞，而血栓形成主要是因为血液浓缩及高脂血症造成血液黏稠度增加。患者目前血压高，双下肢水肿，根据 24 小时出入量：入量 630mL，出量 1080mL，出入量基本平衡，现目前口服中药汤剂以利水消肿为主，若加上呋塞米、螺内酯等利尿剂，则利尿过快，导致血液黏稠，诱发血栓，出现电解质紊乱等，故暂时不考虑使用利尿剂。

2. 阳水多从眼睑、双目开始，自上而下，继及全身，肿处皮肤绷急光亮，按之凹陷即起，多属热证、实证，可有小便短少，伴咽喉肿痛、咳嗽及表证，发病急，病程短；阴水发病缓，病程长，性质属虚实夹杂，临床多以双下肢、双足先肿，渐致全身，腰以下肿甚，按之凹陷难复，甚则按之如泥，多属寒证、虚证，兼脾、肾阳虚表现。患者表现为双下肢水肿，按之凹陷难起，双下肢皮肤色暗，恶寒、怕冷，乏力，故患者水肿为阴水。

3. 蛋白尿属于有形之物，精微物质失于固摄是肾性蛋白尿的主要病机之一，或兼有湿热、热毒之邪，蕴结下焦，清浊不分，也可导致肾精下泄，出现蛋白尿。若蛋白尿日久则耗伤肾气，损伤肾阳，由于精血同源，还可导致血虚、阴虚。慢性肾脏病病程迁延，多为本虚标实，本虚以脾肾气虚或脾肾气阴两虚、脾气虚兼肾阴阳两虚为主，脾气虚者常用参苓白术散、补中益气汤加减；脾肾气阴两虚者多用四君子汤、六味地黄丸加减；肾阳虚者可用肾气丸、右归丸加减。临床多可选固摄涩精、温补脾肾之药物，如桑螵蛸、金樱子、覆盆子、黄芪、党参、芡实、龙骨、杜仲等。

4. 水肿首先辨阴水还是阳水，其次辨病变脏腑。头面浮肿，以眼睑为主，四肢水肿，伴有恶寒、发热、咳嗽、气急、肢体酸痛，病位在肺；全身浮肿，肢体重，纳差食少，腹胀痞闷，病位在脾；面部浮肿，腰部以下为主，形寒肢冷，腰酸，病位在肾；面部浮肿，心悸，心慌，病位在心。该患者全身水肿，面色暗，腰部酸困，腹部受凉后胀满，病位在脾肾，畏寒明显，阳气亏虚，失去温煦功能，结合舌体胖、苔白腻，辨证为脾肾阳虚证合理。

5. 中医外治法中可选用穴位贴敷、针刺、艾灸。可选穴位：复溜穴、涌泉穴、承山穴、关元穴、肾俞穴，熏洗外敷可选用适量浮萍、蚕豆叶、丝瓜络、车前子、桑白皮、茯苓、玉米须、白茅根、薏苡仁，煎汤熏洗四肢水肿部位。

6.①适当锻炼身体，增强体质，提高抗病能力。②注意保暖，防止风邪外袭，以免诱发或加重水肿。③低盐低脂饮食，盐分摄入量＜3g/d，以优质蛋白为主（如鸡、鱼、蛋奶），优质蛋白摄入量1g/kg/d，减少摄入富含饱和脂肪酸的食物如动物油脂，多食富含多不饱和脂肪酸的食物油脂如植物油、鱼油，以及富含可溶性纤维的食物如燕麦、豆类等，多食高维生素食物如水果、蔬菜等，但要饮食有节。④避免长久站立。⑤记录每日水液出入量，若每日尿量少于500mL，要警惕发生癃闭。

四、刘敬霞主任医师临证讲解

1. 纠正病历书写中的问题

双下肢查体应详细记录，应包括皮温、皮色，水肿凹陷起伏程度等。右膝损伤查体未记录有无瘢痕，愈合程度。

2. 问题分析及讲解

（1）肾病综合征属于中医学"水肿"范畴，病因有外感六淫或内伤七情，病位多在肺、脾、肾、三焦，关键在肾，病机为肺失通调、脾失转输、肾失开阖，三焦气化不利。故其标在肺，其制在脾，其本在肾。肺为水之上源，外合皮毛，最易遭受外邪侵袭，若肺失宣泄，风水相搏，表现以双目水肿为主；肾藏精位居于下焦，为水之舍，肾阳虚则下焦水湿停留而水肿。临床上以蛋白尿、低蛋白血症、高脂血症、水肿为主要表现。长期蛋白尿使精微物质进一步减少，又加重肾阴不足，因此肾病综合征的本质为阳本不足，阴亦无余，阳虚及阴，精微物质丢失及机体各脏腑失去津液濡润，导致体内阳气更虚，由阴虚及阳。若迁延日久，必然会导致阴阳俱虚。水湿是其病理表现，是机体内阳气衰微的结果。水湿之邪，浸渍肌肤，壅滞不行，以致肢体浮肿不退；水湿内聚，三焦决渎失司，脾为湿困，阳气不舒，晨起恶心、上腹部受凉后胀满；阳不化气，则水湿不行，故小便短少；舌淡、苔白滑，均是脾肾阳虚、水湿内聚之证。因此本病应辨证为脾肾阳虚、水湿内停证。

（2）阳水迁延不愈，反复发作，正气渐衰，损伤脾肾，可转为阴水。一般而言，阳水易消，阴水难治，水肿后期，肾阳衰败，气化不行，浊毒内闭，可发展为关格。

（3）下一步治疗：结合患者甲状腺视诊饱满，恶寒，不排除甲状腺功能改变。因甲状腺激素在血液中要与血浆蛋白结合，对于肾病综合征患者来说，大量的血浆蛋白经过受损的滤过膜屏障漏出到尿液，排出体外，会导致继发性甲状腺功能减退，甲状腺功能减退会进一步加重肾病，因此需进一步查甲状腺及颈部淋巴结彩超、甲功五项。目前治疗上，辨证为脾肾阳虚证合理，但仍夹痰湿之邪。《黄帝内经》提出"开鬼门，洁净府，去菀陈莝"三条为基本治疗原则，又《金匮要略·水气病脉证并治第十五》中提出"诸有水者，腰以下肿，当利小便；腰以上肿，当发汗乃愈。"治疗上应分阴阳而治，阳水主要以发汗、利小便、宣肺健脾为主，阴水要温阳气、健脾益补心，兼利小便，总以扶助正气为治。早期临床可用荆防败毒散加减，后期健脾温阳、补肾固精。结合患者尿酸高、血脂高，临床上当以济生肾气丸合真武汤加减治疗。结合患者蛋白尿，同时可用金锁固精丸加减。后期若证实存在甲状腺功能减退，临床上可用麻黄附子细辛汤加鹿角、菟丝子、杜仲等。

第六章 气血津液疾病

第一节 缺铁性贫血

【缺铁性贫血1】

一、主管医师汇报病历

患者芦某，女，41岁，于2021年10月6日入住我科。

主诉：头晕、乏力间作4年，加重半个月。

现病史：患者诉4年前因劳累后出现头晕，困倦乏力，双下肢酸困，气短，未治疗。此后每因劳累头晕、乏力间断发作，全身皮肤渐进性发黄，就诊于银川市某医院行血常规检查未见异常，未进一步治疗。2021年8月21日患者于宁夏某医院体检时查血常规示血红蛋白82g/L（↓），建议患者定期复查，未予治疗。半月前患者因强直性脊柱炎于银川市某医院住院治疗，查血常规示血红蛋白浓度85g/L（↓），红细胞压积28.40%（↓），平均红细胞血红蛋白含量20.70pg（↓），平均红细胞血红蛋白浓度301.0g/L（↓），查血清铁4.30μmol/L（↓），铁蛋白7.89ng/mL（↓），遂诊断为缺铁性贫血（中度），予复方硫酸亚铁片50mg，1次/日，口服治疗，嘱患者半个月后复查血常规、血清铁、铁蛋白，以后每半个月复查1次。患者昨日就诊于宁夏某西医医院血液科，建议患者以后每周复查血常规，嘱其停服复方硫酸亚铁片，予多糖铁复合胶囊300mg，1次/日，口服以纠正贫血。今日患者为求进一步中医治疗，遂就诊于我院门诊，由门诊以"缺铁性贫血"收住入院。入院症见：疲乏无力，有时头昏，气短，双下肢酸困，偶有心慌、心悸，视物模糊，双眼干痒，眼前有蚊蝇飞过；口干咽干，偶有咽部发痒，咽痛，咽部有异物感，无咳嗽，无胸闷；情绪低落，怕冷，出汗较少；双肩部酸痛，腰背部疼痛，右侧明显，活动欠灵活，左上肢肘关节以下麻木，左下肢麻木，稍感疼痛，双足后跟部疼痛，晨起明显；纳食正常，无胃脘部胀满，无反酸；夜寐差，睡后易醒，多梦；二便正常，近期体重未见明显增减。

既往史：既往身体健康状况一般。高血压病史 5 年，血压最高 170/110mmHg，现口服中药汤剂治疗（具体方药不详），血压控制可；甲状腺功能减退症病史 5 年，现口服左甲状腺素钠片 25μg，1 次/日治疗；肾错构瘤、肾结石病史 4 年，甲状腺结节、肺结节病病史 1 年，间断口服中药汤剂治疗；宫颈囊肿、盆腔积液、乳房结节病史 1 个月余，未治疗；强直性脊柱炎病史 1 个月，现口服塞来昔布胶囊 200mg，1 次/日；维生素 D 缺乏症病史半个月，曾肌注维生素 D_2 15mg；骶管囊肿病史半个月，未治疗；否认冠心病、糖尿病脑血管疾病病史；否认肝炎、结核等传染病病史；否认手术史、外伤史及输血史；有庆大霉素、青霉素过敏史，否认其余药物及食物过敏史；预防接种史不详。

个人史：出生并居住于宁夏银川，否认食生鱼、生肉史，否认疫区接触史；否认地方病流行区居住史，否认传染病接触史；否认烟酒嗜好，否认药物嗜好；否认粉尘物质接触史；否认冶游史。

月经史：12 岁初潮，行经 5～6 天，周期 26～28 天，末次月经时间是 2021 年 9 月 3 日，月经量中等，颜色正常，近 1 年月经周期紊乱，有时提前，有时延后，否认痛经史。

婚育史：30 岁结婚，育有 1 子 1 女，配偶及子女均体健。

家族史：父母亲健在，均患有高血压病，否认传染病病史。

望、闻、切诊：神志清楚，精神欠佳，两目少神，呼吸平稳，语言清晰，面色萎黄，肌肉不削，动作欠灵活，头颅圆整，发黑，耳郭色泽淡红，鼻色红黄隐隐，唇色淡，口唇随意开合，动作协调，齿龈淡红欠润泽，咽喉壁充血水肿，咽喉壁有 3 个小米粒样大小的疱疹，双侧扁桃体无肿大，颜色淡红，呼吸通畅，发音正常，食物下咽顺畅。舌象：舌质淡红，苔水滑。脉象：弦细。

体格检查：体温 36.0℃，心率 70 次/分，呼吸 17 次/分，血压 121/81mmHg。神志清晰，发育正常，营养一般，表情自如，自主体位，步态正常，精神欠佳，查体合作，对答切题。全身皮肤发黄，未见皮疹及出血点，无肝掌和蜘蛛痣。全身浅表淋巴结未扪及肿大，头颅无畸形，两侧瞳孔同圆等大，对光反应正常，眼球运动正常。鼻通畅，鼻唇沟对称，鼻中隔无偏曲，鼻翼无扇动，鼻窦区无压痛，无流脓涕和出血。两耳郭正常，外耳道无脓性分泌物，乳突区无压痛，两耳听力粗测正常。唇色淡，牙龈无肿胀，无溢脓及色素沉着，口腔黏膜无溃疡，咽喉充血水肿，咽喉壁有3个小米粒样大小疱疹，双侧扁桃体无肿大，颜色淡红，悬雍垂居中。颈部僵硬，颈静脉不充盈，气管居中，颈前视诊饱满，双侧甲状腺触诊光滑。乳房两侧对称，胸廓无畸形，呼吸运动两侧对称，双侧语颤正常，呼吸节律规整，两肺叩诊呈清音，呼吸音可，两肺可闻及少许痰鸣音。心尖搏动位于左侧第五肋间左锁骨中线内0.5cm，心尖部无震颤，无摩擦感，心脏浊音界无扩大，心率70次/分，心律齐，心音低，各瓣膜听诊区未闻及病理性杂音。腹无膨隆，未见腹壁静脉曲张及蠕动波；腹壁柔软，无肌紧张，无压痛及反跳痛，肝脾肋下未触及，无液波震颤，未触及包块。肝脾区均无叩击痛，无移动性浊音，双肾区无叩击痛。肠鸣音正常，5次/分，未闻及血管杂音。肛门及外生殖器未查。脊柱及四肢无畸形，活动欠自如，关节无红肿，双下肢无可凹陷性水肿，无杵状指（趾）。生理反射存在，病理反射未引出。

辅助检查：（2021－08－21，宁夏某医院）腹部彩超示右肾稍强回声结节，考虑错构瘤；子宫附件彩超示宫颈囊肿，双侧附件区囊性结构，盆腔积液；乳腺彩超示左侧乳腺结节；甲状腺及颈部淋巴结彩超示甲状腺左侧叶结节。（2021－09－19，宁夏某医院）查血常规示血红蛋白浓度85g/L（↓），红细胞压积28.40%（↓），平均红细胞血红蛋白含量0.70pg（↓），平均红细胞血红蛋白浓度301.0g/L（↓）；查血清铁4.30μmol/L（↓），铁蛋白7.89ng/mL（↓）。我院查心电图示正常心电图；血常规示血红蛋白浓度85g/L（↓），红细胞压积28.70%（↓），平均红细胞体积71.6fL，平均红细胞血红蛋白含量21.30pg（↓），平均红细胞血红蛋白浓度297g/L（↓），血小板计数373×10⁹/L（↑）；血糖、肝功、肾功未见异常；尿常规示抗坏血酸（+++）；便常规未见异常。

中医诊断：虚劳，气血两虚证。

西医诊断：①缺铁性贫血；②甲状腺功能减退症；③甲状腺结节；④强直性脊柱炎；⑤高血压病3级（极高危）；⑥肾错构瘤；⑦肾结石；⑧乳房结节；⑨维生素D缺乏症；⑩宫颈囊肿；⑪盆腔积液；⑫肺结节

病；⑬骶管囊肿。

诊疗计划：中医治疗。予中医特色疗法耳针（左耳，取穴：心、肝、肺、脾、肾、降压点、神门、内分泌、三焦、激素点、胃、扁桃体）以调节脏腑功能；患者头晕，乏力、气短，予穴位贴敷疗法（取穴：双血海穴、双肺俞穴、中脘穴、上脘穴、下脘穴、气海穴、双脾俞穴、双肾俞穴、膻中穴、建里穴、双足三里穴、双血海穴、双三阴交）；予艾灸双侧足三里穴以益气健脾；患者双下肢酸困，怕冷，乏力明显，予后背部两侧膀胱经拔罐（共9罐）治疗，中药热奄包治疗（取穴：神阙穴、双足三里穴）以温阳散寒通络；患者腰背部疼痛，活动欠灵活，予中药硬膏热贴敷治疗以疏经通络止痛；先期予中药汤剂治以疏风散寒、宣肺止咳为主，兼以益气健脾、养血复脉。西医治疗。入院时患者咽喉充血水肿，咽喉壁有3个小米粒样大小疱疹，考虑病毒感染，予5%葡萄糖注射液250mL＋维生素C注射液2.0g＋维生素B_6注射液0.2g，静滴，1次/日，以稳定机体内环境；入院第4天，患者乏力、气短，因黄芪注射液对骨髓和造血功能具有保护作用，予5%葡萄糖注射液250mL＋黄芪注射液20mL，静滴，1次/日，以益气养元。

现为入院第4天，口干、咽干稍缓解，无咽痒、咽痛，咽部有异物感，余症状未改善。

二、临床需要解决的问题

1. 引起患者贫血的原因是什么？

2. 硫酸亚铁与多糖铁复合胶囊有什么区别？哪种适合该患者？

3. 一般补充铁剂2周后血红蛋白浓度会升高，该患者补充铁剂13天，红蛋白浓度无上升趋势，是治疗时间不足还是由其他原因引起？

4. 该患者合并疾病较多，中医辨证为气血两虚证是否合适，应怎么治疗？

5. 如何对该患者进行营养宣传教育？服用铁剂的注意事项有哪些？

三、针对案例开展讨论

1. 患者贫血与甲状腺功能减退症有关。甲减患者的血清甲状腺素分泌不足，影响细胞合成，造血功能下降；强直性脊柱炎是慢性消耗性疾病，影响铁地转运；肺结节病对全身多个系统包括代谢有影响。

2. 硫酸亚铁与多糖铁复合胶囊的区别：①硫酸亚铁为无机铁，多糖铁复合胶囊为有机铁；②硫酸亚铁含铁少，多糖铁复合胶囊含铁多，是一种铁元素含量高达46%的低分子量多糖铁复合物；③硫酸亚铁不易在胃肠道被吸收，多糖铁复合胶囊以分子形式易在胃肠道被吸收；④硫酸亚铁引起的胃肠反应大，多糖铁复合胶囊以引起的胃肠反应小。

综上，该患者适合口服多糖铁复合胶囊。

3. 血红蛋白浓度无上升趋势不是由缺铁引起的。补充铁剂2周后血红蛋白浓度未升高的原因如下：①患者既往有维生素 D 缺乏症，抑制铁吸收。②甲减患者铁蛋白吸收、转运会延迟。③强直性脊柱炎、盆腔积液为慢性炎症，会导致铁代谢出现异常。

4. 虚劳是由多种原因引起的以脏腑功能衰退、气血阴阳亏损、日久不复为主要病机的一种慢性病。结合患者目前表现辨病为虚劳我认为是合理的。患者疲乏无力，气短，是气虚的表现；劳则耗气，故劳累后加重；气虚日久及阳，故见情绪低落，怕冷；患者有时头昏，偶有心慌、心悸、视物模糊，是血虚的表现。故患者应辨证为气血两虚证。

5. 营养宣传教育：养成良好的饮食习惯，比如定时定量，细嚼慢咽，避免挑食、偏食、进食过快。给予含铁丰富的食物，如瘦肉、动物肝脏、蛋黄，以及深色的食物，如海带、木耳、香菇等。服用铁剂的注意事项：服用铁剂时，从小剂量开始，逐渐增量，并在餐中或餐后服用，以减轻对胃肠道的刺激。与维生素 C 等酸类饮食（新鲜蔬菜、水果，特别是橘子、橙子、猕猴桃）同食可促进铁吸收；避免与茶、奶、咖啡同服，以免影响铁吸收；口服液体铁时需用吸管，以免舌头及牙齿变黑。

四、刘敬霞主任医师临证讲解

1. 纠正病历书写中的问题

（1）病程记录中"全身皮肤渐进性发黄"应写为"皮肤逐渐萎黄"，"昨日"应写具体日期：10月5日；切诊中脉象应为沉弱。

（2）患者有乳房结节，查体中视诊、触诊要具体描述为乳房两侧对称，左乳外下象限约4点钟压痛阳性，未触及肿块；描述强直性脊柱炎患者脊柱有无变形、压痛；患者有附件囊肿，下腹部有无压痛要写清楚。

2. 问题分析和讲解

（1）甲减患者甲状腺激素分泌减少的原因：一方面，骨髓造血功能受抑制，体内循环红细胞总量减少；另一方面，组织代谢率降低，Fe^{2+}转化成Fe^{3+}的过程效率低下。塞来昔布为非甾体类消炎药，一方面，服用会影响骨髓造血功能，骨髓造的红细胞偏小、偏幼，网织红细胞在血液中增多；另一方面，口服非甾体抗炎药会损伤胃黏膜，影响铁吸收。

（2）中医学认为硫酸亚铁性偏热，过于辛燥易灼伤胃阴；多糖铁复合胶囊比较柔和。该患者患有甲减，情绪低落，怕冷，应用多糖铁复合胶囊。

（3）补充铁剂2周后血红蛋白浓度未升高的原因补充如下：①宫颈囊肿，用多糖铁复合胶囊不适合。②口服塞来昔胶囊：空肠对铁转运障碍。

（4）李中梓在《医宗必读》中强调了脾肾在虚劳发病和治疗中的重要性。患者平素怕冷，出汗较少，结合舌淡红，苔水滑，脉沉弱，四诊合参，应辨证为脾肾阳虚证，阳气不足，气的温煦、推动作用减慢，不能使Fe^{2+}转化成Fe^{3+}。治疗原则：补肾益髓，以右归丸合三甲复脉汤加减治疗。常用中药：杜仲、菟丝子、胡芦巴、续断、山茱萸、醋龟甲、鹿角胶、醋鳖甲、生地黄炭、麦冬、桂枝、炙甘草、阿胶。

（5）适量增加瘦肉、禽、鱼、动物肝脏摄入，增加蔬菜和水果摄入，服中药期间不宜饮用浓茶、咖啡。

【缺铁性贫血2】

一、主管医师汇报病历

患者夏某，女，49岁，于2021年11月29日入住我科。

主诉：头晕、乏力反复发作2年余，加重1个月。

现病史：患者2年前无明显诱因出现头昏、头晕，乏力，稍有胸闷气短，无明显心慌、心悸，遂就诊于当地医院查血常规提示血红蛋白112g/L，患者未予重视，亦未治疗。2021年3月2日患者复查血常规提示血红蛋白103g/L，口服硫酸亚铁口服液半个月后自行停药。2021年7月26日患者再次复查血常规提示血红蛋白94g/L，血清铁3.03μmol/L。近1个月患者乏力逐渐加重，头晕，头昏，胸闷、气短，今为求进一步中医治疗，遂就诊于我院门诊，由门诊以"缺铁性贫血"收住入院。入院症见：患者头晕，头昏，乏力明显，胸闷、气短，偶有心慌、心悸，劳累后明显，无心前区疼痛；无咽干、咽痒，咽部异物感明显，无进食困难；偶有反酸、烧心，胃部胀满不适时作，无恶心、呕吐；颈部僵硬疼痛，伴左上肢麻木，肘关节、膝关节、双足跟疼痛明显；汗出偏少，手心发热，平素急躁易怒；纳食可，睡眠一般，噩梦连连，二便调。近期体重未见明显增减。

既往史：既往身体健康状况一般。窦性心动过缓病史8个月余，未行治疗；子宫肌瘤、宫颈囊肿病史8个月余，未行治疗；腰椎退行性病变病史4个月余，曾行针刺治疗；HPV感染病史1个月余，未行治疗；否认冠心病、高血压、糖尿病病史；否认肝炎、结核等传染病病史；20年前因乳腺纤维瘤于当地医院行手术治疗；否认输血史，否认外伤史；否认药物、食物过敏史；预防接种史不详。

个人史：出生并久居于宁夏青铜峡，否认食生鱼史，否认疫区接触史，否认传染病接触史；否认烟酒嗜好，否认药物嗜好；否认粉尘物质接触史；否认冶游史。

月经史：12岁初潮，行经5~7天，周期28~30天，末次月经2021年11月15日，月经量少，颜色暗红。白带量多，色正常，无异味。

婚育史：22岁结婚，生有1子，配偶及其子均体健。

家族史：父母均健在，否认患遗传病、传染病和同类疾病史。

望、闻、切诊：神志清楚，两目有神，呼吸平稳，语言清晰，面色红润，肌肉不削，动作自如，反应灵敏，头颅圆整，发黑稠密润泽，耳郭色泽红润，鼻色红黄隐隐，含蓄明润，唇色红，口唇随意开合，动作协调，牙齿洁白润泽而坚固，齿龈淡红而润泽，咽喉充血水肿，扁桃体无肿大，呼吸通畅，发音正常，食物下咽顺利无阻。舌象：舌淡，苔白。脉象：脉弦滑。

体格检查：体温36.6℃，心率56次/分，呼吸16次/分，血压104/48mmHg。精神可，发育正常，营养一般，自主体位，查体合作，形体正常。皮肤弹性可，全身皮肤黏膜无黄染、皮疹及出血点，无肝掌、蜘蛛痣。全身浅表淋巴结未触及。头颅五官无畸形，双眼睑无浮肿、下垂，无眼球突出、内陷或斜视，结膜正常，双瞳孔等大同圆，对光反射正常。双外耳道通畅，无异常分泌物，乳突区无压痛，粗查双耳听力正常。鼻腔通畅，无异常分泌物、出血，各鼻窦区无压痛。口腔黏膜无出血点、溃疡。伸舌无偏斜，齿龈无红肿、溃疡。唇色暗红，咽部红肿、充血，双侧扁桃体无肿大，咽反射正常，伸舌居中。颈软对称，无颈静脉怒张、无异常搏动，甲状腺正常，气管居中。左乳外下象限可见一长约5cm陈旧性手术瘢痕，愈合良好，胸廓无畸形。双肺触诊语颤对等，无胸膜摩擦感；双肺呼吸音清，双肺未闻及干、湿性啰音。语音传导两侧对称。心前区无隆起，未触及震颤，心浊音界无扩大，心率56次/分，律齐，心音正常，各瓣膜听诊区未闻及杂音，无心包摩擦音。腹部平坦，无腹壁静脉曲张，腹部柔软，未触及包块，无压痛，全腹无反跳痛，肝脾肋下未触及，胆囊未触及、Murphy征阴性，肝区、肾区无叩击痛，移动性浊音阴性，肠鸣音正常，4次/分，无血管杂音。外生殖器、肛门未查。脊柱生理曲度存在，无侧弯，无压痛。生理反射存在，病理反射未引出。

辅助检查：（2021-07-26，当地医院）血常规示血红蛋白94g/L，血清铁3.03μmol/L。本院辅助检查血常规示中性粒细胞百分比48.3%，嗜酸性粒细胞百分比11.9%，平均红细胞血红蛋白含量25.3pg，平均红细胞血红蛋白浓度307g/L，红细胞分布宽度变异系数17.3%，红细胞分布宽度标准差59.9f/L，血小板计数402×10⁹/L，红细胞压积0.325%；肾功示肌酐97.1μmol/L，α1球蛋白35.4g/L；尿常规有沉淀物；血糖、便常规未见异常；心电图示窦性心动过缓，心率53次/分，电轴显著左偏；腹部彩超示肝、门静脉、胰、脾、双肾未见明显异常。

中医诊断：虚劳，气血两虚证。

西医诊断：①缺铁性贫血；②心律失常；③宫颈囊肿；④子宫肌瘤；⑤HPV感染；⑥腰椎退行性病变；⑦病毒性咽炎。

诊疗计划：①中医治疗。予中医特色疗法耳针（取穴：心、肝、肺、脾、肾、胆、神门、内分泌、三焦、激素点、扁桃体、扁桃体1）以调节脏腑功能；患者偶有反酸烧心，胃部胀满不适时作，予关元穴艾灸以温中和胃；患者头晕头昏、乏力，予中药穴位贴敷疗法（取穴：双血海穴、双肺俞穴、中脘穴、上脘穴、天突穴、双脾俞穴、双肾俞穴、膻中穴、上脘穴、建里穴、双尺泽穴、双足三里穴）以益气养血、补肾生髓。②西医治疗。患者乏力明显，予5%葡萄糖注射液250mL＋维生素C注射液2.0g＋维生素B$_6$注射液0.2g，1次/日，静滴，以营养支持治疗。

二、临床需要解决的问题

1. 目前中医辨证为气血两虚证，结合患者症状、体征及舌脉，考虑辨证是否准确？

2. 患者既往有窦性心动过缓病史，此次入院查心电图示窦性心动过缓，心率53次/分，电轴显著左偏，考虑是否与缺铁性贫血相关？

3. 患者查经阴道彩超提示子宫前壁见1.9cm×1.6cm、1.7cm×1.3cm肌瘤，宫颈囊肿，较大1.0cm×1.0cm，HPV测定阳性，从中医学角度考虑，患者发生贫血的病因为何？与子宫肌瘤、宫颈囊肿之间是否有关联？

4. 研究表明全球70%的宫颈癌和50%的宫颈上皮内瘤变患者体内都携带有HPV，HPV感染者有一定的癌症风险，中医学应如何治疗？

5. 患者全身多关节疼痛，考虑是否与缺铁性贫血相关？

6. 针对贫血可以采取哪些有效的中医外治方法？

7. 缺铁性贫血患者日常饮食应如何注意？

三、针对案例开展讨论

1. 通过查房分析，应辨证为气血两虚夹有瘀血，且患者既往有HPV感染病史，考虑还存在湿热下注，但患者目前乏力、头晕症状较明显，综合考虑应为气血两虚夹有瘀血证。

2. ①一般情况下贫血患者血红蛋白减少，携氧能力降低，会出现心率加快以代偿机体所需血氧量，因此短期贫血患者会出现心率加快现象，长期贫血造成心脏传导阻滞，继而出现窦性心动过缓、心室重构，导致电轴左偏。建议行24小时心电图检查以动态观察，明确病情。②检查患者甲状腺功能是否正常，明确是否是甲状腺功能减退引起的心动过缓。

3. 缺铁性贫血病因：①铁摄入不足。饮食中铁含量不足；胃溃疡、十二指肠溃疡等胃肠道疾病导致铁吸收障碍。②铁丢失过多。如女性月经量过多、痔疮等慢性失血。根据病历汇报情况，该患者月经量少，不存在肌瘤或囊肿导致失血过多，因此考虑该病与其没有密切关系。

4. 从中医学讲,HPV 感染主要表现为湿热下注,而湿热下注又可分为湿毒下注和湿热毒蕴。湿毒下注者主要治以利湿化浊、清热解毒,可用萆薢化毒汤,加马齿苋、土茯苓、大青叶。湿热毒蕴者治以清热解毒、化浊利湿,可用黄连解毒汤,加苦参、草薢、土茯苓、大青叶、马齿苋。临床中多用蛇床子、地肤子、土茯苓、百部、乌梅、炒苍术以化湿邪,本案可在治疗贫血时配伍抗 HPV 感染。

5. ①西医学中,贫血症状不包括关节疼痛,应继续询问患者生活、工作环境是否寒凉潮湿。该患者是一名理发师,有一定因素影响,可进一步行风湿免疫学检查以明确诊断。②关节疼痛属于中医学"痹病"范畴。痹病又可分为虚证与实证,实证主要包括风邪、寒邪、湿邪、热邪、痰湿及瘀血;虚证主要包括气血亏虚及阳虚等。考虑患者病程日久,气血亏虚,不能濡养经脉,不荣则痛,故出现多关节疼痛。

6. ①从血虚角度出发:可选用膈俞穴,其为八会穴中血会;脾腧穴,《灵枢·决气》云:"中焦受气,取汁变化而赤,是谓血。"中焦脾胃运化五谷生成血液。②肝血不足,肝主筋,临床可选用承山穴、三阴交穴、阳陵泉穴以舒肝养血。③隔姜灸大椎穴、足三里穴以益气温阳。

7. ①饮食注意蛋白质摄入量,以各种瘦肉,如鱼肉、牛肉等为主;多食含铁量高的食物,如动物内脏、鸭血等;多食新鲜水果、蔬菜,如猕猴桃;饮食摄入注意荤素搭配,营养均衡;少食咖啡、浓茶等避免影响铁剂吸收。②食疗小妙招:取蛋黄 2 枚搅碎,加少量食用盐,用开水冲服,早晚两次。

四、刘敬霞主任医师临证讲解

1. 纠正病历书写中的问题

(1)望、闻、切诊中患者"面色红润"描述错误,应为"面色潮红";"唇色红"描述错误,应为"口唇颜色暗红"。症状体征描述准确才能辨证准确。

(2)汇报缺铁性贫血患者病历必须汇报红细胞计数。

(3)汇报病历时应指出异常数值偏高或偏低,有利于判断分析病情。

(4)病历书写中出现"噩梦连连",应注意医疗文书书写中不可出现形容词,可描述为"多梦,多为噩梦"。

2. 问题分析和讲解

（1）缺铁性贫血在中医学上诊断为虚劳是成立的，患者长期血虚必伴随阴虚，久病入络，血虚日久成瘀，同时还有多关节疼痛，考虑为阴阳两虚夹有瘀血，该患者为阳虚于下，阴虚于上，湿浊凝于下而虚火聚于上，因此患者上有面色潮红，下有 HPV 感染，治疗可于髂前上棘（骨髓穿刺部位）处予中药硬膏外敷加口服右归丸加减，以温下之阳气，清上之虚火，阴阳相接，达到阴平阳秘。

（2）该患者辅助检查提示血液中铁含量偏低。导致缺铁的原因首先是营养不良，铁摄入不足；其次是出血过多导致铁丢失过多；最后是铁转运异常。该患者是理发师，常接触染发剂等有毒化学物品，考虑可能会影响铁转运，工作时应加强防护暴露部位，如戴手套、口罩、帽子等。

（3）该患者贫血与子宫肌瘤、宫颈囊肿及 HPV 感染关系不密切，但根据中医辨证论治原则考虑，二者之间具有相关性。患者辨证气血两虚，同时也存在阳虚，阳虚则寒湿聚于下焦，一是易生癥瘕，二是易形成痰湿环境，在该环境中邪气易于停留，人乳头瘤状病毒也易于滋生，使湿浊化毒。治疗以纠正贫血为先，在贫血得到改善的基础上再治疗其他疾病。

（4）患者久病伤及气血，治疗不及时可由气及阳，由血及阴，最终形成阴阳两虚，肾主骨生髓力量减弱，故而出现贫血。治疗当温肾阳、补肾阴，尤以温补肾阳为主。若患者一侧关节疼痛，则多考虑与劳作相关；若关节疼痛部位对称，则考虑与全身营养状况相关。大关节没有丰富血液供应则易疲劳、疼痛，可用补肝肾、强筋骨药物，如巴戟天、狗脊、木瓜、蚕沙、桑寄生、续断、杜仲、菟丝子、胡芦巴等。该类药物既能温补肾阳又可化湿浊，又能解决贫血问题，还能解决关节疼痛问题，以及 HPV 感染问题，可谓是一石五鸟的效果。

第二节　糖尿病伴有并发症

一、主管医师汇报病历

患者时某，男，37 岁，于 2022 年 4 月 29 日入住我科。

主诉：口渴、多饮、多尿 8 年，加重 1 周。

现病史：患者诉 8 年前无明显诱因出现口干、口渴，饮水量多，小便频，就诊于吴忠市某医院，测空腹血糖 12mmol/L，餐后 2 小时血糖 30mmol/L，遂诊断为糖尿病，予胰岛素皮下注射治疗（具体不详），治疗后自测空腹血糖 5～7mmol/L，餐后 2 小时血糖 7.0～16.0mmol/L。2017 年患者就诊于宁夏某医院住院治疗后予以皮下注射重组甘精胰岛素 18U（睡前）、门冬胰岛素 6U（三餐前），并口服甲钴胺片 500μg/次，3 次/日，营养神经，嘱其根据监测血糖情况调整胰岛素剂量，此后血糖控制情况不详。2019 年 5 月患者再次就诊于宁夏某医院住院，监测血糖后调整降糖方案为皮下注射门冬胰岛素注射液 8U（三餐前）、重组甘精胰岛素 20U（睡前），口干、多饮、多尿等症状缓解。2021 年患者自测血糖后调整为重组甘精胰岛素 20U（睡前），门冬胰岛素早餐前 8U、午餐前 12U、晚餐前 12U，以控制血糖，后自测空腹血糖 4.3～11mmol/L，餐后 2 小时血糖 3.3～15mmol/L。1 周前患者因饮食不节后感口渴、多饮、多尿症状较前加重，今日为求进一步中医治疗，就诊于我院门诊，由门诊以"糖尿病伴有并发症"收住。入院症见：患者口干多饮，小便频，夜尿 1～2 次，双眼干涩，无视物模糊，双手、双下肢皮肤瘙痒，双手足偏凉；无明显心慌心悸，出汗较多；无咳嗽，咽干，无咽痒咽痛，咽部异物感；颈部僵硬、疼痛，左上肢疼痛；纳食可，睡眠差，入睡明显困难；大便不成形，近期体重未见明显增减。

既往史：平素体质一般。颈椎病病史 6 年，曾行针刺、按摩治疗；否认冠心病、高血压病史；2013 年因肺结核于吴忠市某医院住院口服抗结核药治疗，已治愈；否认有肝炎、伤寒、麻疹、猩红热、血吸虫、疟疾、登革热、莱姆病、SARS 等疾病及接触史；2001 年因急性阑尾炎于吴忠市某医院行阑尾切除术；曾因胃穿孔行手术治疗，具体不详；否认外伤史及输血史；否认药物、食物过敏史；预防接种史不详。

个人史：出生于宁夏吴忠，并久居于此，否认食生鱼、生肉史，否认地方病流行区居住史，否认传染病接触史；吸烟史 10 年，平均 2～3 支/天，饮酒史 10 年，否认药物嗜好；否认粉尘物质接触史，否认冶游史。

婚育史：36 岁结婚，未育子女，配偶体健。

家族史：父母亲健在，否认患遗传病、传染病和同类疾病史。

望、闻、切诊：神志清楚，两目少神，呼吸平稳，语言清晰，面色暗，肌肉不削，反应灵活，头颅圆整，发黑，耳郭色泽欠红润，鼻头色暗，口唇暗红，牙齿色白润泽，齿龈淡红而润泽，咽喉充血、水肿，咽喉壁可见散在针尖样疱疹，双侧扁桃体无肿大，呼吸畅通，发音正常，食物下咽顺畅。舌象：舌红，苔白，少津。脉象：脉弦细。

体格检查：体温 36.0℃，心率 75 次/分，呼吸 18 次/分，血压 110/77mmHg。全身皮肤黏膜无黄染，未见皮疹及出血点，无肝掌和蜘蛛痣。全身浅表淋巴结未扪及肿大，头颅无畸形，两侧瞳孔同圆等大，对光反应正常，眼球运动正常。唇暗红，咽喉充血、水肿，咽喉壁可见散在针尖样疱疹，双侧扁桃体无肿大，悬雍垂居中。气管居中，颈前视诊饱满，双侧甲状腺触诊光滑。两肺叩诊呈清音，呼吸音低，两肺可闻及痰鸣音。心尖搏动位于左侧第五肋间左锁骨中线内 0.5cm，心尖部无震颤，无摩擦感，心脏浊音界无扩大，心率 75 次/分，心律齐，心音有力，各瓣膜听诊区未闻及病理性杂音。腹无膨隆，未见腹壁静脉曲张及蠕动波；剑突下可见一长约 5cm 的纵行手术疤痕，右下腹可见一长约 3cm 的斜行手术疤痕，局部愈合可，无渗出；腹壁柔软，无肌紧张，无压痛及反跳痛，肝脾肋下未触及，无液波震颤，未触及包块。肝脾区均无叩击痛，无移动性浊音，双肾区无叩击痛。肠鸣音正常，5 次/分，未闻及血管杂音。脊柱及四肢无畸形，活动自如，关节无红肿，双下肢无可凹陷性水肿，无杵状指（趾）。

辅助检查：血常规示嗜酸性粒细胞百分比 5.8%（↑），红细胞体积 100.7fL（↑），平均红细胞血红蛋白含量 34.1pg（↑）；血糖 13.13mmol/L；肝功、肾功未见异常；糖化血红蛋白 8.3%（↑）；心电图示正常窦性心律，T 波改变（低平）；尿常规示葡萄糖（+++）；便常规未见异常；腹部彩超示肝、门静脉、胆、胰、脾、双肾未见明显异常；甲功五项未见异常；甲状腺及颈部淋巴结彩超示双侧甲状腺未见异常，甲状腺上动脉血流参数未见异常；心脏彩超示静息状态下，心脏结构及心功能测定正常，EF69%，FS（左心室短轴缩短率）39%，三尖瓣、肺动脉瓣微量反流；监测空腹血糖（自测）11.9 ~ 16.4mmol/L，早餐后 2 小时血糖 11.7 ~ 15.6mmol/L，午餐前 4.8 ~ 22.1mmol/L，午餐后 2 小时血糖（自测）5.3 ~ 12.6mmol/L。

中医诊断：消渴病，气阴两虚证。

西医诊断：①糖尿病伴有并发症；②睡眠障碍；③病毒性咽炎；④颈

椎病；⑤阑尾术后；⑥陈旧性肺结核。

诊疗方案：①中医治疗。予耳针以调节脏腑功能；予穴位贴敷（取穴：双期门穴、双章门穴、双足三里穴、双脾俞穴、双肾俞穴、双涌泉穴、双天枢穴、双丰隆穴、双大包穴、上脘穴、中脘穴、下脘穴、建里穴）、中药热奄包治疗降浊通络以控制血糖；患者大便不成形，予神阙穴艾灸治疗以温胃健脾；患者颈部僵硬、疼痛，左上肢疼痛，予普通针刺治疗以疏经通络止痛，取穴：大椎穴、双天宗穴、双颈夹脊5~7穴、双肩井穴、右肩髎穴、右肩髃穴、右曲池穴、右外关穴、双合谷穴；患者双眼干涩、双手足偏凉，予普通针刺治疗以温经通络，取穴：双太阳穴、双阳白穴、双足三里穴、双阳陵泉穴；予中药汤剂治以益气滋阴、祛风通络、养血安神为主。②西医治疗。患者咽喉充血、水肿，考虑病毒感染，予0.9%氯化钠注射液250mL＋维生素C注射液2.0g＋维生素 B_6 注射液0.2g，静滴，1次/日，以稳定机体内环境；疾病恢复期，因黄芪具有促进胰岛 β 细胞分泌胰岛素的作用，故予0.9%氯化钠注射液250mL＋黄芪注射液20mL，静滴，1次/日，以益气养元。

入院第7天病情：口干，无多饮，小便稍频，双眼干涩，双下肢皮肤瘙痒，双手皮肤无瘙痒，双手足偏凉稍缓解；无心慌心悸，出汗可；无咳嗽，无咽干，无咽痒咽痛，咽部无明显异物感；颈部僵硬、疼痛明显减轻，左上肢无疼痛；纳食可，夜寐改善，无明显入睡困难；大便不成形。

二、临床需要解决的问题

1. 本案辨证为气阴两虚证是否合适？依据是什么？
2. 该患者诊断为糖尿病分型未定，考虑是哪一型？
3. 目前患者血糖控制不佳，尤其空腹血糖偏高，下一步应如何治疗？
4. 皮下注射胰岛素的注意事项有哪些？

三、针对案例开展讨论

1. 消渴的基本病机是阴虚燥热。患者病程长，迁延日久，阴损及阳，表现为脾阳虚之候，结合患者双手足偏凉、大便不成形等临床表现，以及舌红、苔白、少津、脉弦细，应辨证为气阴两虚兼脾阳虚。

2. 糖尿病分两型：1型，胰岛 β 细胞破坏，导致胰岛素绝对缺乏。2

型，以胰岛素抵抗为主伴胰岛素进行性分泌不足，主要根据临床特点和发展过程，结合胰岛 β 细胞自身抗体和 β 细胞功能检查结果进行分型。

3. 目前患者皮下注射胰岛素剂量较大，不能排除胰岛素抵抗，所以暂时不用增加胰岛素剂量，可以考虑使用胰岛素增敏剂以促进胰岛素吸收。中医治疗根据辨证，以阴阳双补为主，因脾主运化，可加用温阳药物以促进运化，如附子、干姜、细辛、肉桂等。

4. ①消毒：清洁双手，减少感染。②检查胰岛素注射笔：类型、有效期及笔芯里数量。③注射之前排空针头里面的气体，遵医嘱调剂量。④选择部位：上臂外侧、腹部、大腿外侧、臀部，不能长时间注射 1 个部位，需要轮换部位，有利于胰岛素吸收，减少疼痛，避免产生皮下硬结。⑤注射点消毒，用 75% 酒精以注射点为中心向四周圆形消毒皮肤，直径约 5cm 左右，不重复擦拭，以减少污染。⑥注射时针头应与皮肤垂直，快速进针、拔针，推药慢，推药后停留 10 秒以上，防止漏液。⑦注射后 20 分钟内进食。⑧需要定期监测血糖，以随时调整剂量。

四、刘敬霞主任医师临证讲解

1. 纠正病历书写中的问题

（1）在现病史中补充既往有无低血糖反应，有无昏迷；糖尿病患者的血糖 <5.1mmol/L 时要引起重视，<3.9mmol/L 时易发生昏迷，正常人的血糖 <2.6mmol/L 时易发生低血糖。该患者诉既往血糖 <3.5mmol/L 时出现手抖。

（2）患者有周围神经病变，查体中要描述四肢的视、触、叩诊检查。视诊：下肢肌肉瘦削，皮肤色暗；触诊：左侧皮温高；叩诊：双侧无叩击痛。

2. 问题分析和讲解

（1）该患者发病时上、中消表现明显，下消表现不明显。患者先有肺结核病史，肺燥津伤，根据金水相生，母病及子，由肺及肾，伤及于肾；中消是胃阴亏虚，由胃及脾；加之该患者末梢神经传导功能减低，故脾肾阳虚，脾虚者容易在进食寒凉或辛辣食物后出现腹泻，对辛辣、寒凉食物敏感，故辨证为阴阳两虚证。

（2）1 型糖尿病：①C 肽释放试验，曲线低平；②停胰岛素 24 小时内酮症酸中毒。2型糖尿病：①C肽释放试验，释放延迟或呈低水平。②停胰岛素72小时之后发生酮症酸中毒。询问患者得知其既往停胰岛素第5天时出现酮症酸中毒的表现，故应为2型糖尿病。

（3）影响血糖的因素：①饮食。②肝糖原和肌糖原分解。③糖异生，脂肪、氨基酸的分解。从中医学角度看，脾阳虚，脾不运化，土虚木乘或木旺乘脾，肝糖原分解增加，糖进入血液中，引起血糖升高。长时间注射胰岛素产生胰岛素抵抗，对应中医学理论为中焦脾土运化不及，治疗应以健脾阳为主，脾运化增强能改善胰岛素抵抗，不用再加胰岛素剂量，可用胰岛素增敏剂。脾肾阳虚者对外来胰岛素不敏感，触摸该患者肚脐周围冰凉，对胰岛素会吸收不够，治疗时要温暖腹部。内外结合治疗增强疗效。外用灌肠治疗：桂附地黄汤加附子理中汤加减（肉桂3g，附子9g，熟地黄10g，山药10g，山茱萸10g，茯苓12g，泽泻9g，牡丹皮10g，干姜6g，巴戟天9g）。内治：《医学心悟》记载："治上消者，宜润其肺，兼清其胃。""治中消者，宜清其胃，兼滋其肾。""治下消者，宜滋其肾，兼补其肺。"该患者目前辨证为气阴两虚兼脾阳虚。治法：益气生津，益阳固摄。方药：右归丸加补中益气汤加减（杜仲10g，菟丝子10g，茯苓12g，盐泽泻9g，胡芦巴10g，山茱萸12g，五味子5g，黄芪90g，党参20g，白术10g，仙鹤草12g，金樱子肉10g，芡实10g）。

（4）储藏胰岛素：注意不能放到冰箱后壁附近。

第三节　血小板减少症

一、主管医师汇报病历

患者苏某，女，58岁，于2022年8月9日入住我科。

主诉：乏力时作2年，加重半个月余。

现病史：患者于2年无明显诱因出现全身乏力、皮肤破损后不易愈合，鼻腔出血，患者未予以重视，亦未治疗。2021年1月患者因子宫肌瘤于当地某医院行宫腔镜手术时检查发现血小板减少，自行于网上就诊北京某医院，给予中药汤剂对症治疗，复查血小板波动在（20~60）×10^9/L。半个月前患者因劳累、受凉后感乏力较前加重，气短、心慌、头昏、头晕。

2022年8月5日患者于当地某医院复查血小板35×10^9/L，遂就诊于我院门诊，给予中药汤剂治疗，症状未见明显改善，今日为求进一步中医治疗，再次就诊于我院门诊，门诊拟以"血小板减少症"收住入院。入院症见：患者全身疲乏无力，气短，心慌，心悸，活动后乏力、气短加重，头晕，头昏，视物模糊，无头痛，咳嗽、咳痰，咳黄白色黏痰，不易咳出，汗多，手足心热，无牙龈、鼻腔出血，无呕血、便血；纳可，胃胀，无反酸烧心，睡眠欠佳，烦躁不安，不易入睡，易醒，二便可，近期体重未见明显增减。

既往史：胆囊结石病史10余年，间断口服消炎利胆片治疗；否认高血压、糖尿病、冠心病等慢性病史；否认肝炎、结核、伤寒、麻疹、SARS等疾病及接触史；2020年因外伤致右手第三指指骨骨折，行石膏固定术，现已愈合；2021年行子宫肌瘤摘除术；否认输血史；否认食物、药物过敏史，预防接种史不详。

个人史：出生于宁夏同心县，现居于宁夏吴忠，否认疫区及外来人员接触史，否认疫区居住史及旅游史；否认烟、酒嗜好；否认工业毒物、粉尘、放射性物质接触史；否认冶游史。

月经史：13岁初潮，行经3~5天，周期28~30天，47岁绝经，既往月经量适中，色暗红，无血块，无痛经史。

婚育史：18岁结婚，生育2子1女，配偶及子女均体健。

家族史：父母体健，否认家族中患遗传病及传染病。

望、闻、切诊：神志清楚，两目少神，呼吸略短促，语言清晰，面色暗，无肌肉瘦削，动作迟缓，头颅圆整，发黑白相间，耳郭色泽欠红润，鼻色红黄隐隐，唇色暗红，口唇随意开合，动作协调，牙齿欠润泽，咽喉充血水肿，呼吸通畅，发音正常。舌象：舌红，舌苔白厚腻，边有齿痕。脉象：沉细弱。

体格检查：体温36.3℃，心率76次/分，呼吸18次/分，血压102/62mmHg。发育正常，营养正常，神志清楚，自主体位，表情自然，查体合作。无肝掌、蜘蛛痣。全身浅表淋巴结未触及。头颅五官无畸形，双眼睑无浮肿、下垂，无眼球突出、内陷或斜视，结膜无充血，巩膜无黄染，双瞳孔等大同圆，对光反射正常。双外耳道通畅，无异常分泌物，乳突区无压痛，粗查听力正常。鼻腔通畅，无异常分泌物、出血，各鼻窦区无压痛。唇色暗，口腔黏膜无出血点、溃疡。伸舌无偏斜，齿龈无红肿、溃疡。咽部黏膜充血，咽反射正常，双侧扁桃体Ⅱ度肿大，无脓性分泌物，发音清晰。颈部僵硬，无抵抗，颈静无充盈，肝颈静回流征阴性。气管居中，双侧甲状腺未触及，无压痛。胸廓对称，呼吸运动正常，双肺触诊语颤减弱，无胸膜摩擦感；双肺叩诊呈清音，双肺呼吸音低，双肺可闻及痰鸣音。心前区无隆起，心尖搏动正常，未触及震颤，心浊音界无扩大，心率76次/分，律齐，心音有力，各瓣膜听诊区未闻及杂音，无心包摩擦音。腹部无膨隆，无腹壁静脉曲张，腹部柔软，未触及包块，无压痛、反跳痛，肝脾肋下未触及、胆囊未触及、墨菲征阴性，肝区、肾区无叩击痛，移动性浊音阴性，肠鸣音正常，4次/分。脊柱无畸形，正常生理弯曲，无压痛，无叩击痛。四肢活动自如，各关节未见红肿，双下肢未见散在瘀点、瘀斑，无下肢静脉曲张、杵状指（趾），足背动波动可，四肢肌力、肌张力正常，双下肢轻度可凹陷性水肿，生理反射存在，病理反射未引出。

辅助检查：（2022-08-05，某医院）血常规示血红蛋白浓度151g/L（↑），血小板计数35×10^9/L（↓）。入院查血常规示平均红细胞血红蛋白浓度311g/L（↓），血小板计数47×10^9/L（↓），血小板分布宽度17.1%（↑），血小板压积0.050%（↓）；肝功示总胆红素31.43μmol/L（↑），直接胆红素9.26μmol/L（↑），间接胆红素22.2μmol/L；尿常规示白细胞（++）；血糖、肾功、便常规未见明显异常；心电图示正常窦性心律，正常心电图；腹部彩超示脂肪肝（轻度），慢性胆囊炎，胆囊结石，直径约19.2mm，门静脉、胰、脾、双肾未见明显异常；双下肢静动脉血管彩超示双下肢动脉未见明显异常，双下肢静脉未见静脉腔内血栓及静脉炎病变；甲状腺及颈部淋巴结彩超示双侧甲状腺低回声结节（右侧多发），右侧大者约5.9mm×4.9mm，左侧大小约2.3mm×1.7mm。

中医诊断：虚劳类病，气血亏虚证。

西医诊断：①血小板减少；②慢性扁桃体炎；③胆囊结石；④慢性胆囊炎；⑤脂肪肝；⑥甲状腺结节。

诊疗计划：①中医治疗。予中医特色疗法耳穴压豆（左耳，取穴：脾区、胃、肝、肾上腺、激素点、内分泌、脑干、肺、肾、扁桃体、神门、心）以通经活络，调节气血；予穴位贴敷（双肺俞穴、双胃俞穴、双脾俞穴、双肝俞穴、双肾俞穴、命门穴、气海穴、双合谷穴、双内关穴、双神门穴、双血海穴）温肾健脾；患者乏力，予双足三里穴艾灸疗法益气健脾；中药汤剂以补气养血、温肾健脾为主，兼以化痰止咳。②西医治疗。患者乏力、气短明显，给予5%葡萄糖注射液250mL＋维生素C注射液2.0g＋维生素B$_6$注射液0.2g，静滴，1次/日，以营养支持；因黄芪注射液对骨髓和造血功能具有保护作用，故给予5%葡萄糖注射液250mL＋黄芪注射液20mL，静滴，1次/日。中药汤剂以补气养血、温肾健脾为主，兼以化痰止咳。

二、临床需解决的问题

1. 本案辨病为虚劳，辨证为气血亏虚证是否准确？

2. 患者发生血小板减少的原因是什么？

3. 针对患者目前病情，还应进一步完善哪些相关检查？

4. 针对血小板减少，中医如何辨证用药？

5. 血小板减少患者日常生活饮食应注意哪些？

三、针对案例开展讨论

1. 患者的症状主要为乏力、头昏、头晕、气短间作，结合实验室检查血小板减少，辨病为虚劳是准确的。气血不足、心神失养可以导致心悸、失眠、乏力，气血亏虚，鼓动无力，故脉沉细弱，辨证为气血亏虚是合理的，但结合舌红，舌苔白厚腻，边有齿痕，考虑患者还兼有脾虚证。

2. 血小板减少的原因主要包括血小板生成减少、破坏过多、消耗增多及分布异常。血小板生成减少常见于血液系统疾病，如再生障碍性贫血、急性白血病、严重巨幼细胞性贫血、骨髓增生异常综合征、多发骨髓瘤、骨髓纤维化等疾病，也可继发于多种感染，以病毒感染最为常见，包括麻疹、风疹、水痘等；血小板破坏过多以免疫因素最为多见，包括免疫性血小板减少性紫癜，以及在各种自身免疫性疾病中合并出现的血小板减少；血小板消耗增多常见于血栓性血小板减少性紫癜、弥散性血管内凝血、溶血性尿毒综合征等；血小板分布异常常见于各种原因引起的脾功能亢进或脾大等情况，例如肝硬化导致的脾功能亢进。患者目前只检查了血常规提示血小板减少，未进一步行骨穿、血清学及免疫方面的检查，所以目前患者血小板减少的病因也是不确定的，建议患者进一步检查以明确病因。

3. 根据患者目前双下肢轻度水肿，需要进一步检查凝血功能、骨髓穿刺活检、免疫学检查等排除再生障碍性贫血等疾病；进一步行腹部 CT 或 PET－CT 检查，明确有无脾功能亢进及全身隐匿性肿瘤引起血小板减少；查甲功五项明确有无甲状腺功能异常引起血小板减少。

4. 本案辨病属于中医学"虚劳"范畴，主要病机以虚证为主，在治疗时以气血阴阳为纲、五脏虚候为目来辨证论治。患者主诉乏力、汗多，考虑与脾虚和气虚有关。肾为先天之本，五脏之根；脾为后天之本，是气血生化的来源，所以肾虚与脾虚是虚劳病的主要病机，用药以补中益气汤为主，在此基础上，选用右归丸以温补肾阳。

5. ①饮食指导：以营养均衡、易消化的软食为主；如排便困难，则需增加富含粗纤维的食物以保持大便通畅。②饮食禁忌：避免食用刺激性、坚硬的食物。③生活习惯：经常开窗通风，保证空气流通；日常活动应小心，减少运动，避免磕碰；避免受凉感冒，保证睡眠充足；服用抗凝及抗血小板药物的患者，应遵医嘱谨慎服用，同时密切监测相关指标及出血症状。

四、刘敬霞主任医师临证讲解

1. 纠正病历书写中的问题

现病史描述患者先后两次于我院门诊治疗，未见明显改善，建议将两次连续在同一地点的治疗过程写在一起。

2. 问题分析和讲解

虚劳是多种慢性衰弱性证候的总称。禀赋不足、劳倦过度、饮食损伤、久病失治等多种原因均会导致虚劳。五脏功能衰退，气血阴阳亏损是基本病机。辨证以气血阴阳为纲、五脏虚证为目。患者舌苔厚腻，边有齿痕，与脾虚有关；血小板中有成熟的、未成熟的、介于两者之间的，如果血小板压积增高，说明血液中成熟的血小板多，而未成熟的血小板少。现在患者的血小板压积降低，说明血液中未成熟的血小板多；血小板压积示正常，说明骨髓生成的血小板不足，有骨髓纤维化，或者再生障碍性贫血等。肾主骨生髓，为先天之本，脾主运化，为后天之本，阳气亏虚，生成的血小板不能在有效时间内成熟，所以考虑是脾肾阳虚证。针对患者目前情况，血小板减少的原因仍未明确，所以需进一步行凝血功能检查。患者血小板数量是 23×10^9/L 时，也没有出血情况，说明血液处于高凝状态。血液处于高凝状态有两种情况，一种是急性状态，弥散性血管内凝血，血小板未解离，容易出现血栓；另一种是慢性状态，即身体处于一种高凝血状态，虽然血小板很少，但并未出血，可以检查微量元素，如果血钙升高，也会出现血小板减少，但并不出血；再者建议患者行骨髓穿刺检查；双下肢静动脉血管彩超检查排除血栓性血小板减少。治疗上，方药以补中益气汤和右归丸为主。

第七章 肢体经络疾病

第一节 帕金森综合征

一、主管医师汇报病历

患者张某，男，67 岁，于 2022 年 3 月 31 日入住我科。

主诉：左上肢颤动 8 个月余。

现病史：患者自诉 2021 年 7 月无明显诱因出现左上肢不自主颤动，遂就诊于当地医院，行相关检查后，诊断为帕金森综合征，口服多巴丝肼片 1/4 片，3 次/日，服药后症状较前轻度缓解。此后随着病情发展，患者逐渐出现左下肢及右侧上下肢颤动，且行动迟缓，记忆力下降，伴心慌、心悸，就诊于当地医院，行颅脑 CT 平扫未见明显异常，查甲状腺彩超示甲状腺未见占位，口服多巴丝肼片 1/2 片，3 次/日，症状未见明显缓解。今日患者为求进一步中医治疗，就诊于我院，由门诊以"帕金森综合征"收住我科。入院症见：患者左上肢静止位时出现不自主颤动，左手指节律性震颤，余肢体轻微颤抖，震颤幅度小于左上肢，随意运动时减轻，紧张或激动时加剧，入睡后停止；双手尺侧麻木，行动迟缓，记忆力下降；夜间烦热，心慌心悸，胸闷、气短，无心前区疼痛及左侧肩背部放射痛；双目干痒，视物模糊，颈项部僵硬疼痛，时有头晕、头痛，偶有一过性黑矇及视物旋转；咳嗽、咳痰，少量白色黏痰，无发热恶寒；乏力，多汗，畏寒怕冷；双下肢畏寒，受凉后双下肢僵硬疼痛；胃脘怕凉，受凉后胃胀，无胃痛，无反酸、烧心，无口干口苦；纳差食少，睡眠欠佳，多梦、早醒；大便正常，小便频数，夜尿 1~2 次。近期体重未见明显增减。

既往史：平素体质一般。颈椎病病史 7 年，未曾治疗；肺结节病病史 2 个月；9 年前患有肺结核，经抗结核治疗后病情好转；否认高血压、糖尿病、冠心病等慢性疾病病史；否认肝炎、伤寒等传染病史；否认手术、外伤史，否认输血史；否认药物及食物过敏史；既往预防接种史不详。

体格检查：体温 36.4℃，心率 72 次/分，呼吸 18 次/分，血压 124/73mmHg。神志清，唇暗红，咽喉充血水肿，咽后壁可见散在疱疹，双侧扁桃体无肿大。胸廓无畸形，乳房两侧对称，呼吸运动两侧对称，双侧语颤正常，呼吸节律规整，两肺叩诊呈清音，呼吸音粗，两肺可闻及痰鸣音。心脏浊音界无扩大，心率 72 次/分，心律齐，心音有力，各瓣膜听诊区未闻及病理性杂音。腹壁柔软，无肌紧张，无压痛及反跳痛，肝脾肋下未触及，无液波震颤，未触及包块。肝脾区均无叩击痛，无移动性浊音，双肾区无叩击痛。肠鸣音正常，4 次/分。左上肢静止位时出现不自主颤动，左手指节律性震颤，余肢体轻微颤抖，震颤幅度小于左上肢，脊柱及四肢无畸形，四肢活动欠灵活，关节无红肿，双下肢无可凹陷性水肿。生理反射存在，病理反射未引出。

辅助检查：（2022 - 01 - 18，当地某医院）腹部彩超示脾内异常强回声，钙化灶？（2022 - 02 - 08，宁夏某医院）颅脑 CT 示①颅脑 CT 平扫未见明显异常；②双侧筛窦、左侧上颌窦炎，鼻中隔偏曲。心脏彩超示左房增大，提示主动脉硬化，室间隔基底段增厚，主动脉瓣退行性变，二尖瓣、三尖瓣轻度反流，左室舒张功能减低，左室收缩功能正常。甲状腺及颈部淋巴结彩超示甲状腺未见占位。胸部 CT 示①双肺散在结节，请随诊；②右肺中、下叶及左肺陈旧性病变；③主动脉壁及冠状动脉壁钙化。入院后查血常规示中性粒细胞百分比 48.3%（↓），嗜酸性粒细胞百分比 5.7%（↑）。肝功示总胆红素 34.6μmol/L，直接胆红素 11.13μmol/L，间质胆红素 23.5μmol/L，碱性磷酸酶 50.1U/L。血糖、肾功及尿、便常规均未见明显异常。心电图示心率 57 次/分，窦性心动过缓，P - R 延长。

中医诊断：颤证，风痰阻络证。

西医诊断：①帕金森综合征；②肺结节病；③颈椎病；④筛窦炎；⑤上颌窦炎；⑥病毒性咽炎。

诊疗计划：①中医治疗。给予耳针、穴位贴敷、艾灸、中药热奄包、针刺等中医外治；给予中药汤剂以益气扶正、健脾化痰为主。②西医治疗。输液给予稳定机体内环境、抗病毒、益气扶正等对症治疗。

二、临床需要解决的问题

1. 患者口服多巴丝肼片后出现心慌、心悸，烦热汗出，这些症状与本病有关，还是与口服多巴丝肼片有关？

2. 患者辨证为风痰阻络证，是否合适？

3. 患者既往有颈椎病病史，自左上肢颤动后，自觉左侧颈项部僵硬疼痛明显，那么患者颈项部僵硬疼痛由颈椎病引起，还是由本病引起？

4. 帕金森综合征查体需要注意些什么？

5. 患者平素饮食起居有哪些需要注意的？

三、针对案例开展讨论

1. 帕金森综合征的临床症状有震颤麻痹、肌颤、肌强直、运动减少、自主神经功能障碍，其中自主神经功能障碍可出现唾液分泌过多、便秘、尿不尽等。多巴丝肼片的不良反应主要有烦躁、失眠、情绪激动或精神抑郁等，但很少会出现心脏的不良反应，故结合患者病史，考虑心慌、心悸，烦热、汗出与病情进展有关。

2. 帕金森综合征是黑质和纹状体分泌的多巴胺受体减少，引起机体协调功能减退的一组综合征。从中医学来讲，病机为本虚标实，气虚、血虚、脾虚、肝肾阴虚等导致风、痰、瘀阻引起脑络痹阻，髓海不足。肝肾阴虚者、阴虚风动者的面色是红且偏亮，但是该患者面色偏暗，且舌下静脉曲张不明显，不考虑瘀血；患者舌体胖大，舌苔白腻，舌下静脉两侧水肿，考虑患者辨证为脾虚痰盛、风痰阻络证。

3. 帕金森综合征引起的疼痛一定是对称性疼痛，而患者只是左颈项部僵硬疼痛，是由于患者长期过度屈曲行走导致斜方肌处于牵拉状态，故而出现左侧颈项部僵硬疼痛，所以左侧颈项部僵硬疼痛与本病有关。

4. 查体需要注意神经系统的查体，比如是否存在脑膜刺激征，肌力、肌张力及眼球运动等情况，同时，要注意自主神经功能紊乱引起的流涎、出汗等症状。

5. 饮食上要吃一些高蛋白质、高维生素、高营养的食物。高蛋白质食品包括豆制品及乳制品，提高机体免疫力；高维生素食品包括蔬菜和水果，如西红柿、黄瓜、苹果、香蕉、火龙果等，既补充营养，又能预防便秘；高营养的食物如米、面及粗粮等，利于消化。若运动时发病，要手抓扶手，防止跌倒。

四、刘敬霞主任医师临证讲解

问题分析和讲解

帕金森病与帕金森综合征的区别：帕金森综合征是由他病继发，故而好治；而帕金森病没有明确病因故而难治。帕金森综合征的治疗目标：①减轻病情程度；②控制病情进展；③防止发生并发症。目前患者处于早期阶段，要控制病情进展，否则可能会有四个并发症，强直、运动障碍、感染或意外骨折。

帕金森综合征是一种缓慢进行的神经系统变性疾病，是大脑黑质—纹状体系的色素神经元多巴胺神经元退行性病变，导致黑质纹状体的神经传递物质多巴胺的生成和利用率减低，从而引起中枢神经系统锥体外系慢性进行性功能紊乱。好发年龄50~80岁。病因不明，少数可查出的病因有以下几种：①服用大剂量镇静剂和抗精神病药，这些药阻滞多巴胺受体和多巴胺结合，使多巴胺无法发挥抑制作用；利血平消耗脑内大量多巴胺，使多巴胺耗竭。②累及基底神经节的多发性脑梗死、脑炎等使多巴胺合成减少。③一氧化碳、汞、锰中毒。④叶酸缺乏使体内半胱氨酸升高，增加对黑质细胞的损害，提高患帕金森综合征发病概率。

帕金森综合征在中医学上称为"颤证"，是脑病科常见症，多发于老年人，是因脑髓失充，筋脉、肢体失控而发生的以头部或肢体摇动、颤抖为主要临床表现的一类病症，轻者表现为头摇动或手足微颤，重者可见头部振摇，肢体颤动不止，甚则肢节拘急，失去生活自理能力，又称"颤振""振掉"。其基本病机为肝风内动，筋脉失养。"肝主身之筋膜"，为风木之脏，肝风内动，筋脉不能任持自主，随风而动，牵动肢体及头颈颤抖摇动。颤证病在筋脉，与肝、肾、脾等脏关系密切。上述各种原因导致气血阴精亏虚，不能濡养筋脉，或痰浊、瘀血壅阻经脉，气血运行不畅，筋脉失养，或热甚动风，扰动筋脉，而致肢体拘急颤动。肝肾乙癸同源，若水不涵木，肝肾交亏，肾虚髓减，脑髓不充，下虚则高摇。若脾胃受损，痰湿内生，土不栽木，亦可致风木内动。病理性质总属本虚标实。本为气血阴阳亏虚，其中以阴津精血亏虚为主；标为风、火、痰、瘀为患。标本之间密切联系，风、火、痰、瘀可因虚而生，诸邪又进一步耗伤阴津气血。风、火、痰、瘀之间也相互联系，甚至也可以互相转化，如阴虚、气虚可转为阳虚，气滞、痰湿也可化热等。颤证日久可导致气血不足，络脉瘀阻，出现肢体僵硬、动作迟滞乏力现象。《素问·脉要精微论》有"骨者，髓之府，不能久立，行则振掉，骨将惫矣"之论，《素问·五常政大论》又有"其病摇动""掉眩巅疾""掉振鼓栗"等描述，阐述了本病以肢体摇动为主要症状，属风象，与肝、肾有关。病因是内风，病位在肝肾，症状在肢体，病变在大脑。"掉"是震颤、振掉，"眩"是晕，震颤和晕都由肝风内动、血不养筋引起。肝血虚是本，风是标。肾主骨，藏精生髓通脑，肾精亏虚则不能上荣于脑，不能将精髓还精补脑。脑为髓之海，髓少脑失髓养，筋失所润，而见拘急、掉眩。脾主肌肉，是气血生化之源，脾虚，则精微物质不能运化，不能变化而为"赤"，血液不能上荣于脑，髓海空虚，则不能荣养肌肉，而见肌肉僵硬强直。肝血和肾精皆虚，则精微物质不能上荣于脑，脑部失去精微物质的营养必然产生病变。故认为肾、脾、肝三脏为病之本，气血生化之根。

临床常用治疗方法及常用药物：①补肝虚，镇肝息风。天麻、钩藤、石决明、代赭石、生龙骨、生牡蛎、天冬、珍珠粉、琥珀、鳖甲、龟甲、白芍、甘草、羚羊角。②补肾虚，填精补气。山茱萸、五味子、龟甲、鳖甲、鸡子黄、阿胶、枸杞子、熟地黄、生地黄、麦冬、麻仁。③补精血，还精补脑。紫河车、当归、桂圆肉、大枣、人参、鹿角胶。④活血化瘀。三七、丹参、赤芍等。

中医理论辨证要点在肝、肾、脾三脏。根据临证类型的不同，在益精补脑、补肝虚的基础上，兼顾协调脏腑功能，或兼清热化痰，平肝息风，或兼补益气血，行气活血，平衡阴阳，使精微物质上输于髓海，改善大脑功能，控制震颤。从这个意义上讲，中医治疗帕金森综合征的前瞻性与实用性都在临床实际中发挥了积极作用。

第二节　多关节炎

一、主管医师汇报病历

患者秦某，男，69岁，于2022年5月2日入住我院中医肿瘤科。

主诉：多关节疼痛3年，加重1周。

现病史：患者诉 3 年前无明显诱因出现双手指关节、双膝关节、双髋关节疼痛，患者未予重视，亦未治疗。后上述症状逐渐加重，患者遂就诊于当地医院，完善相关检查后诊断为多关节炎，给予对症普通针刺、艾灸等治疗，病情稍好转。此后患者每因受凉后上述症状反复，多次自行使用麝香追风膏贴于患部，自诉关节疼痛可缓解。1 周前患者因受凉后多关节疼痛较前加重，伴有胸闷气短，乏力，以右手掌指关节、右膝关节、左髋关节为甚，遂就诊于我院，由门诊以"多关节炎"收住院。

入院症见：患者双手指及掌指关节、双膝关节、双髋关节疼痛明显，受凉后疼痛加重，右手掌指关节及右膝关节肿胀、变形；胸闷气短明显，伴有乏力，视物模糊，头晕头昏，无头痛，伴视物旋转，偶有一过性黑矇，无恶心、呕吐；心慌心悸，无心前区及肩背部放射性疼痛；咳嗽、咳痰，为少量白色黏痰，不易咳出，无发热、恶寒；畏寒怕冷，手足不温，汗出较多；颈部僵硬不舒，无上肢麻木；胃脘怕凉，口干喜热饮，食生冷后胃胀胃痛，反酸、烧心；纳食可，大便正常，排尿不尽之感，无尿频、尿急、尿痛，睡眠差，入睡困难，睡后易醒，多梦。近期体重未见明显异常。

既往史：既往身体健康状况不佳。冠状动脉粥样硬化性心脏病病史 10 年余，5 年前于某医院植入 2 枚冠状动脉支架。规律口服单硝酸异山梨酯缓释胶囊 50mg/次，1 次/日；阿司匹林肠溶片 100mg/次，1 次/日；瑞舒伐他汀钙片 10mg/次，1 次/晚。高血压病史 10 年余，最高血压 185/120mmHg，平素规律口服沙库巴曲缬沙坦钠片 100mg/次，2 次/日；琥珀酸美托洛尔片 23.75mg/次，1 次/日，近 3 个月患者血压偏低，暂停服药。慢性支气管炎病史 10 年余，未曾治疗。睡眠障碍病史 1 年，未曾服药。否认糖尿病、脑血管疾病病史。否认肝炎、结核等传染病史。否认精神疾病史等。否认手术、外伤史。否认药物及食物过敏史。既往预防接种记录不详。

入院查体：体温 36.5℃，心率 85 次/分，呼吸 21 次/分，血压 112/76mmHg。唇暗红，咽喉充血水肿，咽后壁可见散在大小不等滤泡，双侧扁桃体 I 度肿大。胸廓无畸形，乳房两侧对称，呼吸运动两侧对称，双侧语颤正常，呼吸节律规整，两肺叩诊呈清音，呼吸音弱，双肺可闻及痰鸣音、哮鸣音，两肺未闻及湿性啰音。心脏浊音界无扩大，心率 85 次/分，心律齐，心音有力，各瓣膜听诊区未闻及病理性杂音。腹壁柔软，无肌紧张，无压痛及反跳痛，肝脾肋下未触及，无液波震颤，未触及包块。肝脾区均无叩击痛，无移动性浊音，双肾区无扣击痛。肠鸣音正常，4次/分，未闻及血管杂音。脊柱无侧弯，右手掌指关节僵硬、肿胀，压痛（＋），皮肤温度略高；右膝关节僵硬、肿胀，压痛（＋），皮肤温度略高；左侧髋关节压痛（＋）；双下肢无可凹陷性水肿，无杵状指（趾）。

辅助检查：入院后查血常规示血红蛋白浓度119g/L，红细胞压积37.5%，平均红细胞血红蛋白含量25.7pg，平均红细胞血红蛋白浓度318g/L；肝功示丙氨酸氨基转移酶63.8g/L，白蛋白38.8g/L；风湿四项示红细胞沉降率25mm/h，C反应蛋白8.5mg/L；血糖，肾功，心肌酶及尿、便常规均未见异常；腹部彩超示左肾囊肿，肝、门静脉、胆、胰、脾、右肾未见明显异常，请结合临床复查；胸部正侧位片示慢性支气管炎，肺间质性改变。双膝关节正侧位片示左、右膝关节退行性改变；心电图示正常窦性心律，QTc延长。

中医诊断：痹病，风寒湿痹阻证。

西医诊断：①多关节炎；②冠状动脉粥样硬化性心脏病；③冠状动脉支架植入后状态；④高血压病3级（极高危）；⑤慢性支气管炎；⑥睡眠障碍；⑦病毒性咽炎；⑧急性扁桃体炎；⑨右肾囊肿。

诊疗计划：①中医治疗。给予耳针、穴位贴敷、艾灸、中药热奄包等中医外治；给予中药汤剂以祛风湿、止痹痛为主，兼以解表散寒。②西医治疗。输液给予稳定机体内环境、抗病毒、益气扶正等对症治疗。

二、临床需要解决的问题

1. 本案目前辨证为风寒湿痹阻证，是否准确？辨证依据是什么？

2. 多关节炎应当与哪些疾病相鉴别，鉴别要点是什么？

3. 患者目前右手掌指关节及右膝关节肿胀，皮肤温度略高，在患处敷散寒除湿、舒经通络的中药硬膏是否合适？除了针灸还有哪些中医外治法？

4. 结合患者的既往病史及目前病情，患者饮食起居方面应注意些什么？

三、针对案例开展讨论

1. 患者目前辨证为风寒湿痹阻证，从本虚标实的角度分析，基本是准确的。患者多关节疼痛，受凉后疼痛加重，考虑是风寒湿邪痹阻关节所致，又因患者为老年男性，既往有冠心病病史，且舌下络脉迂曲，考虑气虚血瘀为本，风寒湿邪痹阻为标，治疗应标本兼顾。

2. 多关节炎应当与以下疾病相鉴别。①本病与类风湿关节炎相鉴别。类风湿关节炎以双手小关节受累多见，并表现为双侧对称，同时伴有晨僵，持续时间大于 1 小时及关节活动受限，绝大多数患者类风湿因子阳性。②本病与骨关节炎相鉴别。骨关节炎发病与年龄和肥胖密切相关，各关节均可受累，临床可见患者远段指间关节出现骨性突起。③本病与痛风性关节炎相鉴别。痛风性关节炎是由于过多的尿酸在局部沉积引起的关节炎，表现为关节红肿热痛，以单关节受累多见，常见发病部位为大足趾旁的骨性突起，反复发作。④本病与强直性脊柱炎相鉴别。强直性脊柱炎多见于青年男性，有明显家族发病倾向，主要累及脊柱、骶髂关节，也可出现外周关节受累，90% 以上患者出现 HLA - B27 阳性，而类风湿因子阴性。

3. 可以在患处敷散寒除湿、舒经通络的中药硬膏，因为患者病变关节处皮肤温度略高，与患者入院前贴敷麝香追风膏有关，麝香辛温走窜，加速局部血流，故而引起贴敷皮肤温度略高。该患者还可以用中药熏洗双下肢以达到散寒除湿、舒经通络的目的。

除了针灸，多关节炎还有以下适合该患者的中医外治法。①热敷和理疗。热敷通过热效应能够增加局部血运，促进血液循环，从而加快寒湿消退，有助于减轻关节肿胀和疼痛。②按摩。通过按摩关节和功能锻炼，减轻局部肿胀，有助于关节疼痛肿胀地消失。③外用中医膏药。中医膏药可以起到祛寒除湿、通络止痛、活血化瘀的作用，减轻关节疼痛，减少关节磨损。④熏洗疗法。依据中医辨证论治的原则，选配熏蒸方剂，达到治疗目的。⑤穴位注射。将药物注入有关穴位起到治疗作用。常用的注射液有丹参冻干粉针、野木瓜注射液等。主要穴位包括足三里穴、三阴交穴、曲池穴等。⑥穴位埋线。将羊肠线埋入穴位，通过持续刺激以控制关节滑膜炎，阻止关节软骨和骨损害发生。⑦蜂针疗法。将特种蜜蜂尾刺中的蜂毒液注入患者相应部位，或注射蜂毒注射液或穴位封闭而达到治疗目的。

⑧刮痧。运用刮痧治疗关节炎，主要取穴包括双侧大钟穴、膝关穴、外关穴及肢体疼痛肿胀部位，以穴位或痛点为中心纵向10cm为刮拭区域，无肿胀处顺刮，有肿胀处逆刮，用平补平泻手法，以出现暗红色斑点为宜。

4. 结合患者既往病史及目前病情，患者饮食起居方面应注意的内容包括平时要注重关节保暖，避免触碰凉水，避免在阴暗潮湿的环境中工作；多晒太阳，借助阳光，温补阳气，起到散寒除湿的作用；饮食方面，因患者蛋白低，应加强营养，少食甜食，以防滋生痰湿。

四、刘敬霞主任医师临证讲解

问题分析和讲解

关节炎的病因：不同的关节炎，其病因、临床表现、治疗及转归均不一。关节炎病因复杂，主要与炎症、自身免疫反应、代谢紊乱、创伤、退行性病变等因素有关。关节炎是风湿病最常见的表现之一，但有关节炎不一定有风湿病，且风湿病患者不一定出现关节炎。①关节过度疲劳：关节过度疲劳和膳食不平衡会导致酸性体质，这是关节炎的主要病因，软骨浸泡在酸性体液中会降解，滑液的润滑效果也会变差。损失的软骨成分同时存在于软骨和骨骼中，导致骨骼末端变得不平滑并形成骨骼突起，因此会限制关节活动度。②钙流失：酸性体质会造成大量钙流失，这也是导致关节炎的病因之一。钙平衡失调会导致钙在软组织中堆积，引起肌肉疼痛。

关节炎的辨证分型：①寒湿型。人体感受风、寒、湿邪而致身痛或身重，关节疼痛，屈伸不利。《诸病源候论·风病诸候》载："风湿者，是风气与湿气共伤于人也。其状令人懈惰，精神昏愦，若经久，亦令人四肢缓纵不随，入脏则暗哑，口舌不收；或脚痹弱，变成脚气。"治以温阳祛寒止痛为主，用乌头汤，组成：麻黄、乌头、黄芪、芍药、甘草、蜂蜜。②湿热型。湿热重者治宜清热利湿，活血通络，用宣痹汤合二妙散加减，组成：防己、山栀子、黄柏、连翘、赤小豆、滑石、半夏、蚕沙、杏仁、牛膝、赤小豆、薏苡仁。③肝肾两虚型。治宜滋阴补肾，养血和血，畅筋骨，利关节，用六味地黄汤合四物汤加味，组成：熟地黄、山茱萸、干山药、泽泻、牡丹皮、白茯苓、白芍药、川当归、川芎、桑枝、伸筋草、豨莶草、续断、枸杞子。④肾阳气虚型。治宜温阳益气，活血通络。用桂附地黄汤，组成：党参、黄芪、桂枝、附子、熟地黄、山茱萸、山药、茯苓、泽泻、牡丹皮。

第三节　遗传性共济失调

一、主管医师汇报病历

患者孟某，女，43 岁，于 2022 年 5 月 6 日入住我科。

主诉：行走不稳渐进性加重 6 年，伴乏力 1 个月。

现病史：患者诉 6 年前无明显诱因出现行走不稳，无头晕、头昏，无四肢无力，无胸闷、气短，遂就诊于宁夏医科大学心脑血管医院，行头颅核磁检查提示未见明显异常，疑诊为共济失调，口服甲钴胺片等药物治疗后症状未见明显改善。此后症状逐渐加重，患者未予重视。2019 年患者再次就诊于宁夏医科大学心脑血管医院，行头颅核磁检查提示小脑、脑干欠丰满，双侧额叶皮髓质交接区点状非特异性白质高信号（未见报告单），仍疑诊为共济失调，嘱患者继续口服上述药物治疗，疗效不佳。2021 年 7 月患者感乏力明显，四肢无力，言语迟缓，就诊于北京中日友好医院，行共济失调基因检测提示 SCA3 致病特征，诊断为遗传性共济失调，给予口服丁苯酞软胶囊 2 粒，3 次/日，腺苷钴胺片 1 片，4 次/日，治疗后疗效不佳。患者为求中医治疗，遂就诊于我院门诊，住院治疗后好转出院。此后间断于我院门诊口服中药治疗。1 个月前患者感乏力明显，头晕、头昏，气短，为求进一步中医治疗，今再次就诊于我院，由门诊以"遗传性共济失调"收住入院。入院症见：行走不稳，四肢无力，言语迟缓，双下肢时有痉挛，乏力明显，气短，无心慌、心悸，无胸闷；头晕、头昏、口干、咽干、咽痒，无咽部异物感，咳嗽、咳痰时作；双手足心偏凉，无异常汗出；纳食可，无胃脘胀满不适，无反酸、烧心；夜寐安；小便调，大便偏干，2～3 次/日，近期体重无明显增减。

既往史：缺铁性贫血病史 5 年，未治疗；肺结节病病史 1 年，曾口服中药治疗；否认有高血压、糖尿病、冠心病、慢性肾脏病等疾病；否认有肝炎、结核、SARS 等疾病及接触史，预防接种史不详；2013 年因双侧卵巢囊肿于银川市某医院行手术治疗；2014 年下车时摔伤致右侧髌骨骨裂；无输血史；否认食物及药物过敏史。

个人史：出生于宁夏银川灵武，久居于当地，无食生鱼、生肉史，无地方病流行区居住史，无传染病接触史；无烟酒嗜好，无药物嗜好；无粉尘物质接触史；无冶游史。

月经史：13 岁初潮，经期 4 ~ 7 天，周期 28 ~ 30 天，末次月经 2022 年 4 月 30 日，月经量中等，颜色正常。

婚育史：28 岁结婚，育有 1 子，配偶及儿子均体健。

家族史：母亲患有冠心病、高血压等疾病，父亲死因不详，祖父、父亲既往有行走不稳病史，否认患传染病疾病史。

望、闻、切诊：神志清楚，两目有神，呼吸平稳，语言清晰，面色偏暗，肌肉瘦削，动作迟缓，反应灵敏，头颅圆整，发黑稠密润泽，耳郭色泽红润，鼻色红黄隐隐，唇色暗红，口唇随意开合，动作协调，齿龈淡红而润泽，咽喉充血水肿，双侧扁桃体无肿大，呼吸通畅，发音正常，食物下咽顺畅。舌象：舌暗红，苔白。脉象：脉细数。

体格检查：体温 36.0℃，心率 86 次/分，呼吸 22 次/分，血压 100/60mmHg。神志清晰，发育正常，营养中等，表情自如，自主体位，步态缓慢，精神欠佳，查体合作，对答切题。全身皮肤黏膜无黄染，未见皮疹及出血点，无肝掌和蜘蛛痣。全身浅表淋巴结未扪及肿大，头颅无畸形，两侧瞳孔同圆等大，对光反应正常，眼球运动正常。鼻通畅，鼻唇沟对称，鼻中隔无偏曲，鼻翼无扇动，鼻窦区无压痛，无流涕和出血。两耳郭正常，外耳道无脓性分泌物，乳突区无压痛，两耳听力粗测正常。唇暗红，牙龈无肿胀，无溢脓及色素沉着，口腔黏膜无溃疡，咽喉充血水肿，双侧扁桃体无肿大，悬雍垂居中。颈软，颈静脉不充盈，气管居中，双侧甲状腺无肿大。胸廓无畸形，乳房两侧对称，呼吸运动两侧对称，双侧语颤正常，呼吸节律规整，两肺叩诊呈清音，呼吸音低，两肺可闻及痰鸣音。心尖搏动位于左侧第五肋间左锁骨中线内 0.5cm，心尖部无震颤，无摩擦感，心脏浊音界无扩大，心率 86 次/分，心律齐，心音有力，各瓣膜听诊区未闻及病理性杂音。腹无膨隆，未见明显瘢痕，未见腹壁静脉曲张及蠕动波。腹壁柔软，无肌紧张，无压痛及反跳痛，肝脾肋下未触及，无液波震颤，未触及包块。肝脾区均无叩击痛，无移动性浊音，双肾区无叩击痛。肠鸣音 4 次/分，未闻及血管杂音。肛门及外生殖器未查。脊柱及四肢无畸形，双下肢活动欠佳，关节无红肿，双下肢无可凹陷性水肿，无杵状指（趾），左侧触觉减退，双膝反射亢进，指鼻试验阳性，跟膝胫反射阴性，生理反射存在，病理反射未引出。

辅助检查：血常规示中性粒细胞百分比 44.9%↓，淋巴细胞百分比 45.0%（↑），血红蛋白浓度 93g/L（↓），红细胞压积 31.4%（↓），平均红细胞体积 71.3fL（↓），平均红细胞血红蛋白含量 21.1pg（↓），平均红细胞血红蛋白浓度 296g/L（↓），血小板计数 301×10^9/L（↑）；肝肾功示肌酐 123.7μmol/L（↑）；尿常规示亚硝酸盐（＋）；血糖、便常规、甲功五项未见异常；心电图示交界性心律；腹部彩超示肝、门静脉、胆、胰、脾、双肾未见明显异常；心脏彩超示静息状态下，心脏结构及心功能测定正常，三尖瓣、肺动脉瓣微量反流；颈部血管彩超示双侧颈动脉、椎动脉未见明显异常。

中医诊断：痿证，脾肾两虚证。

西医诊断：①遗传性共济失调；②肺结节病；③缺铁性贫血；④病毒性咽炎。

诊疗计划：①中医治疗。给予中医特色疗法耳针（左耳，取穴：脾、肾、肝、心、肺、胃、神门、内分泌、三焦、神衰点、激素点、缘中）以调和气血；予中药穴位贴敷疗法（取穴：双曲池穴、双外关穴、双内关穴、双臂臑穴、双足三里穴、双犊鼻穴、双阳陵泉穴、双阴陵泉穴、双悬钟穴、双三阴交穴）以疏经通络；予双下肢普通针刺治疗（取穴：双风市穴、双梁丘穴、双血海穴、双内膝眼穴、双外膝眼穴、双膝关穴、双膝阳关穴、双足三里穴、双阳陵泉穴、双阴陵泉穴、双条口穴、双三阴交穴、双昆仑穴、双太冲穴、双外关穴）以疏经通络，增强疗效；予双足三里穴艾灸治疗以益气健脾；予腹部、双膝关节中药热奄包治疗以温经健脾通络，增强疗效；中药以益气扶正、健脾利湿为主。②西医治疗。患者乏力明显，气短，予 5% 葡萄糖注射液 250mL ＋维生素 C 注射液 2.0g ＋维生素 B$_6$ 注射液 0.2g，静滴，1 次/日，以营养治疗；5～8 日予 5% 葡萄糖注射液 250mL ＋黄芪注射液 20mL，静滴，1 次/日。

患者入院第 8 天病情：行走不稳，四肢无力、脚踩棉花感较前改善，言语迟缓，双下肢时有痉挛，乏力较前好转，气短较前明显改善，头晕、头昏、口干较前减轻，无明显咽干、咽痒，咳嗽、咳痰时作；双手足心偏凉，纳食可，夜寐安；小便调，大便偏干，1～2 次/日。舌暗红，苔白，脉细数。

二、临床需要解决的问题

1. 本案中医辨病属于痿证，辨证为脾肾两虚证是否合适？

2. 患者既往有缺铁性贫血，从 2021 年 9 月住院至今，病情无明显变化，是否与贫血有关？

3. 患者时有双下肢肌肉痉挛症状，且有肺结节病史，是不是还夹有痰湿、肺热之邪？

4. 患者在饮食、预防调护方面有哪些注意事项？

三、针对案例开展讨论

1. 痿证是指肢体筋脉迟缓，软弱无力，不能随意运动，或伴有肌肉萎缩的一种病证，临床以下肢痿弱较为常见。痿证病变部位在筋脉肌肉，病变脏器涉及肺、脾、肝、肾，基本病机为津液、气血、精髓亏虚，不能濡养肌肉筋脉。患者以行走不稳、四肢无力、双下肢时有痉挛为主要表现，且无明显疼痛，符合痿证的辨病；肾为先天之本，主骨生髓，脾为后天之本，主四肢、肌肉，为气血生化之源，而津液、气血、精髓又赖肺、脾、肝、肾的生成敷布，通过脾胃的生化、肺的布散、肝的藏收、肾的施布，相互协调为用。患者的祖父、父亲既往有行走不稳病史，且患者发病有 6 年之久，考虑先天禀赋不足，肾精不足，不能濡养筋骨，且患者有乏力、气短、贫血等，脾胃虚弱，运化不健，气血生化乏源，肌肉、筋脉失于濡养，均可致肢体痿软无力，且《黄帝内经》中提出"治痿独取阳明"，故辨证为脾肾两虚证合适。

2. 患者为缺铁性贫血，是最常见的贫血类型。缺铁性贫血是由血红蛋白合成减少所致。当身体缺乏铁时，血红蛋白无法正常合成，血液中的红细胞无法正常携带氧气，人体无法获得足够氧气，便会出现乏力、气短等症状。脾为后天之本，为气血生化之源。贫血说明脾虚气血生化乏源，无以濡养肌肉、四肢，故肢体痿软无力，所以本病症状缓解不明显与贫血有关。

3. 患者时有双下肢痉挛，由锥体束受损所致，表现为躯干及肢体肌张力增高、腱反射活跃、亢进，肌阵挛等。肺热具有发病急、发热或热后突然出现肢体软弱无力，可较快出现肌肉瘦削、小便黄赤或热痛、大便干燥、舌质红、苔黄、脉细数等表现，结合患者从发病至今无发热，且舌暗红、苔白可排除肺热。患者既往有肺结节病史，咳嗽、咳痰时作，结合患者起病缓慢，肢体软弱无力逐渐加重，肌肉萎缩、乏力、气短等症状，考虑夹有痰湿之邪。

4. 嘱患者避居潮湿之地，防御外邪侵袭，有助于本病预防和康复；适当锻炼，保持心情舒畅，不要熬夜，多食蛋、奶、肉等富含高蛋白、高铁食物，少食甜食、油腻、烧烤等食物以防加重痰湿。

四、刘敬霞主任医师临证讲解

1. 纠正病历书写中的问题

对专科查体的描述要全面、详细，如有无眼球震颤及眼球运动障碍，有无步态异常，患者言语迟缓，有无音量强弱不等地表现，有无书写障碍，有无吞咽困难和饮水呛咳，有无面、舌肌搐颤、手足搐动症、舞蹈样动作等椎体外系的表现。

2. 问题分析和讲解

（1）遗传性共济失调是一组以共济失调为主要临床表现的神经系统遗传变性病，病变部位主要在脊髓、小脑、脑干，但神经系统其他部位皆可能涉及，共同的病理改变主要是小脑、脑干和脊髓变性和萎缩，故也称脊髓小脑共济失调，可分为4类。①小脑型：醉酒步态、大写征、眼球震颤；②感觉型：运动的骨骼和关节对位置感觉失调，踩棉感；③前庭型：影响平衡感觉，呕吐、眩晕；④大脑型：表现为额叶、顶叶、枕叶、颞叶、胼胝体等病变。结合患者病史，以及舌暗红，苔白，脉细数，本案辨证为脾肾两虚证。肾为先天之本，脾主四肢肌肉，舌体震颤，大筋软短，小筋弛长，软短为拘，弛长为痿，脾肾两虚，精血亏损，筋脉失养，痿证渐成，下肢痿软无力，辨证为脾肾两虚证是合理的。

（2）遗传性共济失调发病在前，贫血在后，脾肾对气血生成有影响，脾阳虚铁生成不足，脾气虚铁吸收不足，髓海空虚，造血红细胞不足，导致网织红细胞、晚幼红细胞生成增多，其携氧力差，不足以濡养肌肉，温煦力下降。所以，贫血与本病息息相关。

（3）脾为生痰之源，肺为贮痰之器，脾虚不运化酿生痰湿，气血生化乏源，筋脉失养，可用补中益气汤、右归丸、二妙散加减。方中生黄芪、炙黄芪、白术、仙鹤草、金樱子肉、升麻、桔梗以补中益气；熟地黄、龟甲、鳖甲、阿胶、黄柏以填精补髓，滋阴补肾，以取阴中求阳，孤阳不生，孤阴不长；再加入紫菀、款冬花、前胡、浙贝母等药物以化痰湿。

第八章 癌性疾病

第一节 非霍奇金淋巴瘤

一、主管医师汇报病历

患者陈某，男，52岁，于2022年4月11日入住我科。

主诉：确诊非霍奇金淋巴瘤4年余，伴乏力半个月。

现病史：患者自诉2017年8月自觉右侧腹股沟酸胀感，未触及肿物，未有压痛，未予重视，后右侧腹股沟可扪及约1cm×1cm肿物，无明显压痛。2017年10月患者自觉肿物较前明显增大，约5cm×7cm，无压痛，边界清楚，皮色不变，伴乏力，体重下降约10kg，遂立即就诊于当地医院，完善相关检查并局部穿刺后，确诊为非霍奇金淋巴瘤，立即予以美罗华－利妥昔单抗注射液化疗。化疗到第3疗程时，右侧腹股沟肿块缩小，连续化疗8次，并定期复查，未见其他转移病灶，间断口服中药汤剂以对症治疗。2021年10月11日患者于当地医院行PET/CT示非霍奇金淋巴瘤化疗后，①腹膜后腹主动脉旁（平腰1～骶1椎体水平）、右侧髂血管旁多发淋巴结较前明显增大，FDG代谢活性明显增高，考虑淋巴瘤病灶较前进展，多维尔评分5分，左颈部Ⅳa区、右侧膈肌脚后（平胸12椎体水平）、盆腔双侧髂血管旁小淋巴结均较前有所增大，FDG代谢活性轻度增高，多维尔评分3分；②原双侧颈部、左侧颌下、双侧锁骨下、双侧前胸壁小肌下、双侧腋窝、双侧腹股沟残留的细小淋巴结较前未见明显变化，FDG代谢活性未见增高（未见报告单）。2021年12月患者因咳嗽、咳痰，胸闷、气短，无恶寒、发热，无胸痛、咯血，于我院住院治疗，对症给予口服中药汤剂以益气扶正、宣肺止咳、化痰散结为主，患者病情好转后出院。半个月前，患者自觉乏力明显，偶有胸闷、气短，今为求进一步中医治疗，遂复诊于我院门诊，门诊拟以"恶性肿瘤中医治疗（非霍奇金淋巴瘤）"收住。入院症见：患者乏力，偶有胸闷、气短，偶有咳嗽、咳痰，晨起尤甚，咳少量稀白色泡沫痰，易咳出，无心慌、心悸，无头晕、头昏，双目干涩，视物模糊，手心热，出汗可，无双下肢冰凉感及麻木感，纳可，胃脘部偶有反酸，偶有呃逆，无胃胀、胃痛，无恶心、呕吐，大便正常，一日一次，无夜尿，无明显尿急尿痛，眠一般，易醒，偶有夜梦，近期体重未见明显变化。

既往史：既往身体健康状况一般，颈动脉硬化病史 10 年余，未系统治疗；慢性萎缩性胃炎病史 8 年余，既往口服奥美拉唑肠溶片以对症治疗；2型糖尿病病史 4 年，现皮下注射利拉鲁肽 1.2mg 早一次、德谷胰岛素注射液 16U 晚一次，血糖控制可；甲状腺结节、肺大疱、脂肪肝 4 年余，间断口服中药汤剂对症治疗；肺结节病病史 6 个月，间断口服中药汤剂以对症治疗；否认高血压、冠心病病史；否认精神疾病史；否认肝炎、结核、艾滋病，以及幽门螺杆菌、EB 病毒感染等病史；否认手术史、外伤史及输血史；对青霉素过敏，否认食物过敏史；既往预防接种记录不详。

个人史：出生并久居于宁夏银川，近 1 个月否认疫区及外来人员接触史，无疫区居住史；生活规律，少量吸烟史，现已戒烟，少量饮酒史；无工业毒物、粉尘、放射性物质接触史；无冶游史。

婚育史：25 岁结婚，育有 1 女，配偶及女儿体健。

家族史：母亲患有糖尿病，因脑梗死已故；父亲因肺癌已故；否认家族传染病和同类疾病史。

望、闻、切诊：神志清楚，两目乏神，呼吸平稳，语言清晰，面色晦暗，肌肉不削，动作自如，反应灵敏，头颅圆整，发花白，耳郭瘦薄，色泽欠红润，鼻色暗黄隐隐，唇色暗红，口唇随意开合，动作协调，牙齿色黄，咽喉充血、水肿，咽后壁散在疱疹，呼吸通畅，发音正常，食物下咽顺利无阻。舌象：舌色暗红，苔白略腻，舌下络脉紫暗。脉象：细略数。

体格检查：体温 36℃，心率 86 次/分，呼吸 21 次/分，血压137/85mmHg。神志清晰，发育正常，营养中等，表情自如，自主体位，步态正常，精神一般，查体合作，对答切题。全身皮肤黏膜无黄染，双侧颞部、枕部斑片状皮疹，色红，皮屑多，瘙痒明显，无肝掌和蜘蛛痣。全身浅表淋巴结未扪及肿大（颈部、腋下、腹股沟），头颅无畸形，两侧瞳孔同圆等大，对光反应正常，眼球运动正常。鼻通畅，鼻唇沟对称，鼻中隔无偏曲，鼻翼无扇动，鼻窦区无压痛，无流涕和出血。两耳郭正常，外耳道无脓性分泌物，乳突区无压痛，耳郭瘦薄，色略红，质硬，两耳听力粗测正常。唇暗红，义齿，口腔黏膜无溃疡，咽喉充血、水肿，咽后壁散在疱疹，扁桃体无肿大，悬雍垂居中。颈软，颈静脉不充盈，气管居中，双侧甲状腺无肿大。胸廓无畸形，乳房两侧对称，呼吸运动两侧对称，双侧语颤正常，呼吸节律规整，两肺叩诊呈清音，呼吸音弱，两肺可闻及痰鸣音，两肺未闻及湿性啰音。心尖搏动位于左侧第五肋间左锁骨中线内0.5cm，心尖部无震颤，无摩擦感，心脏浊音界无扩大，心率86次/分，心律齐，心音有力，各瓣膜听诊区未闻及病理性杂音。腹部膨隆，腹部查体未见异常。肠鸣音正常，5次/分，未闻及血管杂音。肛门未查，双侧睾丸对称，无明显下垂，无肿大。脊柱及四肢无畸形，活动自如，关节无红肿，双下肢无可凹陷性水肿，无杵状指（趾）。生理反射存在，病理反射未引出。双下肢皮肤色暗，皮温减退，足背动脉搏动减弱。

中医诊断：癌类病，气阴两虚燥痰内结证。

西医诊断：①恶性肿瘤中医治疗；②肺结节病；③2型糖尿病；④肺大疱；⑤颈动脉硬化；⑥甲状腺结节；⑦慢性萎缩性胃炎；⑧脂肪肝；⑨病毒性咽炎。

诊疗计划：①中医治疗。给予中医特色疗法耳针（取穴：内分泌、胰腺、甲状腺、肺、心、脾、神门、扁桃体、肾上腺、胃、大肠、神门）以补肺益肾、调和阴阳；患者乏力明显，偶有咳嗽、咳痰、胸闷、气短、予以穴位贴敷疗法（取穴：关元穴、气海穴、双天枢穴、中脘穴、神阙穴、双肺俞穴、双足三里穴、双三阴交穴、双脾俞穴、双涌泉穴、双心俞穴、双丰隆穴）以化痰散结、温胃降逆、泻浊降糖；予以中药硬膏热贴敷治疗（左肺）以化痰散结。②西医治疗。患者乏力明显，予以0.9%氯化钠注射液250mL＋维生素C注射液2.0g＋维生素B_6注射液0.2g，静滴，1次/日，补充能量；0.9%氯化钠注射液250mL＋黄芪注射液20mL，静滴，1次/日，以益气抗癌等。

二、临床需要解决的问题

1. 中医怎样辨证论治非霍奇金淋巴瘤？针对性用药有哪些？

2. 非霍奇金淋巴瘤与霍奇金淋巴瘤有何区别？

3. 患者颞部及枕部的皮疹，与非霍奇金淋巴瘤和 2 型糖尿病哪个关系更为密切？

4. 患者颈部及双侧腹股沟仍有肿大的淋巴结，为防止复发，可以采取的中医和西医治疗方向有哪些？

5. 非霍奇金淋巴瘤与霍奇金淋巴瘤的诊断要点（包括病因、临床表现、治疗等）有哪些？

三、针对案例开展讨论

1. 恶性淋巴瘤分为霍奇金淋巴瘤（HL）和非霍奇金淋巴瘤（NHL），在中医学属"恶核""失荣""石疽""阴疽""痰核""瘰疬"等范畴。非霍奇金淋巴瘤的辨证分为五型：①阳虚寒凝证。治法：温化寒痰，软坚散结。阳和汤主之。②血虚燥结证。治法：养血润燥，凉血解毒。四物汤和犀角地黄汤主之。③脾虚痰凝证。治法：健脾除湿，化痰散结。二陈汤加减。④肝肾阴虚证。治法：补肝益肾，凉血散结。杞菊地黄丸主之。⑤气血亏虚证。治法：益气养血，软坚散结。八珍汤主之。

2. 霍奇金淋巴瘤与非霍奇金淋巴瘤是淋巴瘤的两种病理类型，二者起源一样。非霍奇金淋巴瘤发病初始伴随脏器损伤和淋巴结增大，先虚后实；霍奇金淋巴瘤先以实证为主，后期损伤脏腑，其预后相对较好；二者对化疗的反应不同，化疗可以针对霍奇金淋巴瘤患者的 R-S 细胞，整体预后较好，非霍奇金淋巴瘤对化疗不敏感。

3. 非霍奇金淋巴瘤患者临床表现有硬节或者红斑等皮肤改变；或因为咽喉改变、颈部淋巴结增大等压迫食管，表现为吞咽障碍；或有胸闷、胸痛、咳嗽等肺部表现；或有胃痛、腹痛、腹泻等消化系统表现；或有睾丸偏垂、双侧睾丸大小不对称、睾丸压痛等生殖系统的表现，以及骨骼的改变，表现为胸椎和腰椎退行性改变，而皮疹多于化疗一年后出现。结合患者皮肤症状，考虑皮疹是化疗后的皮肤反应。

4. ①借助现代医学诊疗技术，如 CT、核磁等以判断病灶的大小、生长速度及感染情况等。②患者化疗第一次复查，病情有进展，第二次复查后，病情平稳，淋巴结较前无肿大，未出现疼痛和其他不良反应。患者目前病情平稳，应中医扶正与祛邪同时进行，减毒增效，截断扭转。③定期复查，随时调整治疗方案。

5.①霍奇金淋巴瘤的主要病理类型是典型的 R-S 细胞，此外，还有一种细胞与 R-S 细胞形态相似，但只有一个核，内有大形核仁，称之为单核 R-S 细胞或者霍奇金细胞，这种细胞可能是变异型 R-S 细胞，可以依此诊断为霍奇金淋巴瘤。②非霍奇金淋巴瘤较为多见，占据淋巴瘤 89%~92%，中老年人高发，青年人也可以出现。而霍奇金淋巴瘤则占据淋巴瘤 8%~11%，其发病年龄较低，预后也相对较好。③目前，霍奇金病与非霍奇金淋巴瘤病因都不清楚，可能都与病毒感染有关。但非霍奇金淋巴癌与遗传有关，遗传性免疫缺陷家族中多见非霍奇金淋巴瘤患者。另外放射、辐射所致的淋巴瘤多为非霍奇金淋巴瘤。霍奇金淋巴瘤常以无痛性、进行性浅淋巴结肿大作为首发症状。非霍奇金淋巴瘤常见的临床症状以淋巴结外受侵犯多见，大多为无症状的外周淋巴结肿大，累及颈部、腹股沟，或两处都被波及，侵犯部位多为胃肠道、骨髓、中枢神经系统及胸腔纵隔等。④霍奇金淋巴瘤往往出现周期性发热或不规则热，瘙痒、饮酒后局部疼痛等症状；非霍奇金淋巴瘤往往出现持续性发热，瘙痒不常见，饮酒后局部疼痛等症状也不常见。⑤霍奇金淋巴瘤与非霍奇金淋巴瘤的化疗方案不一样，前者多应用 APVD 方案化疗，后者多应用 CHOP 方案化疗。

四、刘敬霞主任医师临证讲解

1. 纠正病历书写中的问题

（1）既往史中"颈动脉硬化病史 10 年余，未系统治疗"不妥当，患者既往可能定期复查或给予他汀类药物以降脂稳定斑块，所以此处描述应为"定期复查"或描述既往治疗方法更合适。

（2）皮疹位置描述不精准。患者前额、后枕部、两侧颞部均有皮疹分布，对于耳郭色泽、瘦薄、质地地描述应该更加细致，以利于辨证分型。

（3）患者原发病灶位于腹股沟，其极易侵犯患者生殖系统，多引起病侧睾丸肿胀、下垂或疼痛，应对患者的双侧睾丸是对称、肿大、下垂等做详细描述。另非霍奇金淋巴瘤属于全身多发淋巴瘤，对浅表淋巴的触诊（颈部、颌下、腋下、腹股沟等）应仔细。

2. 问题分析和讲解

（1）根据患者临床表现，口唇颜色偏暗，面色晦暗，双下肢怕冷明显，头部皮疹偏红，舌下络脉紫暗，迂曲并不明显，加之患病已久，乏力明显，故有气虚；耳郭瘦薄，头部皮疹色红，考虑患者仍以气阴两虚为本；患者有糖尿病等基础疾病，本病起初为阴虚火旺，属于慢性消耗性疾病，排尿过多进一步消耗阴血；又因化疗过程过于燥热，血枯津亏，燥痰停滞于肺部，形成双肺多发磨玻璃样结节，故非霍奇金淋巴瘤源于淋巴结细胞或淋巴细胞的恶性肿瘤。

（2）本病分为惰性非霍奇金淋巴瘤、侵袭型非霍奇金淋巴瘤。惰性阶段，中医发挥其三大作用：第一扶正祛邪；第二减毒增效，减弱化疗药物的毒性及本病的毒性；第三截断扭转，扭转患者的生存率，让淋巴细胞不再增生，并发症不再出现，中医治疗必须要贯穿始终。

第二节　肾恶性肿瘤

一、主管医师汇报病历

患者谷某，女，54岁，于2022年4月16日入住我院中医内科。

主诉：左肾恶性肿瘤术后4年余，乏力2个月。

现病史：患者2017年5月于当地医院因子宫肌瘤需行手术治疗，行术前常规检查时查腹部彩超提示左肾脏实性囊肿，手术治疗后，术后病理提示左肾透明性细胞癌（未见报告单）。术后患者每年规律复查一次。2022年2月患者自诉乏力，遂于当地复查时行胸部CT示双肺间质性改变，双肺及纵隔可见淋巴结影。患者行穿刺后明确诊断为淋巴肉芽肿性炎症。今为求进一步中医治疗，遂就诊于我院门诊，由门诊以"（肾）恶性肿瘤中医治疗"收住入院。入院症见：乏力，汗出，气短，劳累后明显，胸闷，腰部稍酸困，劳累后明显，咳嗽、咳痰少，不易咳出，口干，有时头晕，无头痛，双耳耳鸣，呈翁鸣音；心慌心悸，晨起双眼睑偶有浮肿，双足偏热；恶寒、怕冷，双膝关节疼痛，上楼梯时明显，双手指晨起自觉僵硬、肿胀，纳尚可，上腹部偶有胀满，睡眠欠佳，大便调，小便正常，近3个月体重下降约2kg。

既往史：肺结节病病史4年余，未予治疗；甲状腺结节病史2个月余；淋巴结增大病史2个月，未治疗；高脂血症病史5年，间断口服中药汤剂治疗；否认糖尿病、冠心病、高血压等慢性病病史；否认精神病病史，否认有肝炎、结核等传染病史。2021 年因子宫肌瘤于宁夏医科大学总医院行子宫全切术；2018 年于宁夏医科大学总医院行左肾切术；否认外伤史，否认输血史；否认食物及药物过敏史；预防接种史不详。

个人史：出生于河北，1999 年迁居于宁夏银川，否认食生鱼、生肉史，否认疫区接触史，否认地方病流行区居住史，否认传染病接触史；否认饮酒史，否认烟嗜好；工作中否认粉尘物质接触史；否认冶游史。

月经史：13 岁初潮，周期为 28 天，行经 7 天，53 岁绝经。

婚育史：20 岁结婚，育有 1 子，配偶及其子均体健。

家族史：父母亲均健在；否认患传染病和同类疾病史。

望、闻、切诊：神志清楚，呼吸、语言清晰，面色偏黄，体形偏瘦，反应灵敏，头颅圆整，耳郭色泽红润，鼻色红黄隐隐，含蓄明润，口唇随意开合，齿龈淡红而润泽，咽部黏膜充血水肿，双侧扁桃体无肿大，悬雍垂下移 1.0cm，呼吸畅通，发音正常，食物下咽顺畅。舌象：舌淡红，苔白腻。脉象：脉涩，沉取力弱。

体格检查：体温 36.2℃，脉搏 84 次/分，呼吸 21 次/分，血压 130/80mmHg，神志清晰，发育正常，营养中等，表情自如，自主体位，步态正常，精神差，查体合作，对答切题。全身皮肤黏膜无黄染，未见皮疹及出血点，无肝掌和蜘蛛痣。全身浅表淋巴结未扪及肿大，头颅无畸形，两侧瞳孔同圆等大，对光反应正常，眼球运动正常。鼻通畅，鼻唇沟对称，鼻中隔无偏曲，鼻翼无扇动，鼻窦区无压痛，无流涕和出血。两耳郭正常，外耳道无脓性分泌物，乳突区无压痛，两耳听力粗测正常。唇暗红，咽部黏膜充血水肿，双侧扁桃体无肿大，悬雍垂下移 1.0cm，颈软，颈静脉不充盈，气管居中，双侧甲状腺饱满。胸廓无畸形，乳房两侧对称，呼吸运动两侧对称，双侧语颤正常，呼吸节律规整，两肺叩诊呈清音，呼吸音低弱，两肺闻及大量痰鸣音。下腹部可见一长约 10cm 横形手术瘢痕，伤口愈合可，无肌紧张，无压痛及反跳痛，肝脾肋下未触及，无液波震颤，未触及包块。肝脾区均无叩击痛，无移动性浊音，双肾区无叩击痛，左侧腰部可见一长约 12cm 斜行手术瘢痕，愈合好。肠鸣音正常，4 次/分，未闻及血管杂音。

辅助检查：腹部彩超示左肾切除术后，门静脉、肝、胆、胰、脾、右肾未见明显异常；血常规、血糖、尿、便常规未见异常；肝功示碱性磷酸酶 102.6U/L（↑）；血脂四项示高密度脂蛋白胆固醇 0.71mmol/L（↓），甘油三酯 2.96mmol/L（↑）；肾功示尿酸 375.1μmmol/L（↑）；心电图示正常窦性心律，正常心电图；甲功五项未见明显异常；心脏彩超示静息状态下，左心室舒张功能减退，三尖瓣、肺动脉瓣微量反流；甲状腺及颈部淋巴结彩超示右侧甲状腺低回声结节伴钙化（TI – RADS 4a）。

中医诊断：肾岩，脾肾阳虚证。

西医诊断：①肾脏恶性肿瘤；②肺结节病；③甲状腺结节；④子宫切除术后状态；⑤淋巴结增大；⑥高甘油三酯血症；⑦高尿酸血症。

治疗计划：①中医治疗。予中医特色疗法耳针（左耳，取穴：肺、脾、肾、肝、胃、心、神门、内分泌、皮质下、肾上腺、肿瘤特异区）以补肺益肾、调和阴阳；给予穴位贴敷疗法（部位：大椎穴、双肺俞穴、大包穴、双脾俞穴、双肾俞穴、膻中穴、双尺泽穴、命门穴、膏肓穴、双足三里穴、双大肠俞穴、双天枢穴、关元穴）以补益脾肾、温阳通络；予关元穴艾灸治疗以增强治疗效果；予中药汤剂以温补脾肾、化痰散结、养心安神为主。②西医治疗。患者乏力、头晕，予 5% 葡萄糖注射液 250mL + 维生素 C 注射液 2.0g + 维生素 B$_6$ 注射液 0.2g，静滴，1 次/日，以营养补液治疗，因黄芪注射液具有抑制肿瘤细胞增殖、促进肿瘤细胞凋亡的作用，故予 5% 葡萄糖注射液 250mL + 黄芪注射液 20mL，静滴，1 次/日。

入院第 6 天病情：患者乏力、睡眠好转，耳鸣、头昏，口干好转，心慌好转，双目浮肿消失，双手晨起僵硬，大小便调。

二、临床需要解决的问题

1. 中医辨证为脾肾阳虚证是否准确？依据是什么？

2. 患者肺部结节病史 20 年，现复查胸 CT 为双肺及纵隔淋巴结影，考虑为病情进展还是肺部原发病灶？

3. 患者有甲状腺结节，尿酸高，结合肾癌病史，目前治疗的重点是什么？下一步应行哪些检查？

4. 肾癌中后期三联征是什么？如何用中药延缓疾病进展？

5. 目前患者在生活及饮食上如何调护？

三、针对病案开展讨论

1. 本案目前辨证为脾肾阳虚证是正确的。肾癌属于中医学"血尿""腰痛""肾岩"等范畴，主要分型有湿热蕴肾证、肾阴亏虚证、脾肾两虚证。患者肾癌术后，体质虚弱易感受寒邪，久病耗损脾肾阳气，脾肾阳虚，阳虚寒盛，气机凝滞，而见面色白，畏寒肢冷，腰膝酸软；水湿泛滥于肌肤，故面浮肢肿；舌淡胖，苔白滑，脉沉迟细弱，均为阳虚之象，故辨证为脾肾阳虚证。

2. 肾癌最常见的转移部位包括肺、肝、骨、淋巴、脑、肾上腺等，转移部位主要由转移途径决定。转移途径主要包括直接侵犯、淋巴转移、血行转移，最常见的转移方式为血行转移，即癌细胞通过侵入血管，借助血液转移到其他脏器定植下来，这种方式多会转移到肺部。结合其既往有4年肺结节病史，现查胸部CT示双肺及纵隔可见淋巴结影，暂时考虑原发性肺结节病变，但仍要引起重视，后期定期复查胸部CT、腹部B超、尿常规等。

3. 目前该患者的治疗重点是降尿酸，因一侧肾脏切除后，另一侧肾脏负担过重，若尿酸仍高，会进一步加快健侧肾脏的损害，故要加强降尿酸力度。患者目前双肺及纵隔可见淋巴结影，虽然穿刺后肺部结节为肉芽肿炎症，但为明确癌症的发展情况，建议下一步行PET-CT检查。结合患者甲状腺结节病史，双目晨起浮肿，可查甲功五项以了解甲状腺功能情况。患者为肾癌患者，会出现贫血与发热等症状，建议下一步查红细胞沉降率，若红细胞沉降率升高提示预后较差。肾癌患者能分泌一种溶骨因子，促使骨吸收，导致血钙升高，故可查血钙；若肿瘤发展迅速，C反应蛋白会升高，建议后期查C反应蛋白。

4. 肾癌中后期三联征是血尿、腰痛、腹部肿块，其主要基本病机为正气亏虚，又因外感、七情、饮食等导致脏腑功能失调，气滞血瘀，痰结毒聚，日久积滞而形成有形肿块。辨证首辨邪气之盛衰，治疗原则为扶正祛邪、攻补兼施。早期邪气盛正虚不明显，当先攻之；中期以攻补兼施；晚期正气大伤，不可过度攻邪，以扶正为主。

5. 肾癌患者必须限制食盐的摄入量，每天不超过5g，减少腌制、熏制食物摄入如咸菜、咸面包、腊肉等；紫菜、芹菜等钠盐含量比较高，应少食；患者尿酸升高，减少豆制品、菌类、花生、火锅、动物内脏等高嘌呤食物摄入；避免一次性摄入过多高蛋白食物，否则加重肾脏负担；注意腰部保暖，避免受凉。

四、刘敬霞主任医师临证讲解

1. 纠正病历中书写的问题

（1）关于手术瘢痕描述，应写为"腰部外上至左下腹斜形手术瘢痕"。

（2）应记录腋下、腹股沟淋巴结有无触及，活动度如何，边界是否清楚，有无压痛；双下肢水肿是否对称；盆底静脉有无曲张等。

2. 问题解读及分析

（1）肾癌是起源于肾实质泌尿小管上皮系统的恶性肿瘤，又称为肾腺癌，属于中医学"血尿""腰痛""肾积"等范畴，因肾虚受邪，气血痰瘀阻滞，逐渐积滞恶变而成。肾癌早期无明显症状，也不易被发觉，出现血尿时，大多数已是晚期。肾癌的基本病机为肾气精血不足，湿热瘀痰毒互结，病理性质属本虚标实，病位在腰府，与肾、脾、膀胱密切相关，中医学多从肺、脾、肾论治。临床分型多为湿热瘀结证、瘀血内阻证、脾肾两虚证、肾阴虚弱证、肾阳亏虚证、气血双亏证。肾阳虚患者会出现畏寒、肢冷、腰酸、夜尿频、小便不利、水肿等；脾阳虚患者会出现腹胀、乏力、食欲减退、大便稀溏等。肺为气之主，主呼吸，肺气不足，宣则不能使阳守于外，降又不能下引肾阳，久可致肾阳消散，即母不生子。肾经脉络上行于肺，管理三焦，水液输布上靠肺的通调，下靠肾的开合，水液代谢不利，日久聚湿成痰。在西医学方面，肺与肾在呼吸运动、水液代谢、电解质酸碱平衡等方面有相互影响的关系。结合患者临床表现故辨证为肺肾两虚兼有痰湿证。

（2）肾脏切除术后，临床上有20%～30%复发转移的可能，包括局部淋巴结转移，侵犯肾周筋膜及邻近脏器；远处转移以肺转移最常见。可查PET－CT以明确病情。癌症患者的血沉明显增快，尤其是发展迅速的癌症，故可通过查红细胞沉降率以评估病情。因甲状腺激素能抑制肾小管排泄尿酸，患者尿酸升高，建议进一步查甲功五项。

（3）患者现尿酸升高，又是左肾癌术后，尿酸高会进一步加重右侧肾脏的代谢负担，故急则治其标，先以补肾阳、化湿浊以降低尿酸，临床用茯苓、猪苓、盐泽泻、胡芦巴、菟丝子、杜仲、巴戟天等。中药治疗肾癌副作用小，对于中晚期肾癌具有一定的效果。黄芪具有生肌作用，促进平滑肌生长；黄精可以抑制端粒酶活性，减少细胞增殖和促进细胞凋亡。患者有甲状腺结节、肺部结节、纵隔及淋巴结节，可用橘核、荔枝核、白芥子、浙贝母、山慈菇等加强散结功效；患者尿酸高，故不用醋鳖甲、煅牡蛎等；小腹寒凉用肉桂、盐小茴香暖宫散寒；后期查甲功五项，如有甲状腺功能减退症，临床可加鹿角霜、巴戟天、淫羊藿、阳起石、烫狗脊等温补肾阳。

第三节　宫颈恶性肿瘤

一、主管医师汇报病历

患者高某，女，69 岁，于 2022 年 8 月 9 日入住我院中医肿瘤科。

主诉：确诊宫颈癌 4 个月，伴气短 2 周。

现病史：患者诉阴道流黄色分泌物 10 余年，未予重视。2022 年 1 月 16 日于当地医院体检时行妇科检查发现宫颈呈菜花样赘生物改变，直径约 4cm，伴有接触性出血。进一步查 HPV 示 16 型（＋），宫颈赘生物送宁夏某医院病检，结果示非角化性鳞癌。2022 年 2 月 7 日至 3 月 24 日就诊于宁夏某医院，行放疗 25 次，腔内后装放疗 5 次。4 月 22 日复查妇科彩超、CEA、CA125、SCC 均未见明显异常，建议患者休息 3 个月。近 2 周患者自觉乏力、气短明显，今日为求进一步治疗，就诊于我院，门诊拟"恶性肿瘤中医治疗（宫颈）"收住入院。入院症见：患者乏力、气短明显，偶有心慌、心悸，无心前区憋闷、疼痛；头晕、头昏，无明显头痛；全身汗多，对冷热刺激敏感；纳食可，无明显胃脘部不适；偶有小腹坠胀，双侧臀部冰凉，无明显小腹疼痛，阴道无明显异常分泌物；偶有后腰部酸痛，右侧膝关节疼痛；手足心不热，双手指关节疼痛、变形；睡眠可，大便不干，小便略频。近期体重未见明显增减。

既往史：患者平素健康状况一般。高血压病病史 20 年，血压最高 150/85mmHg，现规律口服缬沙坦片，一次 10mg，1 次/日，血压控制稳定，120/（60～70）mmHg；甲状腺功能亢进症病史 20 余年，现间断口服甲巯咪唑片治疗,定期复查甲功基本正常;冠状动脉粥样硬化性心脏病病史10余年,现规律口服单硝酸异山梨酯片,1片/次,1次/日,病情控制可;血糖不稳定,未口服降糖药;胆囊结石、胆囊炎病史5年,未予以治疗;2010年因右肾平滑肌瘤行腹腔镜下右肾摘除术;患者肌酐偏高,现口服百苓胶囊、药用碳片控制;否认外伤史及输血史;否认药物、食物过敏史。

个人史:生于宁夏盐池,现居住于宁夏银川,生活规律,无吸烟、饮酒史;无工业毒物、粉尘、放射性物质接触史;无冶游史;预防接种记录不详。

月经史:15岁初潮,行经7天,周期28～30天,50岁绝经,既往月经规律,经量适中,色暗红,否认痛经史,否认异常白带史。

婚育史:25岁结婚,生育2子,配偶及儿子均体健。

家族史:父母已故,具体不详;家族中无与患者类似疾病及遗传倾向的疾病。

望、闻、切诊:神志清楚,两目乏神,呼吸平稳,语言清晰,面色荣润,肌肉不削,动作自如,反应灵敏,头颅圆整,头发花白,耳郭瘦薄,光泽度差,弹性较差,唇色淡红,口唇随意开合,动作协调,齿龈淡红欠润泽,咽喉略充血,双侧扁桃体无肿大,呼吸通畅,发音正常,食物下咽顺利无阻。舌象:舌质淡,舌尖红,苔薄白腻。脉象:脉弦细数。

体格检查:体温36.5℃,心率78次/分,呼吸19次/分,血压100/67mmHg。双侧腹股沟淋巴结未扪及肿大,双侧腘窝淋巴结未触及。唇淡红,咽喉略充血,双侧扁桃体无肿大,悬雍垂居中。颈软,颈静脉不充盈,气管居中,双侧甲状腺无肿大。胸廓无畸形,乳房两侧对称,呼吸运动两侧对称,双侧语颤正常,呼吸节律规整,两肺叩诊呈清音,呼吸音低弱,两肺未闻及干、湿性啰音。心尖搏动位于左侧第五肋间左锁骨中线内0.5cm,心尖部无震颤,无摩擦感,心脏浊音界无扩大,心率78次/分,心律齐,心音有力,各瓣膜听诊区未闻及病理性杂音。腹无膨隆,未见腹壁静脉曲张及蠕动波。腹壁柔软,无肌紧张,无压痛及反跳痛,肝脾肋下未触及,无液波震颤,未触及包块。肝脾区均无叩击痛,无移动性浊音,双肾区无扣击痛。下腹部无压痛,右腹部可见2个1cm左右手术疤痕,右侧腋中线平肚脐位置可见一长约3cm斜行手术疤痕从外上斜向内下;肠鸣音正常，5 次/分，未闻及血管杂音。双手第一指间关节呈梭形改变，脊柱及四肢无畸形，活动自如，关节无红肿，双下肢粗细一致，无可凹陷性水肿，无杵状指（趾）。生理反射存在，病理反射未引出。

辅助检查：（2022-01-19，宁夏某医院）病检示（宫颈赘生物）非角化型鳞癌。入院查心电图未见明显异常。便常规未见异常。尿常规示白细胞（±），隐血（+）。血常规示白细胞计数 3.44×10^9/L（↓），红细胞计数 3.35×10^{12}/L（↓）。血糖 6.26mmol/L（↑），肝功、心肌酶未见明显异常。肾功示肌酐 104.1μmol/L（↑），尿酸 366.2μmol/L（↑）。腹部彩超示胆囊结石，右肾切除术后，肝、门静脉、胰、脾、左肾未见明显异常。颈部血管彩超示双侧颈动脉内-中膜增厚，双侧颈动脉斑块形成。甲状腺及颈部淋巴结彩超未见明显异常。甲功五项未见明显异常。

中医诊断：癌病，气血两虚，兼肾阳不足证。

西医诊断：①宫颈恶性肿瘤；②高血压病 2 级（高危）；③冠状动脉粥样硬化性心脏病；④胆囊结石；⑤胆囊炎；⑥右肾切除术后；⑦甲状腺功能亢进症。

诊疗计划：①中医治疗。入院完善相关检查后，给予中医特色疗法耳针、穴位贴敷、艾灸等治疗调节机体；中药汤剂起始阶段以宣肺解表、化湿健脾为主，兼益气养血。②西医治疗。给予静滴 5% 葡萄糖注射液 250mL + 维生素 C 注射液 2.0g + 维生素 B_6 注射液 0.2g 以营养支持治疗，3 日后给予静滴黄芪注射液益气扶正。

二、临床需要解决的问题

1. 患者辨证为气血两虚，兼肾阳不足证，辨证是否准确？依据是什么？

2. 患者自诉既往臀部怕凉，考虑宫颈癌的发生是否与之有关？现目前仍觉臀部冰凉明显，是否与放疗有关？下一步应该怎么治疗？

3. 患者有高血压病史 20 余年，规律口服缬沙坦片，入院监测血压偏低，已更换降压药为坎地沙坦酯片，患者昨日口服 1 片，监测血压为 89/56mmHg，嘱患者今日改为口服半片，继续监测，如血压持续偏低，是否可停止口服降压药？

4. 患者怕冷明显，既往有甲状腺功能亢进症病史，间断口服甲巯咪唑片，入院查甲功五项有甲减趋势，考虑怕冷是否与之有关？患者得病的原因是否与口服甲巯咪唑片有关？

5. 本病的中医辨证分型有哪些？针对本患者，治疗方向是什么？可以选用哪些中药进行治疗？

6. 本病的饮食及生活指导有哪些？

三、针对案例开展讨论

1. 患者高血压、冠心病病史时间较长，考虑有慢性基础病，故存在气血亏虚；患者气短、乏力明显，症状上也是气虚表现，"气能生血"，"气能行血"，故气虚日久必然出现血虚，血虚则不能濡养心脏，则出现心慌、心悸，血虚不能上达头面部，故出现头晕、头昏症状；另外，患者既往右肾切除，经过 25 次放疗，5 次后装放疗，一般情况下，放疗易伤精气，故考虑属肾精亏虚。故考虑辨证为气血亏虚，兼肾精亏虚、寒湿凝滞。

2. ①臀部处在人体躯干部最低位置，与盆腔位置接近，脾阳虚弱则水失运化，机体感受寒湿之气，盆腔部位最易出现湿浊停聚。另外，现代人工作久坐不动，容易造成腰部、臀部血液循环不畅，瘀血停滞，血流不畅，容易引起盆腔病变。②臀部冰凉是否与放疗有关，应询问病史。患者既往就有臀部冰凉的症状，考虑放疗不是最直接原因；而患者长期口服甲巯咪唑片导致体内寒邪凝滞，考虑与臀部冰凉有关。③除中药治疗外，因臀部位于人体背侧，经此部位的经络如督脉、足太阳膀胱经、足少阳胆经均为阳经，阳经受损可以在阳经较为集中的臀部施灸，起到温经散寒的作用，有助于改善阴寒之体，改善盆腔血液循环。

3. 患者既往有高血压病史多年，长期口服降压药治疗，入院更换降压药后血压仍偏低，建议患者将口服降压药药量减半，继续监测血压，如血压稳定，可停止口服降压药，与此同时，可口服中药汤剂协助恢复血管弹性，稳定血压。另外，患者既往有冠心病病史，规律口服单硝酸异山梨酯片，此药既能扩张血管，又能够间接降低血压，故建议予以监测 24 小时动态血压，了解血压水平。

4. ①甲状腺功能减退症的症状：以畏寒、乏力、手足肿胀感、嗜睡、记忆力减退、少汗、关节疼痛、体重增加、便秘、女性月经紊乱或者月经过多、不孕为临床症候群。起初考虑患者怕冷与甲减趋向有关系，但综合分析，甲减不是导致患者怕冷的主要因素。②结合患者病史，既往有怕冷的症状，且既往有甲状腺功能亢进症病史 20 年，间断口服甲巯咪唑片，甲巯咪唑片属于抗甲状腺药物的一种，其主要机制即减少甲状腺素产生与合成。该药物为现阶段临床上治疗甲亢较为常用的一种药物，并可发挥较好的免疫抑制功效，能够有效地抑制甲亢患者体内 B 淋巴细胞合成抗体，从而可显著减少患者血液循环系统中所含有的甲状腺刺激性抗体量，促使一致性 T 细胞生理功能恢复，改善患者机体紊乱症状。但是，服用甲巯咪唑过量也会引起一定的毒副反应，其主要副作用包括皮疹、粒细胞减少、肝功能损害、药物性甲状腺功能减退等。从中医学治疗的角度考虑，此药性质偏寒凉，长期服药容易致寒湿凝滞，而寒湿凝滞是发生肿瘤的基础，故考虑患者发病的原因是长期的药物因素导致形成寒湿凝滞体质，给肿瘤的发生提供了条件。

5. 辨证分型：不同的医家提出的辨证方法不同。①六分法。实证：肝郁气滞型、瘀血内阻型、湿热瘀毒型、痰湿下注型；虚证：脾肾阳虚型、肝肾阴虚型。②根据《中西医结合妇产科学》（2010 年版）分为四型：湿热瘀毒型、肝郁化火型、肝肾阴虚型、脾肾阳虚型。治疗方向：病久正气亏虚，气、血、痰、湿相互兼夹，加之放化疗后更易损伤人体正气，故治疗应扶正祛邪，标本兼治。通过分析，本例患者属本虚邪实，其本虚为气血亏虚，标实为寒湿凝滞。治疗思路以扶正祛邪为主，如果以正虚为主，应以益气养血为主，兼以散寒化湿；如以邪实为主，治疗应以散寒化湿为主，兼以益气养血扶正。根据证型选用方药：气阴两虚者，应益气养阴，予六味地黄丸和生脉饮加减治疗；阴虚内热者，治宜补气养阴清热，予青蒿鳖甲汤和生脉饮加减；见少阳证者，宜和解少阳，辅以除湿，予小柴胡汤加减，临床可奏效。另外，本病发生的一个重要环节是宫颈 HPV 感染，故临床治疗中应重视控制宫颈 HPV 持续感染，阻断本病发生。常用抑制 HPV 感染的中药：黄芪、土茯苓、蒲公英、半枝莲、薏苡仁、白花蛇舌草、怀牛膝、黄柏、苍术、桑寄生、炒续断、当归、芍药、白术、川芎、泽泻、茯苓等。其中当归、川芎等活血化瘀药物容易促进肿瘤生长，与我院治疗理念相悖，故不列入常用药物之列。外治法：白及外敷具有抗炎、抗肿瘤、促进黏膜修复的功效，还可以增强免疫力，起到祛邪扶正的作用。鱼腥草粉宫颈外敷联合口服中药汤剂，能够抑制宫颈上皮内瘤变发生。

6.①饮食上：因患者经过 25 次放疗，身体消耗较大，故饮食上建议摄入高营养、高蛋白、易消化食物，如瘦肉、莲藕、西蓝花、水果蔬菜等，少食生冷、辛辣刺激性食物。②生活上：注意个人卫生，勤换内衣裤，规律作息，避免熬夜，少看电脑、手机等电子产品，减少辐射，适当运动，提高免疫力。

四、刘敬霞主任医师临证讲解

问题解读及分析

患者年龄接近 70 岁，有基础病史多年，且考虑本病易耗损气血，故气血虚弱是肯定存在的；患者入院查血常规提示白细胞计数、红细胞计数偏低，中医考虑属血虚，故辨病之本在于气血亏虚；患者有甲状腺功能亢进症病史，长期口服甲巯咪唑片，从中医学角度考虑，甲巯咪唑具有清热泻火的作用，其性质偏于寒凉，长期使用容易导致"寒毒"存在，为寒湿凝滞机体环境提供了物质基础；另外，患者生活规律，无不良妊娠史，但 HPV16（+），考虑机体内有湿毒之邪存在。综合分析，辨证为气血亏虚、肾精亏虚、寒湿凝滞证。治疗原则为补气养血、散寒化湿，兼以排毒。

第四节　子宫内膜癌

一、主管医师汇报病历

患者尚某，女性，54 岁，于 2022 年 9 月 17 日入住我科。

主诉：子宫内膜恶性肿瘤术后 5 个月，伴气短、乏力半个月。

现病史：患者 2018 年于当地医院体检时行妇科彩超提示子宫腔内回声不均匀，子宫囊肿；患者未予重视，平素白带量多，有异味，外阴偶有瘙痒，无阴道异常出血。半年前，患者自觉腰痛明显，多于弯腰活动后加重，休息后可缓解，无腹痛，无阴道异常出血，白带量少，有异味，偶有外阴瘙痒。2022 年 3 月 12 日于当地医院行阴式彩超示宫腔内实性低回声区（2.6cm×1.5cm），子宫肌瘤，宫颈囊肿；遂就诊于当地医院，行宫腔镜示宫腔内可见 2 枚赘生物，较大一枚表面不均，质地糟脆，可见白色坏死灶及易型血管，大小约 3.0cm×2.5cm，来源于后壁，后壁可见较粗大可疑易型血管，行分段诊刮并送病检示（宫腔）破碎的肿瘤组织，瘤细胞卵圆形，呈团巢状分布。2022 年 3 月 29 日患者在全麻下行经腹腔镜下子宫内膜癌分期手术（腹腔镜经腹子宫扩大切除术＋腹腔镜下双侧附件切除术＋腹腔镜盆腔淋巴结清扫术＋腹腔镜腹主动脉旁淋巴结切除术＋腹腔置管引流术），术中冰冻病理示（宫腔）子宫内膜样癌，癌组织侵及子宫浅肌层，未见宫颈管侵犯。术后病理诊断示①（宫腔）1 型低分化子宫内膜样腺癌侵及子宫浅肌层（＜1/2 层）；②宫颈黏膜组织慢性炎症并纳氏囊肿形成；③子宫腺肌症并平滑肌瘤；④双侧输卵管未见癌；⑤左侧卵巢未见异常，右侧卵巢包涵囊肿形成；⑥双侧宫旁未见癌。免疫组化结果示（癌细胞）P53（不规则弱＋），MLH（＋），MSH2（＋），MSH6（＋），PMS2（＋），PAX8（＋），WT1（－），P16（少部分＋），ER（＞90%/2－3＋），PR（个别阳性），Ki67（约 40%），E－cadherin（＋），Vimetin（部分＋），D2－40（未见淋巴管内癌栓），CD31（未见血管内癌栓）。半个月前，患者自觉乏力明显，活动后气短，偶有胸闷，偶有心慌、心悸，今患者为寻求进一步中医诊治，遂就诊于我院门诊，门诊拟以"恶性肿瘤中医治疗（子宫内膜恶性肿瘤）"收入。入院症见：患者自觉乏力明显，活动后气短，偶有胸闷，偶有下腹部针刺样疼痛，偶有心慌，偶有心前区憋闷，无心前区及肩背部疼痛；偶有头晕、头昏，有昏仆感，无头痛；无咳嗽，咳少量白色稀水样痰，不易咳出，流清涕，无鼻塞，手心热，汗出一般；纳食可，偶有胃脘部嘈杂不适，进食寒凉及辛辣刺激后易出现胃胀，无恶心呕吐，双膝关节偶有疼痛、僵硬，大便稀溏，2～3 次/日，可成形，夜尿 1～2 次，无明显尿急尿痛，睡眠欠佳，不易入睡，梦不多，近期体重未见明显变化。

　　既往史：患者既往健康状况一般。高血压病史 4 年余，规律口服坎地沙坦酯片 8mg，1 次/日，血压控制可；脂肪肝病史 1 年余，定期复查；慢性萎缩性胃炎病史 1 年余，既往口服奥美拉唑肠溶片及中药汤剂以对症治疗；高脂血症、甲状腺结节病史 5 个月；否认糖尿病、冠心病等慢性病史；否认肝炎、结核等传染病史；2004 年因外伤致左踝关节骨折并于当地医院行左踝关节钢板内固定术；否认输血史；否认药物及食物过敏史；既往预防接种记录不详。

个人史：出生于并久居于某地，近 1 个月否认疫区及外来人员接触史，无食生鱼、生肉史，无地方病流行区居住史，无传染病接触史；无烟嗜好，少量饮酒史，无药物嗜好；有粉尘物质接触史；无冶游史。

月经史：17 岁月经初潮，月经不规律，既往有痛经，既往月经量多，有血块，色暗，51 岁绝经，白带量少。

婚育史：24 岁结婚，育有 1 女，女儿体健，配偶因肠癌（具体不详）已故。

家族史：父亲患有糖尿病，因胰腺癌已故；母亲患有高血压，因脑溢血已故；否认家族中患传染病史及同类病病史。

望、问、切诊：神志清楚，两目乏神，呼吸平稳，语言清晰，面色晦暗，肌肉不削，动作自如，反应灵敏，头颅圆整，发黑夹白，耳郭色泽欠红润，鼻色暗黄隐隐，唇暗红，口唇随意开合，动作协调，牙齿色略黄坚固，咽喉充血水肿，咽后壁散在疱疹舌象：舌质暗，舌尖红，苔白略腻。脉象：细弱。

体格检查：体温 36.2℃，心率 59 次/分，呼吸 16 次/分，血压 121/85mmHg。患者精神一般，右侧腹股沟可触及约 2cm 大小肿大淋巴结，无压痛，边界清楚，活动度良好，唇暗红，咽喉充血水肿，咽后壁散在疱疹，颈部粗大，颈前视诊饱满，颈软，颈静脉不充盈，气管居中，双侧甲状腺无肿大。呼吸运动两侧对称，双侧语颤正常，呼吸节律规整，两肺叩诊呈清音，呼吸音弱，两肺可闻及痰鸣音，两肺未闻及湿性啰音。心脏查体未见异常。肚脐上 1cm 处可见长约 1cm 手术瘢痕增生，色暗，愈合可；平肚脐左右距离约 6cm 可见约 1cm 瘢痕增生，色暗，愈合可；左下腹腹股沟可见约 1cm 十字交叉瘢痕，色暗，愈合可；腹部膨隆，未见腹壁静脉曲张及蠕动波。腹壁柔软，无肌紧张，无压痛及反跳痛，肝脾肋下未触及，无液波震颤，未触及包块。肝脾区均无叩击痛，无移动性浊音，双肾区无叩击痛。肠鸣音正常，5 次/分，脊柱侧弯，左下肢可见约 7cm 手术瘢痕，愈合可，生理反射存在，病理反射未引出。

辅助检查：血常规示白细胞计数 3.77×10^9/L（↓），平均红细胞血红蛋白浓度 308g/L（↓）。尿常规示胆红素（＋＋＋），葡萄糖（＋）。血糖、肝功、肾功、血脂、便常规未见明显异常。腹部彩超示脂肪肝（中度），门静脉、胆、胰、脾、双肾未见明显异常。心电图示心率 54 次/分，窦性心动过缓，T 波改变，可能异常心电图。甲状腺彩超示双侧甲状腺结节（右侧 9.7mm×7.3mm，左侧 16.5mm×10.8mm）。颈部血管彩超示双侧颈动脉内中膜增厚，左侧颈动脉强回声斑块形成，请结合临床、复查。

中医诊断：癌病，脾肾两虚证。

西医诊断：①恶性肿瘤；②高血压病 3 级（极高危）；③脂肪肝；④高脂血症；⑤甲状腺结节；⑥病毒性咽炎；⑦慢性萎缩性胃炎；⑧颈动脉硬化。

诊疗计划：①中医治疗。给予中医特色疗法耳针，隔日 1 次（取穴：肺、脾、肾、肝、心、神门、三焦、皮质下、内分泌、神门、扁桃体）以疏经通络、调和阴阳；予以穴位贴敷疗法（穴位：大椎穴、双肺俞穴、天突穴、双脾俞穴、双肾俞穴、双丰隆穴、双尺泽穴、气海穴、血海穴、双足三里穴、双三阴交穴、双阴陵泉穴）补中、益气、养阴、散结等；中药硬膏热贴敷治疗（甲状腺）消瘿散结。②西医治疗。乏力不舒明显，予以 5% 葡萄糖注射液 250mL + 维生素 C 注射液 2.0g + 维生素 B_6 注射液 0.2g，静滴，1 次/日，补充能量。

二、临床需要解决的问题

1. 子宫内膜癌的中医辨证论治分型有哪些？本案辨证为脾肾两虚证是否合适？

2. 针对子宫内膜癌变，常用中药有哪些？作用机理是什么？

3. 患者尿常规示胆红素（+++），葡萄糖（+），导致尿常规异常的原因可能有哪些？

4. 患者子宫内膜癌术后，今年 3 月查甲状腺结节，右侧 0.7cm×0.5cm，左侧 0.7cm×0.7cm，2022 年 9 月 20 日我院复查甲状腺结节，右侧 9.7mm×7.3mm，左侧 16.5mm×10.8mm，甲状腺结节较前明显增大，是否与本次手术有关，请说明理由。

5. 该患者可能面临的危险因素有哪些？

三、针对案例开展讨论

1. 子宫内膜癌中医辨证分型：①湿郁热滞证；②气滞血瘀证；③脾肾两虚证；④肝肾阴虚证。结合患者的临床表现，本病初期患者主要表现为腰痛，平素怕冷明显，进食不当后易腹泻，腰为肾之府，故有肾虚之表现；患者又有胃脘部嘈杂不适，平素大便稀溏，故有脾虚之表现；结合患者舌脉，舌质暗，舌尖红，苔白略腻，脉细弱，故本病辨证为脾肾两虚证更为合理。

2. 中医常见的抗子宫内膜癌特效中药：①雷公藤。雷公藤中雷公藤甲素对子宫内膜癌有抑制作用。②甘草。其作用于子宫内膜癌裸鼠模型后，可有效抑制肿瘤细胞增殖，其机制与下调 c-Fos/Jun 表达有关。③黄芪。其能明显抑制子宫内膜癌细胞株的生长和增殖。④补骨脂。补骨脂素具有钙离子拮抗作用，可以逆转肿瘤的耐药性。⑤半枝莲、白花蛇舌草。二者可明显抑制细胞的体外增殖。

3. 肾为先天之本，肾主生殖，而胞宫主要功能就是维持月经和生殖功能，由此可见肾与胞宫的功能相辅相成，若胞宫受损必伤及肾脏，肾气不固，则肾中精微物质可随尿液丢失，故尿中可见胆红素和葡萄糖。

4. 甲状腺结节增大的原因：①情志因素。患者长期照顾家中病患，压力较大，情绪压抑，肝郁气滞。②患者既往口服活血化瘀药物，易导致结节周围血管增生丰富，可能会加速结节生长。③患者平素自行前往养生馆行推拿按摩治疗等，也可改变血流速度、淋巴结回流等，可能会导致甲状腺结节增大。④患者子宫内膜癌术后，乏力明显，正气虚损，气虚痰湿内阻，也可造成甲状腺结节增大。

5. 患者可能面临的危险因素：①经过淋巴或血源性出现双下肢的水肿，甲状腺功能减退也可出现水肿。②自身免疫力低，容易受到侵袭，如呼吸道和泌尿道感染等。③患者如果术后失血过多，容易造成术后贫血。

四、刘敬霞主任医师临证讲解

1. 纠正病历书写中的问题

（1）患者月经周期长期紊乱，可直接描述为月经不规则或月经周期紊乱，月经不规则为本病的发生奠定了基础。

（2）本病发生与三大因素相关，称为子宫内膜三联征，即肥胖、高血压、糖尿病，还与多囊卵巢综合征密切相关，故既往史中对于体重的改变、有无高血压病史、有无糖尿病病史、有无多囊卵巢综合征病史应做详细记录。

（3）子宫内膜癌属于中医"癥瘕""带下病"等范畴，癥偏于恶性，瘕偏于良性。对于患者手术后有无出血、有无白带、白带的性质及颜色、有无腹痛、腹痛的性质，应做详细描述，并在前描述妇科病症状及体征。

2. 问题分析和讲解

（1）胞宫与肝、脾、肾三脏有关，脾肾两脏以阳虚为主，肝肾两脏以阴虚为主。患者多以五色带为主要临床表现，五色带的产生多因邪阻胞宫，如果此邪气主要偏于热邪和气滞，则病变以肝为主，肝脏影响肾脏，肾脏被动受损。早期发病如果在脾以湿邪为主，其走向以寒湿为主，则伤及肾阳；早期发病如果在肝以气滞为主，其走向以血瘀和阴虚为主。肾可有阴阳之分，也是众多疾病最后伤及的根本；脾主运化，患者平素易腹泻，固有脾虚，湿邪凝滞胞宫，如果外受寒邪，故湿邪为寒湿凝结，伤及脾阳；如果外受热邪，则有湿热郁滞。胞宫内膜每月脱落一次，伴有水液和血液，月经来潮之前，女性白带分泌增多，若白带里面夹有湿邪和水液，寒湿凝滞，则可成湿毒，湿毒下滞，而成五色带，易发为本病。

（2）该患者子宫内膜癌属于Ⅰ型，为雌激素依赖型，月经不至，子宫内膜持续增长，其发病基础就是子宫内膜异常增生。现辨证为脾肾两虚证，其治则以温阳健脾、化湿散寒为主。还需要重视的是，子宫切除术后，如果本病发生转移，可先侵犯腹膜，再侵犯盆腔，继而侵犯消化系统，以侵犯直肠较为多见。肠道和肝是毗邻的，故而肝也容易被侵犯，肺与大肠相表里，所以肺脏会被波及。为防止病情进一步进展，应从根本上改善寒湿凝滞的状态，以防止肿瘤细胞复发和转移。中医药能提高机体免疫力，增加吞噬体的吞噬功能，相当于中医学中的"气"。气有推动作用、固摄作用、温煦作用，其中气的温煦作用可使多余的癌细胞发生凋亡，使癌细胞裂解为碎片。寒凉体质之所以易发生癌变，是因其对癌细胞的监管和发现能力减弱，抗邪御邪的能力下降了。

第九章　妇科疾病

第一节　子宫内膜异位症

一、主管医师汇报病历

患者王某，女，36 岁，于 2022 年 4 月 22 日入住我科。

主诉：下腹坠痛间作 12 年，加重 1 周。

现病史：患者诉 2010 年无明显诱因出现下腹坠痛，痛经间作，小腹怕凉，未予以重视，亦未治疗。2013 年患者因备孕，就诊于银川某医院行妇科彩超示子宫内膜息肉，给予口服地屈孕酮片等治疗。1 个月后复查妇科彩超仍示子宫内膜息肉，建议行宫腔镜检查。随后患者行宫腔镜检查未发现子宫内膜息肉，给予左氧氟沙星、奥硝唑预防感染治疗。此后患者因备孕于银川某医院监测排卵，正常性生活未避孕，3 年未孕。2016 年患者因备孕要求再次就诊于银川某医院，建议试管婴儿，患者拒绝，要求行腹腔镜检查。随后行腹腔镜检查后诊断为子宫内膜异位症，口服药物治疗（具体不详）。其间患者下腹坠痛间作，以脐周为主，痛经间作，正常性生活仍未受孕，遂就诊于银川某医院，以中药汤剂治疗，症状未见明显缓解。1 周前患者无明显诱因出现下腹坠痛，今为求中医治疗，遂就诊于我院门诊，门诊以"子宫内膜异位症"收住院。入院症见：患者下腹坠痛，以脐周明显，受凉后易胀气，小腹怕凉，双下肢冰凉，时有痛经，性交痛，无阴道不规则流血；双侧乳房胀痛，与情绪波动有关；胸闷、气短明显，疲乏无力，偶感心慌、心悸，咽干、咽痒，无咽痛；出汗可，双手心热，纳食可，无反酸、烧心，无口干、口苦；睡眠不实，梦多，二便正常，近期体重无明显增减。

既往史：既往身体健康状况一般。乳腺增生、乳腺囊肿病史 4 年，曾口服药物治疗；否认高血压、糖尿病、冠心病，否认精神疾病史；否认肝炎、结核等传染病病史；否认手术史、外伤史及输血史；自诉对青霉素过敏；否认食物过敏史；预防接种记录不详。

个人史：出生于宁夏石嘴山，现居住于宁夏银川，近 1 个月否认疫区及外来人员接触史，无疫区居住史；生活规律，无烟、酒嗜好；无工业毒物、粉尘、放射性物质接触史；无冶游史。

月经史：13 岁初潮，行经 7 ~ 8 天，周期 28 ~ 30 天，末次月经 2022 年 3 月 26 日，经量多，色暗红，有血块，有痛经，白带量多，无异味。

婚育史：28 岁结婚，20 岁与前男友怀孕 2 次，均在 30 天左右药物流产，未清宫，配偶体健。

家族史：父母体健，否认患遗传病、传染病和同类疾病史。

望、闻、切诊：神志清楚，两目乏神，呼吸正常，语言清晰，面色黄，肌肉不削，动作灵活，头颅圆整，耳郭色泽红润，鼻色红黄隐隐，唇色红，咽喉壁可见数个针尖样疱疹，口唇随意开合，动作协调，牙齿润泽，咽喉黏膜充血水肿，呼吸通畅，发音正常。舌质淡，苔白腻，细涩。

体格检查：体温 36.3℃，心率 62 次/分，呼吸 16 次/分，血压 95/57mmHg。神志清晰，发育正常，营养中等，表情自如，自主体位，步态正常，精神良好，查体合作，对答切题。全身皮肤黏膜无黄染，未见皮疹及出血点，无肝掌和蜘蛛痣。全身浅表淋巴结未扪及肿大，头颅无畸形，两侧瞳孔同圆等大，对光反应正常，眼球运动正常。鼻通畅，鼻唇沟对称，鼻中隔无偏曲，鼻翼无扇动，鼻窦区无压痛，无流涕和出血。两耳郭正常，外耳道无脓性分泌物，乳突区无压痛，两耳听力粗测正常。唇红，无龋齿，无义齿，无缺齿，牙龈无肿胀，无溢脓及色素沉着，口腔黏膜无溃疡，咽喉充血水肿，咽喉壁可见散在针尖样疱疹，扁桃体Ⅰ度肿大，悬雍垂居中。颈软，颈静脉不充盈，气管居中，双侧甲状腺无肿大。胸廓无畸形，乳房两侧对称，呼吸运动两侧对称，双侧语颤正常，呼吸节律规整，两肺叩诊呈清音，呼吸音清晰，两肺未闻及干、湿性啰音。心尖搏动位于左侧第五肋间左锁骨中线内 0.5cm，心尖部无震颤，无摩擦感，心脏浊音界无扩大，心率 62 次/分，心律齐，心音有力，各瓣膜听诊区未闻及病理性杂音。腹无膨隆，未见腹壁静脉曲张及蠕动波。腹壁柔软，无肌紧张，无压痛及反跳痛，肝脾肋下未触及，无液波震颤，未触及包块。肝脾区均无叩击痛，无移动性浊音，双肾区无叩击痛。肠鸣音正常，5 次/分，未闻及血管杂音。肛门无外痔和瘘，指检括约肌正常，未发现肿物，无狭窄和压痛，外生殖器发育正常。脊柱及四肢无畸形，活动自如，关节无红肿，双下肢无可凹陷性水肿，无杵状指（趾）。生理反射存在，病理反射未引出。

辅助检查：（2022－03－08，银川某医院）阴道彩超示子宫、附件未见异常声像。（2022－03－28，银川某医院）激素六项示睾酮 0.06ng/mL（↓），余未见明显异常。（2022－04－01，银川某医院）甲状腺及颈部淋巴结彩超、甲功五项未见明显异常；血常规示淋巴细胞百分比 40.2%（↑），血红蛋白浓度 99g/L（↓），红细胞压积 32.5%（↓），平均红细胞体积 75.1fL，平均红细胞血红蛋白含量 22.9pg（↓），平均红细胞血红蛋白浓度 305g/L（↓）；肝功示直接胆红素 0.65μmol/L（↓）；肾功示肌酐 112.2μmol/L（↑）；血糖、尿常规、便常规未见明显异常；心电图示正常窦性心律，正常心电图；腹部彩超示脂肪肝（轻度），门静脉、胆、胰、脾、双肾未见明显异常。

中医诊断：不孕症，肾虚血瘀证。

西医诊断：①子宫内膜异位症；②扁桃体炎；③病毒性咽炎；④乳腺增生；⑤乳腺囊肿；⑥低血压。

诊疗计划：①中医治疗。予耳穴压豆（取穴：肺、心、肾、脾、肝、内分泌、肾上腺、交感、肩、皮质下、耳尖）以调节气血；患者小腹坠痛，给予艾灸关元穴以温阳散寒；患者气短乏力，给予穴位贴敷疗法（天突穴、大椎穴、双肺俞穴、双大杼穴、双脾俞穴、双肾俞穴、双胃俞穴、双足三里穴、双大肠俞穴、双天枢穴、气海穴、水分穴）以益气健脾，温阳散寒（具体方药：狗脊 12g，巴戟天 10g，附子 9g，肉桂 5g，当归 10g，胡芦巴 10g，小茴香 6g，菟丝子 10g，黄芪 30g，乌药 10g，阳起石 10g）；中药汤剂以温补脾肾、散寒除湿、理气止痛为主。②西医治疗。患者疲乏无力，给予 5%葡萄糖注射液 250mL＋维生素 C 注射液 2.0g＋维生素 B_6 注射液 0.2g，静滴，1 次/日，以营养治疗；咽部充血水肿，咽部疱疹，给予 5%葡萄糖注射液 250mL＋利巴韦林注射液 0.3g，静滴，1 次/日抗病毒治疗；因黄芪注射液可改善子宫内环境，修复子宫内膜，故给予 5%葡萄糖注射液 250mL＋黄芪注射液 20mL，静滴，1 次/日。

二、临床需解决的问题

1. 子宫内膜异位症属于中医学"痛经""癥瘕""不孕症""月经不调"范畴，现临床辨病为不孕症是否合理？辨证为肾虚血瘀证是否正确？

2. 2016 年诊断为子宫内膜异位症，现为备孕，还需做哪些检查？

3. 中医治疗子宫内膜异位症如何用药？

4. 患者日常生活及饮食应注意哪些？

三、针对案例开展讨论

1. 根据子宫内膜异位症的临床表现，可归属于中医学"痛经""癥瘕""不孕症""月经不调"等范畴。患者 16 年前受孕 2 次，均药物流产，后期正常性生活未避孕，再未怀孕，辨病为"不孕症"是合理的。询问得知，患者既往喜食寒凉，曾有冒雨涉水的经历，药物流产 2 次。经期、产后胞脉空虚，血室正开，余血未尽，若摄生不慎，或冒雨涉水，或经时贪食生冷，内伤于寒，血遇寒则凝，阻滞冲任胞宫为病。房劳多产，堕胎小产，手术创伤，损伤肾气，肾气亏损，阳气不足，阴寒内盛，冲任虚寒，血失温煦推动而致血瘀。故本案辨证为寒凝经脉、肾虚血瘀证合理。

2. 患者目前需要做的检查：①影像学检查。B 超可以确定卵巢异位囊肿的位置、大小和形状。囊肿壁厚且粗糙，若囊内有点状细小的絮状光点，说明与周围特别是与子宫粘连，但此回声图像无特异性，不能单纯根据 B 型超声确诊。盆腔 CT、MRI 对盆腔内异位症的诊断和评估有意义。②CA125 值测定。血清 CA125 值可升高，但一般不超过 200U/mL。CA125 测定还可用于监测异位内膜病变活动情况，监测疗效、复发情况。③腹腔镜检查。腹腔镜检查是目前诊断子宫内膜异位症的最佳方法，对盆腔检查和 B 型超声检查无阳性发现但有典型症状者更为重要。

3. 对本案，中医辨证为寒凝经脉、肾虚血瘀证，治则为温经散寒除湿，温肾养血祛瘀；用麻黄附子细辛汤合五苓散以温经散寒化湿。患者平素怕凉，双下肢冰凉，阳虚内寒，以温补肾阳为主，选用淫羊藿、巴戟天、补骨脂、肉桂等药物；养血活血可选用鸡血藤、艾叶等药物。

4. 日常生活及饮食应注意：①定期体育锻炼。锻炼不仅可以促进血液循环，而且还能释放缓解疼痛的内啡肽。低强度锻炼（比如瑜伽）也可以通过拉伸骨盆组织和肌肉来缓解疼痛。②正确饮食。子宫内膜异位症患者在日常生活中应多吃新鲜蔬菜和水果，少吃脂肪含量高的肉类食物。③定期随访。随访的重点应包括子宫内膜异位症症状的控制、生命质量、卵巢囊肿情况、卵巢囊肿良恶性质监测、药物副作用及生育指导；随访内容包括妇科检查、盆腔超声检查、卵巢肿瘤标志物、卵巢功能等，对于连续使用 GnRH-a6 个月以上的患者，应监测骨密度。

四、刘敬霞主任医师临证讲解

1. 纠正病历书写中的问题

病历中针对腹痛的性质、时间应加以详细描述，有无性交痛；体格检查中腹部有无叩击痛要进行描述。

2. 问题分析和讲解

子宫内膜异位症是具有活性的子宫内膜组织出现在子宫内膜以外的部位，是引起盆腔疼痛与不孕症的主要原因之一。异位的内膜可侵犯全身任何部位，但绝大多数位于盆腔内，以卵巢和子宫骶韧带最常见，其次为子宫浆膜层、子宫直肠陷凹、腹膜脏层、阴道直肠隔等部位。虽为良性病变，但具有类似恶性肿瘤的种植、侵蚀、转移和复发能力。不孕症患者约 25%～35% 存在子宫内膜异位症，所以患者辨病为不孕症是合理的。西医病因尚未阐明，目前考虑与子宫内膜移植学说、淋巴及静脉播散学说、体腔上皮化生学说、诱导学说、免疫学说、遗传学说等因素有关。中医学以瘀血阻滞冲任胞宫为基本病机，又有虚实寒热之不同。中医辨证为寒凝经脉、肾虚血瘀证，治则为温经散寒除湿，温肾养血祛瘀，用麻黄附子细辛汤合五苓散以温经散寒化湿。患者平素怕凉，双下肢冰凉，阳虚内寒，以温补肾阳为主，选用淫羊藿、巴戟天、补骨脂、肉桂等药物；养血活血可选用当归、鸡血藤、艾叶等药物。另外可以采用中药保留灌肠法，方用右归丸加减（方药：黄芪 30g，麸炒白术 10g，砂仁 5g，麸炒苍术 5g，仙茅 10g，淫羊藿 10g，肉豆蔻 10g，肉桂 3g，山药 10g，阳起石 10g），对子宫内膜异位症痛经、腹部寒凉等均有较好的治疗效果。

第二节 月经不规则

一、主管医师汇报病历

患者赵某，女，31岁，于2022年9月23日入住我科。

主诉：月经紊乱1年，推后2个月，伴乏力1周。

现病史：患者自诉1年前因情志不畅出现月经周期紊乱，以月经推后为主，最长推迟40天~60天不等，行经3~5天，无明显痛经，月经量少，无潮热、盗汗，无明显头晕、恶心，偶有心慌、心悸，患者未予重视，未治疗。2022年7月27日患者无明显诱因出现阴道流黄色黏液，月经未来潮，腹胀，无腹痛，患者未予重视。1周前患者无明显诱因出现乏力明显，今为求中医治疗，遂就于我院诊门，为进一步治疗，由门诊拟以"月经不规则"收住入院。入院症见：患者月经推后，乏力明显，易劳累，小腹胀痛，伴有腰部酸困，无双侧乳房胀痛不适；心慌、心悸，心前区偶有针刺样疼痛；咽部干痒，咽喉部异物感，无咽痛；头痛，右侧颞部为主，呈阵发性胀痛，无头晕、头昏；颈部僵硬疼痛不适；汗出可，纳食可，睡眠可；大便正常，尿频，约10次/日，漏尿，无尿急、尿痛，排尿时无烧灼感，近期体重未见明显增减。

既往史：平素体质良好。子宫肌瘤病史6年，未治疗；颈椎病病史2年，未治疗；否认高血压、糖尿病、冠心病；否认有肝炎、结核、伤寒等疾病及接触史；否认手术史，否认外伤史，否认输血史；否认食物及药物过敏史；预防接种史不详。

个人史：出生于并久居于宁夏，无食生鱼、生肉史，近1个月否认疫区及外来人员接触史，无疫区接触史，无地方病流行区居住史，无传染病接触史；无烟嗜好，无酒嗜好，无药物嗜好；无粉尘物质接触史；无冶游史。

月经史：13岁初潮，行经4~5天，周期40~60天，末次月经2022年6月26日，月经量中等，颜色暗红，无痛经，有血块，白带量少，色白，无异味。

婚育史：26岁结婚，育1女，配偶及女儿均体健。

家族史：父母健在，否认患遗传病、传染病和同类疾病史。

望、闻、切诊：神志清楚，两目少神，呼吸平稳，语言清晰，面色苍黄，肌肉不削，动作自如，反应灵敏，头颅圆整，发黑稠密，耳郭色泽红润，鼻色暗黄隐隐，唇色淡，口唇随意开合，动作协调，牙齿色白坚硬，齿龈淡红欠润泽，咽喉充血、水肿，咽后壁散在疱疹，双侧扁桃体Ⅱ度肿大，呼吸通畅，发音正常，食物下咽顺利无阻。舌象：舌质淡红，苔薄白。脉象：脉细弱。

体格检查：体温36.1℃，心率73次/分，呼吸18次/分，血压105/60mmHg。神志清晰，发育正常，营养中等，表情自如，自主体位，步态正常，精神良好，查体合作，对答切题。唇红，咽喉充血、水肿，咽后壁散在疱疹，双侧扁桃体Ⅱ度肿大，双侧甲状腺无肿大。两肺叩诊呈清音，呼吸音低弱，两肺未闻及干、湿性啰音。心尖搏动位于左侧第五肋间左锁骨中线内0.5cm，心尖部无震颤，无摩擦感，心脏浊音界无扩大，心率73次/分，心律齐，心音有力，各瓣膜听诊区未闻及病理性杂音。腹无膨隆，未见腹壁静脉曲张及蠕动波。腹壁柔软，无肌紧张，无压痛及反跳痛，肝脾肋下未触及，无液波震颤，未触及包块。肝脾区均无叩击痛，无移动性浊音，双肾区无叩击痛。

辅助检查：（2022－09－23，宁夏某院）妇科彩超示①子宫多发肌瘤（大者为浆膜外）（5.6cm×4.8cm×3.0cm），建议阴超加三维复查；②子宫直肠窝积液。入院查血常规示中性粒细胞百分比42.7%（↓），淋巴细胞百分比49.0%（↑）；血糖、肝肾功能未见明显异常；尿、便常规无明显；心电图示正常窦性心律；腹部彩超示脂肪肝（轻度），门静脉、胆、胰、脾、双肾未见明显异常；甲状腺及颈部淋巴结彩超示双侧甲状腺低回声结节（左侧2.5mm×2.2mm、右侧3.0mm×2.9mm），请结合临床，复查；甲功五项示促甲状腺激素4.92μIU/mL（↑）；复查经阴道彩色多普勒超声检查示子宫肌瘤（多发），子宫内膜增厚，盆腔积液，请结合临床、复查。

中医诊断：月经后期，气血亏虚证。

西医诊断：①月经不规则；②病毒性咽炎；③急性扁桃体炎；④颈椎病；⑤脂肪肝；⑥甲状腺结节；⑦甲状腺功能减退症；⑧盆腔积液。

诊疗计划：①中医治疗。给予中医特色疗法耳针（左耳，取穴：心、肺、脾、肾、神门、扁桃体、内分泌、三焦、皮质下、交感、胃、子宫）以调和气血，调节脏腑功能；给予以穴位贴敷疗法（穴位：双足三里穴、双三阴交穴、关元穴、气海穴、双天枢穴、双血海穴、双肾俞穴、双三焦俞穴、双脾俞穴、双膈俞穴、双胃俞穴）以益气养血；予以艾灸双足三里穴以健脾益气；患者子宫肌瘤，故予以中药硬膏热贴敷治疗以温经散寒、燥湿化浊；患者颈部僵硬疼痛，故予以普通针刺（颈夹脊穴 14 个、双天柱穴、双风池穴、双肩井穴、双肩中俞穴、双肩外俞穴、大椎穴）治疗以舒筋活络止痛，给予口服中药汤剂以益气养血、化痰散结、温阳散寒。②西医治疗。患者乏力明显，予以 5% 葡萄糖注射液 250mL + 维生素 C 注射液 2.0g + 维生素 B_6 注射液 0.2g，静滴，1 次/日，补充能量；黄芪注射液具有益气健脾、补气养血的作用，故给予 5% 葡萄糖注射液 250mL + 黄芪注射液 20mL，静滴，1 次/日。

二、临床需要解决的问题

1. 该患者月经推后的原因可能是什么？

2. 该患者月经推后与性激素六项、甲状腺激素有什么关系？此患者甲状腺功能减退对月经有什么影响？

3. 该患者辨证为气血亏虚证是否合理？

4. 该患者入院查子宫内膜厚 16.7mm，但月经未来潮，考虑什么原因？

5. 该患者如何辨证治疗？后期治疗方案怎么调整？

6. 该患者日常饮食、生活起居应注意什么？

三、针对案例开展讨论

1. 月经推后是月经不规则的一种常见类型。女性月经周期一般为 21 ～ 35 天，平均 28 天，提前或延后 7 天左右仍属正常范围，周期长短因人而异。但是，如果超过 7 天后还没有来月经，即为月经推后。影响到女性中枢神经 – 下丘脑 – 垂体 – 卵巢及子宫的各种因素均可以导致月经后期。育龄期女性发现月经推迟 10 日以上者，应先排除妊娠。此外口服含激素类药物、宫腔手术、肥胖、过度节食、起居无常、甲状腺功能减退、精神紧张等均可使月经推后。首先此患者子宫肌瘤较大，子宫内膜虽为 16.7mm，考虑受子宫肌瘤影响，内膜不均匀，故子宫内膜不脱落，所以月经推迟；

其次患者入院后查甲状腺功能提示减退，影响激素水平，月经周期紊乱，月经推迟；再者患者生产后有漏尿情况，可知患者因生产致自身气血受损，无以充养胞宫，故月经推迟。

2. 月经不调与性激素六项有关系。绝大多数月经不规律的患者都存在内分泌功能失调，从而导致女性激素六项异常。激素六项出现异常情况下主要提示卵巢功能不全，或者下丘脑功能异常，或者黄体功能不足等，所以出现月经推后、提前或月经量过多、过少等月经紊乱情况。因为患者目前还没有查激素六项，所以也不能百分百确定是激素异常引起，建议患者进一步完善激素六项检查以明确病因。甲状腺是人体最大的分泌器官，适量的甲状腺激素有助于维持下丘脑－垂体－性腺轴的稳定。甲状腺功能紊乱影响性激素分泌水平和性腺功能，导致女性月经紊乱、排卵异常、不孕等。目前患者明确有甲状腺功能减退，卵巢功能受到影响，出现卵泡发育异常，造成月经紊乱。甲状腺释放激素升高会触发垂体释放催乳素，催乳素增加干扰卵巢产生雌激素，故而会导致月经推后。另外，甲状腺功能减退会出现低代谢证候群，也会出现月经推后。

3. 根据患者目前症状及舌脉，辨证为气血亏虚证是不合适的。中医学认为女性月经与胞宫、肾脏关系密切，肾阳亏虚，脏腑虚寒，气血运行不畅，脉络阻滞，血海不能充盈，故月经推后；腰为肾之外府，肾虚则见患者腰部酸困；肾主水，司二便，肾虚则气化失常，故见漏尿、尿频；肾阳亏虚，胞宫失于温煦，一直处于寒湿的内环境，气血凝滞于局部，不通则痛，故见小腹胀痛；患者平素喜食寒凉，月经色暗，有血块，结合患者检查提示甲状腺功能减退、盆腔积液等都提示有寒湿之邪。结合四诊，辨证为肾阳亏虚为本，寒湿凝滞为标。

4. 目前患者内膜增厚考虑是内膜增生，受血中雌激素含量和作用影响，子宫内膜出现不同程度的增生性改变。根据患者甲状腺功能减退、子宫肌瘤，考虑患者子宫内膜脱落缓慢，患者又处于低代谢及寒湿之邪内环境中，故而月经后期。上次内膜增生后没有脱落，后又继续增生，所以患者内膜厚。建议患者继续完善检查，排除子宫内膜癌的可能性。

5. 结合上述辨证，治疗以温补肾阳、温化寒湿为主，选用桂附八味丸加减。结合患者尿频、漏尿，以补中益气汤为基础方，补中益气，升阳举陷；促进患者阴疝（子宫肌瘤）消减，可配阳和汤加减。

6. 饮食上多食含维生素 E 的水果、新鲜蔬菜；多进食豆类食物，以增加女性黄体酮分泌，有助于调节激素；多食香蕉、土豆可以缓解压力；忌饮食生冷、寒凉，规律饮食；生活作息要规律，避免熬夜、过度劳累；保持心情舒畅；保持卫生干净，勤换内衣；经期禁止同房；患者子宫肌瘤较大，禁止蹦跳类活动，或站立过久。

四、刘敬霞主任医师临证讲解

1. 纠正病历书写中的问题

（1）妇科病病历书写要与内科病鉴别开，对于经带胎产要着重详细描述。白带不能写正常，需要详细描述白带有没有增多，有没有减少，或者有无白带等。一般情况下排卵期白带增多，其他时间白带减少或没有。

（2）患者生育 1 女，写清楚是顺产还是剖宫产。一般情况下，顺产对女性子宫影响不大，而剖宫产对女性子宫影响较大。

（3）患者入院查甲状腺有结节，认真视诊患者颈前是否饱满。甲状腺可以调控卵巢功能，而卵巢可以调控月经周期，所以一定要仔细查体。

（4）患者前额面色与下颌面色相比是略暗的，从中医学角度考虑有寒湿邪气，考虑查甲状腺功能；从临床经验来看，甲状腺功能减退的患者一般前额及面颊部的面色偏暗；也可能与目前长期戴口罩相关，但是对于辨证是有影响的，不可大意，要仔细询问。

（5）一般有子宫肌瘤的患者舌下有瘀斑，肌瘤在哪侧，一般哪侧舌偏暗；今日查看患者舌偏暗，舌下有瘀斑。病历中应描述清楚。

2. 问题分析和讲解

患者月经紊乱时间较久，考虑子宫肌瘤干扰子宫内环境，局部子宫内膜增生，但是整体子宫内膜生长比较慢，雌激素分泌不足。因患者有盆腔积液，所以考虑使动因素是子宫肌瘤，但是现在考虑是甲状腺功能减退所致月经不来潮。所以，以后看到有盆腔积液、月经紊乱、子宫内膜增厚的患者，一定要查甲状腺功能。一般甲状腺功能减退有两种情况：一种是阳气亏虚，另一种是寒湿凝滞。此患者子宫肌瘤也有可能与甲减相关，盆腔内是水饮内停，宫腔内是阴疽增生，寒性凝滞在外为水，在内为结（癥瘕）。患者未查甲状腺功能，诊后疗效也不明显，所以考虑是甲状腺功能异常引起月经推后。下丘脑垂体调控月经，垂体也可以调控甲状腺，所以建议完善垂体核磁排除垂体病变。月经后期的中医辨证，着重于观察月经量、色、质的变化，并结合全身证候及舌脉，辨其虚、实、寒、热。肾虚精血不足，冲任亏虚，血海不能按时充盈，故而月经后期。月经量少，色暗，有血块，是肾阳不足，失于温煦；患者甲状腺功能以 TSH 升高为主，妇科彩超提示有盆腔积液、子宫肌瘤，考虑寒湿凝滞所致。故此患者辨病为月经后期，辨证为肾阳亏虚为主，寒湿凝滞为标。治疗以温化为主。温下焦肾阳，除了常用的麻黄附子细辛汤外，有一个很重要的药，就是肉桂。肉桂少火生气，气既有推动作用，又有温煦作用，阳气补上来后就可以使子宫内膜脱落、雌激素水平下降，后期子宫肌瘤也会减小，如若不然，子宫内膜不脱落，子宫肌瘤消不下去。治疗可以补中益气汤为基础方，结合桂附八味丸及阳和汤加减。建议患者下一步完善性激素六项、垂体核磁以明确病情。

第十章 内分泌免疫疾病

第一节 甲状腺功能亢进症

一、主管医师汇报病历

患者庞某，女，22岁，于2022年6月5日入住我院中医肿瘤科。

主诉：烦躁、心悸半年，加重1个月。

现病史：患者于半年前无明显诱因出现烦躁，易激动，心悸，双侧眼球突出，患者未予以重视，未曾就医。1个月前患者自觉烦躁、心悸加重，就诊于当地医院，行甲状腺及颈部淋巴结彩超示甲状腺弥漫性病变，查甲功五项提示甲状腺素14.6μg/dL，三碘甲状腺原氨酸2.64ng/mL，游离甲状腺素2.81ng/mL，游离三碘甲状腺原氨酸10.56pg/mL，促甲状腺激素0.001μIU/mL。诊断为甲状腺功能亢进症，给予口服甲巯咪唑片10mg/次，1次/日，盐酸普萘洛尔片10mg/次，3次/日，治疗后症状略有好转。今日患者为求进一步中西医治疗，就诊于我院，由门诊以"甲状腺功能亢进症"收住院。入院症见：患者烦躁，易激动，心悸，乏力，怕热多汗，无低热；双侧眼球突出，双目畏光、迎风流泪，眼内异物感，无眼球肿胀，无复视、斜视；咽干、咽痛，咽部异物感，无声音嘶哑，无颈前肿痛；颈项部僵硬疼痛，无肢体麻木；小腹憋胀，白带量多色淡黄，无异味，无外阴瘙痒；纳食可，易饥饿，口干，无口苦，无多饮多尿，睡眠可，大便偏干，排便困难，2~3天一次，小便正常。近期体重未见明显增减。

既往史：平素身体健康。颈椎病病史3年，未曾治疗；否认患高血压、糖尿病、脑血管疾病等慢性病病史；否认患肝炎、结核等传染病病史；否认手术史，否认外伤史，否认输血史；否认食物、药物过敏史。

个人史：出生并久居于宁夏固原，无食生鱼、生肉史，无传染病接触史；无吸烟、饮酒嗜好，无药物嗜好；无粉尘物质接触史；无冶游史。

月经史：14岁月经初潮，月经周期26～28天，行经3～5天，末次月经2022年5月8日，平素月经周期规律，经色、经量正常，无痛经。

婚育史：未婚。

家族史：父母健在，父亲患有糖尿病，母亲患有甲状腺结瘤、低血压，否认遗传病及同类疾病史。

望、闻、切诊：神志清楚，两目有神，呼吸平稳，语言清晰，面色红润，肌肉不削，动作自如，反应灵敏，头颅圆整，发黑润泽，耳郭色泽红润，鼻色红黄隐隐，含蓄明润，唇色红，口唇随意开合，动作协调，牙齿洁白润泽而坚固，齿龈淡红而润泽，咽喉充血、水肿，双侧扁桃体Ⅱ度肿大，呼吸通畅，发音正常，食物下咽顺利无阻。舌象：舌质红，苔薄白。脉象：弦细数。

体格检查：体温36.0℃，心率80次/分，呼吸19次/分，血压100/62mmHg。神志清晰，发育正常，营养中等，表情自如，自主体位，步态正常，精神可，查体合作，对答切题。全身皮肤黏膜无黄染，未见皮疹及出血点，无肝掌和蜘蛛痣。全身浅表淋巴结未扪及肿大，头颅无畸形，两侧眼球突出，睑裂增宽，两侧瞳孔对光反应正常，眼球运动正常。鼻通畅，鼻唇沟对称，鼻中隔无偏曲，鼻翼无扇动，鼻窦区无压痛，无流涕和出血。两耳郭正常，外耳道无脓性分泌物，乳突区无压痛，两耳听力粗测正常。唇红，咽喉充血、水肿，双侧扁桃体Ⅱ度肿大，悬雍垂居中。颈软，颈静脉不充盈，气管居中，双侧甲状腺对称性肿大，质软，无触痛，未触及震颤，未闻及血管杂音。胸廓无畸形，乳房两侧对称，呼吸运动两侧对称，双侧语颤正常，呼吸节律规整，两肺叩诊呈清音，呼吸音低，两肺可闻及少量痰鸣音。心尖搏动位于左侧第五肋间左锁骨中线内0.5cm，心尖部无震颤，无摩擦感，心脏浊音界无扩大，心率80次/分，心律齐，心音有力，各瓣膜听诊区未闻及病理性杂音。腹无膨隆，未见腹壁静脉曲张及蠕动波。腹壁柔软，无肌紧张，无压痛及反跳痛，肝脾肋下未触及，无液波震颤，未触及包块。肝脾区均无叩击痛，无移动性浊音，双肾区无叩击痛。肠鸣音正常，4次/分，未闻及血管杂音。肛门及外生殖器未查。脊柱及四肢无畸形，活动自如，关节无红肿，双下肢无可凹陷性水肿，无杵状指（趾）。四肢肌力、肌张力正常，生理反射存在，病理反射未引出。

辅助检查：（2022－05－27，宁夏某医院）甲状腺及颈部淋巴结彩超示甲状腺弥漫性病变。甲功五项提示甲状腺素 14.6μg/dL，三碘甲状腺原氨酸 2.64ng/mL，游离甲状腺素 2.81ng/dL，游离三碘甲状腺原氨酸 10.56pg/mL，促甲状腺激素 0.001μIU/mL。

中医诊断：瘿病，气阴两虚证。

西医诊断：①甲状腺功能亢进症；②颈椎病；③病毒性咽炎；④慢性扁桃体炎。

诊疗计划：输液给予稳定内环境、益气扶正等治疗；给予耳针、穴位贴敷、艾灸、颈椎病推拿治疗等中医外治；给予中药汤剂口服以益气养阴、化痰消瘿为主。

二、临床需要解决的问题

1. 甲状腺功能亢进症属于中医学哪类疾病？病因病机是什么？常见的辨证分型有哪些？

2. 本案辨证为气阴两虚证是否正确？根据辨证给出的治法、方药是什么？

3. 甲状腺功能亢进症与甲状腺毒症有何区别？甲亢危象的临床表现有哪些？甲亢危象应如何预防与治疗？

4. 甲状腺功能亢进症患者眼球突出的病理学机制是什么？甲亢纠正后眼突是否可以恢复？

5. 甲状腺功能亢进症患者的饮食有何禁忌？

三、针对案例开展讨论

1. 甲状腺功能亢进症属于中医学"瘿病"范畴，病位在肝，与心、脾、肾有关。初期以实证为主，病理机制以气滞、郁火、痰凝、血瘀为主；中期虚实夹杂，以阴虚阳亢为主，或夹湿夹瘀，久病以气阴两虚为主；后期以脾肾阳虚为主。辨证分型有气郁痰阻证，痰结血瘀证，肝火旺盛证，心肝阴虚证等。

2. 本案四诊合参辨证为气阴两虚证是正确的，治法为益气养阴，代表方是天王补心丹加减。

3. 甲状腺毒症是指血循环中甲状腺激素过多，引起以神经、循环、消化等系统兴奋性增高和代谢亢进为主要表现的一组临床综合征。主要是由于甲状腺腺体本身功能亢进，合成和分泌的甲状腺激素增加引起甲状腺毒症，称为甲状腺功能亢进症。甲亢危象的临床表现有高热、心律失常、食欲不振、精神神经障碍、焦虑、烦躁等。甲亢危象患者平素要注意休息，积极控制甲亢，如出现甲亢危象，一般治疗有吸氧、使用镇静剂、物理降温、纠正水电解质紊乱，特殊治疗有降低循环中甲状腺激素水平，丙硫氧嘧啶和甲巯咪唑，可抑制甲状腺激素地制造和分泌，降低周围组织对甲状腺激素的反应，β受体阻滞剂可改善兴奋、多汗、发热、心率增快等症状。

4. 甲亢患者眼球突出，主要是由交感神经兴奋眼外肌群和上睑肌张力增高所致，以改变眼睑及眼外部为主要表现。纠正甲亢后交感神经兴奋性减低，眼突可以恢复。

5. 患者需要以高热量、高维生素、高蛋白饮食为主，禁止摄入刺激性食物，如浓茶、咖啡等，以免引起患者精神兴奋；减少中粗纤维的摄入，以减少排便次数；避免进食含碘丰富的食物，应食用无碘盐，忌食海带、海鱼、紫菜；慎食卷心菜、甘蓝等易导致甲状腺肿的食物。

四、刘敬霞主任医师临证讲解

1. 人体免疫系统功能紊乱诱发的甲状腺疾病即为自身免疫性甲状腺疾病，其中毒性弥漫性甲状腺肿为该疾病的主要类型，与环境、遗传等因素相关，主要病理特征为甲状腺激素分泌异常，分泌过量的甲状腺激素进入人体血液循环系统中，进而导致中枢神经系统异常兴奋及机体代谢障碍。甲亢性眼突也称为甲状腺相关性眼病，属于弥漫性甲状腺肿患者常见并发症，多表现为眼眶周边水肿、细胞浸润、结缔组织增生，病变可累及眼球后脂肪组织、眼外肌等区域，严重影响患者日常生活。甲状腺功能亢进症的病因有毒性甲状腺肿、甲状腺炎症、垂体肿瘤等，注意检查患者肌力、肌张力，因其会因低钾引起肌麻痹、呼吸肌麻痹、肌无力等症状。通过按压患者眼睑及下肢肌肉分虚实，患者眼睑及下肢肌肉按压柔软，多为虚证，由交感神经兴奋引起。

2. 甲亢性眼突临床治疗目的在于有效恢复视功能，并尽量在最大程度上保护眼部安全和容貌外观整体性，以减少患者痛苦。对甲亢性眼突患者而言，及早进行诊断和治疗，是十分有必要的，直接影响临床预后效果。临床上常使用的药物有糖皮质激素，可以抑制炎症和免疫反应，有效阻断细胞因子释放，大大改善了神经损伤，阻止软组织的炎性反应。

3. 关于本病的辨证分型，有不一样的分型方法。第一，最权威的辨证分型依据来源于《中医临床诊疗指南》（专家共识）；第二，源于教科书所讲的辨证分型（经典的分型）；第三，源于国家中医药管理局确定的《24个专业105个病种中医诊疗方案》。所以，不能自己认为是什么证型就写什么，一定要按照规范、指南、专家共识进行辨证。辨证问题是讨论的核心问题，只有辨证准确，用药才能有方向。

4. 甲状腺结节分冷结节和热结节。没有内分泌功能，碘吸收不足的是冷结节，易发生癌变；有内分泌功能，吸碘率增强，为热结节（是安全的结节）。囊性甲状腺结节本身为热结节，但其内充满水液、浆液、血液等，可以由热结节变为冷结节，出现甲状腺疼痛，易发生癌变，不安全。凡是有结节的患者，坚决不活血化瘀，不清热解毒。良性结节的特点：形态规则、边缘光整、回声均匀、结节周围无血流信号；恶性结节的特点：形态不规则、包膜欠光整、回声欠均匀、伴有钙化、纵横比≥1。结节癌变的风险不在于结节的大小，故不能因为结节小而放松对其的观察。一般不建议随意补钙，因为补进去的钙不是让肌肉和关节吸收了，而是身体哪个部位出现病变，钙就往哪个地方沉积，钙质沉积后形成环状钙化斑，组织钙化后使癌细胞促凋亡低表达，人为地促进癌症发生，故不建议盲目补钙。

5. 甲状腺疾病是一个动态变化的过程，不同阶段、不同证型，中医可以通过辨证论治，因时制宜。早期做到预防，中期结节长大可以给予控制，术后可以改变体质，减少并发症及复发率；兼证同治，由点到面，由面到点。甲状腺结节可以引起咽部压迫感，通过治疗，减少局部并发症。另外，在治疗甲状腺疾病的同时可以治疗其他系统疾病，比如肺结节、关节痛、心律不齐、月经不调等。特效药物：①以化痰为主，清化热痰、温化寒痰的常用药物：海藻、昆布、贝母、半夏、海蛤壳、杏仁；②以理气为主的药物：陈皮、香附、青皮、木香、紫苏叶；③以活血为主的药物：玄参、莪术、三棱、川芎；④以清热为主的药物：夏枯草、连翘；⑤以散结为主的药物：醋鳖甲、橘核、荔枝核、威灵仙、独活、猫爪草、瓜蒌、薤白；⑥兼以养阴：熟地黄、白芍、桑椹、龙眼肉。有些结节微钙化，或呈蛋壳样的钙化，可用一些柔肝类药物，以软化钙斑，如白芍、荔枝核；另外可使用中药硬膏热贴敷治疗以辅助消结节。

6.①大查房的亮点：由点到面，由面到点。甲状腺是人体最大的内分泌器官，涉及骨关节、心血管、性激素等方面。②把握底线。平时遇到患者一定要查一下咽喉部有无肿瘤，甲状腺疾病可能引起其他系统疾病，除了甲状腺功能亢进以外，甲减的患者可能不易生育，遇到这一类患者，千万不要让她急着怀孕，因为孩子可能会先天不足，发育迟缓，所以一定要先纠正甲减，待甲功正常后再去生育。另外，甲减还可导致缺铁性贫血，所以治疗缺铁性贫血的患者，首先要想到是不是存在甲减，通过治疗甲减来纠正贫血。这看似在治疗甲状腺，其实同时在治疗其他系统的疾病。治疗第二阶段以扶正气为主，不宜大量使用散结的药，否则易耗伤正气，疗效减半。

7.①饮食上，补充蛋白质、维生素，可多吃油菜、芥菜、香菇、蘑菇，提高免疫力；禁食辛辣刺激食物、咖啡、浓茶等，戒烟酒。②生活上，保持良好的生活习惯，保证充足睡眠，长期睡眠不足也是诱发甲状腺功能亢进症的重要因素，减少熬夜次数，养成规律的生活习惯，适当体育锻炼，增强体质，提高免疫力。③注意情志疏导，保持心情舒畅，劳逸结合，避免生气。④避免按揉颈部结节部位，定期复查。⑤现发现其发生与反复感冒有关系，故应预防感冒，及时治疗感冒。⑥使用手机时间缩短，每天限制在 2 小时以内，睡觉时放在 1 米以外的地方。⑦及时治疗。

第二节　干燥综合征

一、主管医师汇报病历

患者丁某，女，34 岁，于 2022 年 8 月 18 日入住我科。

主诉：口干、眼干间作 7 年，加重 1 个月。

现病史：患者诉 7 年前无明显诱因出现口干、唇燥，双目干涩，无牙齿碎片脱落，进食干性食物无需水送服，无皮疹，患者未予重视。此后上述症状间断发作，未诊治。1 个月前患者自觉上述症状较前加重，伴乏力明显，颈肩部、双侧髋关节、双腕关节、双膝关节酸胀，遂就诊于宁夏某医院，行唇腺活检示（唇腺）送检涎腺组织间质可见淋巴细胞浸润并聚集（＞2 灶，且＞50 个/灶），符合干燥综合征病理改变，请结合临床，确诊为干燥综合征，嘱患者定期复查。患者为求中医系统治疗，今来我院就诊，由门诊以"干燥综合征"收住入院。入院症见：口干、唇燥，双目干涩，鼻干燥，咽干、咽痒；头晕头昏，打喷嚏，咽部异物感，颈前不适；乏力明显，胸闷、气短，干咳无痰，心慌、心悸，情绪低落；颈肩部、双侧髋关节、双腕关节、双膝关节酸胀；全身汗出尚可，双手心偏热；纳食可，胃脘胀满不适，无反酸、烧心；夜寐差，入睡困难，睡后易醒，多梦；小便调，大便干燥，1 次/日；近期体重无明显增减。

既往史：甲状腺功能减退症、甲状腺弥漫性病变病史均 13 年，现口服左甲状腺素钠片（优甲乐）1 片半，1 次/日；过敏性鼻炎病史 10 年，自行口服药物治疗（具体药物不详）；发现肺结节病病史 1 个月，未治疗；髋关节退行性改变病史 1 个月，现口服硫酸羟氯喹片 0.2g，2 次/日，醋酸钙胶囊 0.6g，1 次/日，肌注维生素 D_2 注射液治疗；否认有高血压、糖尿病、心脏病、肾脏病等疾病；否认有肝炎、结核、SARS 等疾病及接触史；预防接种史不详；29 岁因左手食指纤维瘤于宁夏回族自治区人民医院行手术治疗；无外伤及输血史，否认食物及药物过敏史。

个人史：出生于宁夏同心，久居于当地，无食生鱼、生肉史，无地方病流行区居住史，无传染病接触史；无烟酒嗜好，无药物嗜好；无粉尘物质接触史；无冶游史。

月经史：15 岁初潮，行经 5～8 天，经期 28～30 天，末次月经：2022 年 8 月 11 日，月经量中等，颜色正常，无痛经。

婚育史：17 岁结婚，育有 2 子 1 女，子女及配偶均体健。

家族史：母亲患有高血压；父亲健在，否认患遗传病、传染病和同类疾病史。

望、闻、切诊：神志清楚，两目有神，呼吸平稳，语言清晰，面色偏暗，肌肉不削，动作自如，反应灵敏，头颅圆整，发黑稠密润泽，耳郭色泽淡红，鼻色红黄隐隐，唇色暗红干燥，口唇随意开合，动作协调，齿龈淡红而略干燥，咽喉充血水肿，双侧扁桃体Ⅰ˜度肿大，呼吸通畅，发音正常，食物下咽顺畅。舌象：舌淡红，苔白。脉象：脉细数。

体格检查：体温 36.2℃，心率 83 次/分，呼吸 20 次/分，血压 99/56mmHg。神志清晰，发育正常，营养中等，表情淡漠，自主体位，步态正常，精神欠佳，查体合作，对答切题。全身皮肤黏膜无黄染，未见皮疹及出血点，无肝掌和蜘蛛痣。全身浅表淋巴结未扪及肿大，头颅无畸形，两侧瞳孔同圆等大，对光反应正常，眼球运动正常。鼻通畅，鼻唇沟对称，鼻中隔无偏曲，鼻翼无扇动，鼻窦区无压痛，无流涕和出血。两耳郭正常，外耳道无脓性分泌物，乳突区无压痛，两耳听力粗测正常。唇暗红干燥，牙龈无肿胀，无溢脓及色素沉着，口腔黏膜无溃疡，咽喉充血水肿，双侧扁桃体Ⅰˉ度肿大，悬雍垂居中。颈软，颈前饱满，颈静脉不充盈，气管居中，双侧甲状腺无肿大。胸廓无畸形，乳房两侧对称，呼吸运动两侧对称，双侧语颤正常，呼吸节律规整，两肺叩诊呈清音，呼吸音低，两肺可闻及少量痰鸣音。心尖搏动位于左侧第五肋间左锁骨中线内 0.5cm，心尖部无震颤，无摩擦感，心脏浊音界无扩大，心率 83 次/分，心律齐，心音有力，各瓣膜听诊区未闻及病理性杂音。腹无膨隆，未见腹壁静脉曲张及蠕动波。腹壁柔软，无肌紧张，无压痛及反跳痛，肝脾肋下未触及，无液波震颤，未触及包块。肝脾区均无叩击痛，无移动性浊音，双肾区无叩击痛。肠鸣音 4 次/分，未闻及血管杂音。肛门及外生殖器未查。脊柱及四肢无畸形，活动自如，关节无红肿，双下肢无可凹陷性水肿，无杵状指（趾）。生理反射存在，病理反射未引出。

辅助检查：血常规、血糖、肝肾功、尿便常规、甲功五项未见明显异常。心电图示窦性心律，电轴左偏。腹部彩超示肝、门静脉、胆、胰、脾、双肾未见明显异常。

中医诊断：燥痹，肝肾阴虚证。

西医诊断：①干燥综合征；②甲状腺功能减退症；③过敏性鼻炎；④肺结节病；⑤髋关节退行性病变。

诊疗计划：①中医治疗。予中医特色疗法耳针（左耳，取穴：脾、肾、肝、心、肺、神门、内分泌、三焦、神衰点、激素点、缘中）以调节各脏腑功能；予中药穴位贴敷疗法（取穴：双肝俞穴、双脾俞穴、双肺俞穴、双肾俞穴、双血海穴、双足三里穴、双阴陵泉穴、双三阴交穴、双太溪穴、双涌泉穴）以滋补肝肾；予艾灸神阙穴以温中健脾。②西医治疗。患者乏力明显、气短，予 5% 葡萄糖注射液 250mL + 维生素 C 注射液 2.0g + 维生素 B_6 注射液 0.2g，静滴，1 次/日，以营养治疗。

二、临床需要解决的问题

1. 患者既往有甲减病史，是干燥综合征引起的，还是本身患有甲减？

2. 患者关节酸胀，骶髂关节退行性病变，类风湿因子及血沉均升高，是干燥综合征引起的关节疾病，还是类风湿关节炎？

3. 该患者患干燥综合征是原发性疾病还是由其他疾病引起？

4. 本案辨病为燥痹，辨证为肝肾阴虚证是否准确？

5. 患者在饮食、生活方面应注意哪些？

三、针对案例开展讨论

1. 患者甲状腺功能减退症病史较长，且伴随双侧甲状腺弥漫性病变，考虑为甲状腺自身免疫性甲状腺炎引起。干燥综合征是一种以侵犯泪腺、唾液腺等外分泌腺体，B 淋巴细胞异常增殖、组织淋巴细胞浸润为特征的弥漫性结缔组织病，发病原因不明，但是与炎症有一定的关系。故考虑甲减和干燥综合征无明显关系。

2. 类风湿关节炎的疼痛为双侧对称性，且疼痛明显，表现为腕关节等大关节对称性疼痛，伴随晨起关节僵硬，活动关节后可缓解，且 X 线检查关节有虫蚀样改变，久病还表现为关节畸形。患者关节疼痛不明显，以酸胀为主，无关节畸形，虽然类风湿因子和血沉是升高的，但干燥综合征本身是一种多系统自身免疫性疾病，故患者相关症状与干燥综合征有关，与类风湿关节炎无关。

3. 原发性干燥综合征主要表现为眼干、口干等，无合并其他疾病；继发性干燥综合征是在类风湿关节炎、皮肌炎、硬皮病、系统性红斑狼疮等自身免疫性疾病的基础上出现干燥综合征。患者既往查 SB 抗体、CCP 抗体、补体、肝肾功等相关检查无异常，故排除继发性干燥综合征，考虑为原发性干燥综合征。患者的血沉、类风湿因子升高，考虑干燥综合征疾病本身引起关节损伤。

4. 依据患者口干、唇燥、双目干涩、干咳无痰等临床表现，存在津液亏损，全身呈现出干燥表现。结合舌淡红、苔白，考虑存在脾虚，脾虚水湿不化。脉细数，考虑津液亏虚，阴虚火旺，患者既往有甲减病史，长期口服左甲状腺素钠片，进一步损伤津液。患者来诊时节已入秋，从肝论治干燥综合征，即秋季干燥影响了肝木为代表的春生之气。燥邪有内外之分，内燥与先天禀赋、饮食失节、脏腑功能失常有关，考虑患者先天禀赋不足，以内燥为主；肾主骨生髓，患者关节酸胀与肾有关，肝肾同源，肝藏血，肾藏精，精血同源，相互转化，肝脏受损会损伤肾精。综上，本案辨病为燥痹，辨证为肝肾阴虚是合理的。

5. 平时饮食上注意清洁、卫生，多食清淡、易消化食物，保证充足营养；多食牛奶、苹果、香蕉、芹菜、卷心菜、生菜、番茄、黄瓜等；少食辛辣刺激、油炸、干燥食物，如饼干、葱姜蒜、羊肉、辣椒、火锅、麻辣烫、烧烤等；少食腌制、寒凉之品，会加重口干，可食话梅、雪梨等，以促进唾液分泌减轻口干，但是空腹时不能进食。生活上，平时少看手机、电视、电脑等；保持口腔清洁以防口腔感染；保持心情舒畅，适当锻炼。

四、刘敬霞主任医师临证讲解

1. 干燥综合征是一种慢性、炎症性、自身免疫性疾病，不仅与自身免疫有关，还和所有引起自身免疫功能改变的疾病有关。甲减与干燥综合征都是自身免疫性疾病，两者是相关的。干燥综合征分为原发性和继发性，原发性干燥综合征与感染、基因突变、遗传因素有关；继发性干燥综合征有一种是继发于其他的免疫性疾病，甲状腺炎、甲减也是自身免疫性疾病，所以两者有相关性。患者的甲减既往未得到很好治疗，长期口服优甲乐，优甲乐是一种补充甲状腺激素的药物，患者在长期口服优甲乐后会表现为阴虚火旺的证候，如心跳快、出汗多、脱发、月经过少、睡眠差等，故甲减与干燥综合征有必然联系。对于本案，患者发病前期无论是继发性还是原发性，两种因素叠加在一起，对本病造成一定影响。

2. 干燥综合征在中医学属于"痹病"范畴，其分型为燥痹。类风湿关节炎以关节损伤较明显，且在不使用抗风湿药物治疗时关节无明显改变；干燥综合征患者关节损伤并不明显，且治疗后关节症状会明显好转；类风湿关节炎血沉和风湿三项指标明显升高。如果是类风湿关节炎，所以考虑该患者是由干燥综合征引起关节变化。

3. 患者肝脾两脏经络循行部位皮肤无脱屑、弹性良好，阴道无干涩、有正常白带分泌，无猖獗性龋齿。肝肾阴虚者会表现为两颧潮红，而患者面色偏暗，故排除肝肾阴虚证；患者入睡困难、睡后易醒、多梦，结合舌脉，考虑气阴两虚，气虚在肺，阴虚在肾，病在肺肾，属气阴两虚证。干燥综合征与其他病不同，虚中有邪气，会引起血液系统疾病，如出血、淋巴结肿大、血栓形成，故治疗应以补气改变甲状腺功能，同时要养阴改变干燥综合征症状。

第三节　甲状腺结节

一、主管医师汇报病历

患者李某，女，49岁，于2022年10月13日入住我科。

主诉：发现甲状腺结节3年，咽部不适半个月。

现病史：患者于2019年11月体检时查甲状腺彩超示甲状腺右侧叶低回声结节，结节大小约0.4cm×0.6cm，呈直立性生长，边界欠清。患者无明显不适症状，亦未治疗，其间定期复查甲状腺彩超提示结节大小未见明显变化，甲状腺功能未见异常，患者未予治疗。半个月前患者无明显诱因，自觉咽部异物梗阻不适明显，遂于宁夏某医院复查甲状腺彩超示甲状腺右侧叶结节（4a），大小约0.5cm×0.6cm，边界欠清，形态尚规则，呈直立状。今日为求中医治疗就诊于我院，门诊拟"甲状腺结节"收住入院。入院症见：患者咽部异物梗阻感明显，偶有颈前疼痛，情绪激动时尤为明显；乏力、气短，偶有胸闷，时有心慌、心悸，无明显心前区疼痛；头晕、头昏，时有头痛，情绪急躁，潮热，汗多，手足不热；时有咳嗽、咳痰，咳白色黏痰，可咳出；胃脘部时有胀满不适，畏寒，无反酸、烧心，食欲欠佳，无口干、口苦；后腰部疼痛，受凉明显，双膝关节疼痛，右侧明显；眠差，可入睡，睡后梦多，排便无力，小便正常，近期体重未见明显增减。

既往史：平素健康状况尚可。慢性萎缩性胃炎5年余，间断口服舒肝健胃丸缓解症状；腰椎退行性病变病史10年，间断行针灸理疗以改善症状；否认高血压、糖尿病、冠心病病史，否认精神疾病史；否认肝炎、结核及其他传染病病史；1个月前因外伤致右侧半月板损伤，未行治疗；否认输血史；否认药物、食物过敏史。

个人史：出生于宁夏石嘴山，年幼时迁至宁夏银川并久居，否认疫区及外来人员接触史；生活规律，无烟、酒嗜好；无工业毒物、粉尘、放射性物质接触史；无冶游史。

月经史：14岁初潮，行经5～7天，周期28～30天，48岁绝经。既往有痛经史，可耐受，否认白带异常史。

婚育史：24岁结婚，生育1女，配偶及女儿均体健。

家族史：父、母亲均体健，否认患遗传病、传染病和同类疾病史。

望、闻、切诊：神志清楚，两目乏神，呼吸正常，语言清晰，面色偏暗，肌肉不削，动作灵活，头颅圆整，耳郭色泽红润，鼻色红黄隐隐，唇色淡红，口唇随意开合，动作协调，牙齿润泽，咽部充血水肿，双侧扁桃体Ⅰ肿大，有充血，咽后壁有散在滤泡，呼吸通畅，发音正常。舌象：舌质淡，苔白腻。脉象：脉弦细无力。

体格检查：体温36.0℃，心率74次/分，呼吸18次/分，血压109/74mmHg。神志清晰，发育正常，营养中等，表情自如，自主体位，步态正常，精神欠佳，查体合作，对答切题。下颌部、颈部淋巴结未触及肿大，唇色淡红，咽喉充血水肿，咽后壁有散在滤泡，双侧扁桃体Ⅰ度肿大，悬雍垂居中。气管居中，颈前视诊略饱满，双侧甲状腺未触及明显肿大。胸廓无畸形，乳房两侧对称，呼吸运动两侧对称，双侧语颤正常，呼吸节律规整，两肺叩诊呈清音，双肺呼吸音低，可闻及痰鸣音。心尖搏动位于左侧第五肋间左锁骨中线内0.5cm，心尖部无震颤，无摩擦感，心脏浊音界无扩大，心率74次/分，心律齐，心音正常，各瓣膜听诊区未闻及病理性杂音。腹无膨隆，未见腹壁静脉曲张及蠕动波。腹壁柔软，无肌紧张，无压痛、反跳痛，肝脾肋下未触及，无液波震颤，未触及包块。肝脾区均无叩击痛，无移动性浊音，双肾区无叩击痛。肠鸣音正常，5次/分，未闻及血管杂音。脊柱及四肢无畸形，无压痛，活动不受限，右膝关节压痛（±），活动略受限，余关节活动自如，双下肢无凹陷性水肿，无杵状指（趾）。生理反射存在，病理反射未引出。

辅助检查：（2022－09－29，当地医院）甲状腺彩超示甲状腺右侧叶结节（4a），大小约0.5vm×0.6cm，边界欠清，形态尚规则，呈直立状，结节内可见血流信号。腹部彩超未见明显异常。腰椎核磁示①考虑腰4～骶1椎体终板炎；②腰3～骶1椎间盘膨出；③腰椎退行性改变；④所示骶1、骶2椎体部分融合，考虑阻滞椎。右膝关节核磁示①右胫骨上段骨髓水肿，考虑骨挫伤；②右膝前交叉韧带损伤、水肿，后交叉韧带松弛；③右膝内侧半月板后角损伤（Ⅱ级）；④右膝髌上囊及关节腔少量积液；⑤右胫骨上段前侧皮下软组织肿胀。肝功能、肾功能、血糖未见明显异常。甲功七项示甲状腺素 10.8μg/dL（参考值 4.5～10.9μg/dL），促甲状腺素 0.855mol/L（0.55～4.78mol/L）。甲胎蛋白 17.45ng/mL。入院查尿常规未见异常。血常规示白细胞计数 $3.55 \times 10^9/L$（↓），中性粒细胞百分比 47.4%（↓），淋巴细胞百分比 43.4%（↑）。心电图示窦性心动过缓，心率 56 次/分。心脏彩超示 EF66%，心脏结构及心功能测定正常，三尖瓣、肺动脉瓣微量反流。

中医诊断：瘿病，痰湿凝结证。

西医诊断：①甲状腺结节；②慢性萎缩性胃炎；③急性扁桃体炎；④腰椎退行性病变；⑤半月板损伤。

诊疗计划：①中医治疗。予中医特色疗法耳针，隔日 1 次，（取穴：甲状腺、皮质下、心、肝、脾、肺、肾、胃、交感、神门、内分泌、扁桃体）以疏经通络，调和气血，调节脏腑功能；患者甲状腺结节，予穴位贴敷疗法（双人迎穴、双水突穴、天突穴、双肺俞穴、双定喘穴、双气舍穴、双天容穴、双天窗穴、双脾俞穴、关元穴、双丰隆穴）及甲状腺部中药硬膏热贴敷治疗以化痰散结；中药汤剂第一阶段以疏风散邪、消瘿散结为主，第二阶段调整中药汤剂以益气健脾、化痰散结为主，并给予静滴黄芪注射液益气扶正以对症治疗。②西医治疗。患者乏力，予 5% 葡萄糖注射液 250mL + 维生素 C 注射液 2.0g + 维生素 B_6 注射液 0.2g，静滴，1 次/日，以营养补液治疗。

二、临床需要解决的问题

1. 本案中医辨病为瘿病，痰湿凝结证，辨病辨证是否准确，请说明理由。

2. 患者近 3 年复查甲状腺结节大小变化不大，但形态呈直立状，边界欠清，考虑其结节属于什么性质？是否建议穿刺活检？

3. 不同类别的甲状腺结节结局如何？目前中西医治疗方法有哪些？

4. 患者甲功七项结果提示有甲亢趋势，试分析甲状腺功能异常与骨关节损伤之间的联系，考虑是否与甲状腺功能异常有关？

5. 中药治疗甲状腺结节的优势是什么？有哪些特效药物？

6. 针对甲状腺结节患者，饮食、生活方面应注意哪些？

三、针对案例开展讨论

1. 瘿病中医辨证可分四型：气郁痰阻证、痰结血瘀证、肝火旺盛证、心肝阴虚证。此分型无痰湿凝结证。结合患者病史，有咽部异物感，情绪激动时明显，有气短、乏力，考虑为气郁痰阻证；痰结血瘀证者脉象偏弦涩，触诊甲状腺结节偏硬，但是患者甲状腺结节较小，触诊不符合；肝火旺盛证者甲状腺表现为柔软光滑，还有情绪较烦躁易怒；心肝阴虚证者以阴虚为主，主要表现为脉象细数，心烦少寐。综合分析，本案考虑为气郁痰阻证更为合适。另外，患者病情复杂，不应为单一的证型，患者有乏力、气短症状，舌苔脉象表现为舌质淡，苔白腻，脉弦细无力，考虑有气虚表现；加之患者有慢性萎缩性胃炎病史 5 年，脾胃受纳不足，气血生化乏源，从而导致气虚，故最终考虑辨证为气郁痰阻证，兼有气虚。

2. 在没有行细胞学检查之前，可结合甲状腺及颈部淋巴结彩超的结果初步判断结节的性质。判断结节良恶性主要依靠以下几点：①结节的形态；②边缘是否光整；③内部回声；④有无钙化；⑤纵横比；⑥有无颈部淋巴结的增生或肿大；⑦结节内部的血流信号。良性结节的特点：形态规则、边缘光整、回声均匀、结节周围无血流信号。恶性结节的特点：形态不规则、包膜欠光整、回声欠均匀、伴有钙化、纵横比≥1。本患者结节呈直立状、边界欠清，周围有血流信号，结合此三点，考虑结节偏恶性。患者目前尚未确诊，可先行中医治疗一段时间，再复查甲状腺结节大小变化，如果结节由 4a 向 3 类转变，则是向好的；如果结节没有好转，而是向4b 或者 4c 发展，则说明结节性质不好，应选择手术治疗。

3. 甲状腺结节的分类如下。1 级：甲状腺腺体以囊性为主，边界清楚。2 级：实性或混合性，边界清楚。3 级：实行低回声，回声均匀，边界清楚没有其他超声恶性征象。4 级：4a，具有 1 项超声恶性征象；4b，具有 2 项超声恶性征象；4c，具有 3 项或者 4 项超声恶性征象。5 级：具有 5 项或超过 5 项超声恶性征象。一般 4b ~ 5 级都称为恶性结节。西医治疗：超声提示恶性或者可疑恶性，以及穿刺活检提示为恶性结节，一般考虑手术治疗；有些结节向前生长，有压迫气管或食管的，一般考虑手术切除；如果结节向后生长，没有压迫症状，可选择保守治疗。良性的结节，可选用左甲状腺素或左甲状腺素钠片治疗，通过抑制血清 TSH 水平使结节缩小；热结节可用放射性碘治疗。中医治疗：常用方法有消瘀散结、化痰、疏肝散结等；有些结节微钙化，或呈蛋壳样钙化，可用一些柔肝药物，以软化钙斑，如白芍、荔枝核；另外可使用中药硬膏热贴敷治疗以辅助消结节。

4. 甲状腺功能异常与骨关节损伤之间有关系，因为甲亢会使骨合成受到影响，导致骨质流失，阻碍维生素 D 合成和钙吸收，长期甲亢会导致骨质疏松，发生关节疾病。1 个月前患者膝关节损伤与甲状腺功能异常有关，因此考虑是在甲状腺功能异常的基础上，结合肺脾气虚、脾虚湿盛的体质，共同作用的结果，导致患者骨关节更容易受到损伤。

5. 中药治疗甲状腺结节的优势：①简便易行，让患者免受手术之苦，且副作用小。②甲状腺疾病是一个动态变化的过程，不同阶段、不同证型，中医可以通过辨证论治，因时制宜。③早期做到预防，中期结节长大可以给予控制，术后可以改变体质，减少并发症及复发率。④兼证同治，由点到面，由面到点：甲状腺结节可以引起咽部压迫感，通过治疗甲状腺，从而减少局部并发症；另外，在治疗甲状腺结节的同时可以治疗其他系统的疾病，比如肺结节、关节痛、心律不齐、月经不调等。

特效药物如下。①以化痰为主，有清化热痰、温化寒痰作用的药物，常用药物：海藻、昆布、贝母、半夏、海蛤壳、杏仁。②以理气为主的药物：陈皮、香附、青皮、木香、紫苏叶。③以活血为主的药物：玄参、莪术、三棱、川芎。④以清热为主的药物：夏枯草、连翘。⑤以散结为主的药物：醋鳖甲、橘核、荔枝核、威灵仙、独活、猫爪草、瓜蒌、薤白。⑥兼以养阴的药物：熟地黄、白芍、桑椹、龙眼肉。

6. 饮食上，补充蛋白质、维生素，可多吃油菜、芥菜、香菇、蘑菇，提高免疫力；禁食辛辣刺激食物、咖啡、浓茶等，戒烟酒。生活上，保持良好的生活习惯，保证充足睡眠，长期睡眠不足也是诱发甲状腺结节的重要因素，减少熬夜，养成规律的生活习惯，适当体育锻炼，增强体质，提高免疫力；注意情志疏导，保持心情舒畅，劳逸结合；避免按揉颈部结节部位，定期复查。

四、刘敬霞主任医师临证讲解

1. 纠正病历书写中的问题

（1）体格检查：甲状腺查体应描述有没有黏液性水肿，有没有体重变化，有没有月经变化。患者已绝经，可不写月经变化，其他与甲状腺有关的症状都应写上；应该详细描述甲状腺触诊，结节是否可触及、大小、生长位置和方向等。触诊时，结合患者吞咽动作，右侧比左侧触诊绷紧，视诊两侧没有区别，但触诊可明确两侧的不同。记录应客观真实。另外，要重视颌下腺淋巴结、锁骨下淋巴结、双侧腋下淋巴结触诊。

（2）中医辨病："甲状腺结节"诊断明确，应该诊断为"瘿瘤"，而不应诊断为"瘿病"。

2. 问题分析和讲解

（1）关于本病辨证：①关于疾病的辨证分型，有不一样的分型方法，最权威的辨证分型是《中医临床诊疗指南》（专家共识）；亦可参考教科书所讲的辨证分型（经典的分型），以及是国家中医药管理局确定的《24个专业105个病种中医诊疗方案》。②患者的关节反复受损，滑膜、半月板、终板炎症，里面贯穿的一个因素就是肌肉不实，肌肉为脾所主，脾虚肌肉里面湿邪旺盛，肌肉弹性变差，收缩能力更弱，则不能起到支撑和固定作用，故见骨关节反复损伤。本病应辨治为本虚标实证，本虚为脾肺气虚，标实为气滞痰凝，兼有湿邪阻滞肌肉关节。发作时为气滞痰凝，不发作时为脾肺气虚。在临床上用药应注意：气滞不一定要用郁金、香附等理气的药，我们可以选择瓜蒌、薤白等宽胸理气的药，同时还可以散结；不用木香、青皮等破气的药，但我们可以用紫苏叶微微疏理肝气；另外，还可以用白芍、熟地黄、山茱萸来遏制肝气过旺，避免损伤脾、肺两脏，导致气虚。③辨证的问题是讨论的核心问题，只有辨证准确，用药才能有方向。气虚，尤其是脾气虚时，则肝气乘脾，所以气滞伴随着气虚；另外看疼痛性质，胀痛为气滞，刺痛为血瘀，闷痛为痰湿，隐痛为气虚。因患者有胸闷、气短等症状，故存在着气滞，但辨证应结合实际情况。④甲状腺结节分冷结节和热结节：没有内分泌功能的、碘吸收不足的是冷结节，易发生癌变；有内分泌功能的、吸碘率增强的，为热结节（是安全的结节）。囊性甲状腺结节本身为热结节，但其内充满水液或浆液或血液，可由热结节变为冷结节，甲状腺有疼痛，易发生癌变，不安全；甲状腺功能正常的不一定是安全的，甲状腺功能不正常的不一定是危险的。⑤我们的治疗原则：凡是有结节的患者，坚决不活血化瘀，坚决不清热解毒。

（2）临床遇到甲状腺结节，高分辨彩超是甲状腺结节诊断的金指标，一定要看结节回声是否均匀，边界是否清楚，形态是否规则，血流信号是否丰富，纵横比是多少，生长方向（竖着长是危险的，横着长安全的），周围有没有钙化。辨别结节良恶性有 7 个要点，只要达到 3 个要点，级别就达到 4 类。4a 类结节的癌变率为 25%，现在认为其癌变率为 10% ~ 15%；4b 的癌变率是 50%；4c 的癌变率是 75%。因患者结节较小，穿刺不一定能穿刺到，建议查血沉、肿瘤标志物，如血沉正常，则此结节尚安全；血沉超过 50mm/h，甚至达到 100mm/h，则恶性程度较大，建议及时手术。血沉是鉴别良恶性结节的重要指标。另外，患者近 3 年查甲胎蛋白均升高超过 2 倍，提示恶性程度较高。建议出院前查肿瘤标志物和血沉。

（3）结节癌变的风险不在于结节的大小，故不能因为结节小而放松警惕。一般不建议随意补钙，补充的钙元素会在沉积在病变部位，钙质沉积后形成环状钙化斑，组织钙化后使癌细胞促凋亡低表达，人为促进癌症的发生，故不建议盲目补钙。若手术治疗后，不改变体质，其复发率达到 85%，此时可以通过中药治疗改变体质，避免结节再发生。

（4）骨关节损伤与甲状腺功能有关系的原因：①钙、磷丢失，导致骨质疏松，容易发生骨折。②甲状腺功能异常，导致血流异常，尤其甲减患者，血流速度缓慢，骨关节没有充足供给，故容易发生骨折。③甲减患者组织中的水代谢障碍，骨关节周围的肌肉和肌腱弹性减弱，收缩能力和稳定性下降。④甲减患者体重增加，本身的协调能力也下降。

第十一章　五官科疾病

第一节　耳鸣

一、主管医师汇报病历

患者周某，男，26岁，于2022年5月21日入住我院中医肿瘤科。

主诉：左耳耳鸣伴听力下降20天。

现病史：患者于2022年5月1日因车祸致左耳耳鸣，伴听力下降，严重时伴有右耳耳鸣，就诊于当地医院，完善相关检查后予以口服银杏叶提取物治疗，经治疗后无明显缓解，今为求中西医结合治疗，就诊于我院门诊，门诊拟以"耳鸣"收住入院。入院症见：患者左侧耳鸣，呈持续电流音或蝉鸣音，伴听力下降，严重时伴有右耳耳鸣，无耳痛、耳内流脓，站立、活动时耳鸣较轻，静卧时耳鸣加重，午睡醒来时尤甚，偶有头痛，头晕头昏，无恶心、呕吐，易烦躁，时有咳嗽，喉间有痰，不易咳出，咽干，无咽痒、咽痛，咽喉异物感明显；胸闷、气短、乏力，偶有心慌、心悸，偶有心前区针刺样疼痛；胃脘部胀满不适，易反酸、呃逆，无烧心，汗出较多，怕热，手心热；自诉左侧肩关节及肘关节受凉后疼痛明显；纳食可，大便不成形，排便无力，小便正常。近期体重未见明显增减。

既往史：平素体质良好；否认高血压病、糖尿病、冠心病病史；否认有肝炎、结核、伤寒、麻疹、猩红热、血吸虫、疟疾、登革热、莱姆病、SARS等疾病及接触史；10年前于当地医院行右侧上肢内侧脂肪瘤切除术；10年前于宁夏某医院行右心房房间隔缺损封堵术；20天前因车祸致皮外伤、耳鸣；无输血史；无食物及药物过敏史；预防接种史不详。

个人史：出生于宁夏并久居于此地，无食生鱼、生肉史，近1个月否认疫区及外来人员接触史，无疫区居住史，无传染病接触史；无烟嗜好，无酒嗜好，无药物嗜好；无粉尘物质接触史，无冶游史。

婚育史：未婚未育。

家族史：家人均健在，否认患遗传病、传染病和同类疾病史。

望、闻、切诊：神志清楚，双目乏神，呼吸平稳，语言清晰，面色荣润，肌肉不削，动作自如，反应灵敏，头颅圆整，发黑稠密润泽，耳郭色泽红润，鼻色红黄隐隐，含蓄明润，唇色暗红，口唇随意开合，动作协调，牙齿洁白润泽而坚固，齿龈淡红而润泽，咽部充血、水肿，咽喉壁可见散在米粒大小滤泡，双侧扁桃体无肿大，悬雍垂居中，食物下咽顺畅。舌象：舌质暗红，苔白腻。脉象：脉弦滑。

体格检查：体温36.2℃，心率76次/分，呼吸19次/分，血压129/76mmHg。神志清晰，发育正常，营养中等，表情自如，自主体位，步态正常，精神良好，查体合作，对答切题。两耳郭正常，外耳道水肿，可见黄色耵聍，乳突区无压痛，左耳听力下降。唇暗红，咽部充血、水肿，咽喉壁可见散在米粒大小滤泡。胸廓无畸形，乳房两侧对称，呼吸运动两侧对称，双侧语颤正常，呼吸节律规整，两肺叩诊呈清音，呼吸音低弱，两肺未闻及干、湿性啰音。心尖搏动位于左侧第五肋间左锁骨中线内0.5cm，心尖部无震颤，无摩擦感，心脏浊音界无扩大，心率76次/分，心律齐，心音有力，各瓣膜听诊区未闻及病理性杂音。专科检查：两耳郭正常，外耳道水肿，耳腔内可见黄色耵聍，无积液、充血，乳突区无压痛、无肿胀，左耳听力下降；鼻窦区无压痛，下颌关节无脱位，闭合正常，颈1～颈7棘突及棘旁无压痛、叩击痛。

辅助检查：（2022-05-01，宁夏某医院）腹部彩超示轻度脂肪肝，门静脉、胰、脾、双肾未见明显异常。颅脑CT未见异常。胸部CT示双肺未见明显异常，心脏术后改变，双侧胸膜增厚粘连。颞部CT示①颞骨未见异常；②考虑全组副鼻窦炎症；③鼻中隔偏曲；④右侧下鼻甲肥厚；副鼻窦CT示考虑全组副鼻窦炎症，鼻中隔偏曲，右侧下鼻甲肥厚。

中医诊断：耳鸣，痰浊上扰证。

西医诊断：①耳鸣；②鼻窦炎；③脂肪肝；④病毒性咽炎；⑤高尿酸血症。

入院检查：心电图示正常窦性心律。血常规示血红蛋白浓度161g/L；血脂示高密度脂蛋白胆固醇0.84mmol/L；肾功能示肌酐61.6umol/L，尿酸 465.6umol/L。尿常规无异常。心脏彩超示房间隔封堵术后未见明显异常，心功能测定正常，三尖瓣、肺动脉瓣微量反流。

诊疗计划：①中医治疗。予中医特色疗法耳针（心、肝、脾、肺、肾、胃、神门、三焦）以益气养血，调整脏腑功能；予以中药汤剂以益气养血，化痰开窍，宁心安神；予以中药穴位贴敷疗法（取穴：天突穴、双肺俞穴、双脾俞穴、双足三里穴、双丰隆穴、中脘穴、双上巨虚穴、双下巨虚穴、双三阴交穴、双通里穴、双肝俞穴）以化痰开窍；予以中药硬膏热贴敷治疗（左耳）配合普通针刺治疗（取穴：双外关穴、双中渚穴、双支沟穴、双神门穴、双合谷穴、左听宫穴、左听会穴、左耳门穴、左翳风穴、双内关穴、双太溪穴、双照海穴）以豁痰开窍。②西医治疗。予以 5% 葡萄糖注射液 250mL + 维生素 C 注射液 2.0g + 维生素 B_6 注射液 0.2g，静滴，1 次／日，以稳定机体内环境。

二、临床需要解决的问题

1. 本案辨证为痰浊上扰证是否准确？依据是什么？

2. 引起耳鸣的原因有哪些？耳鸣都有哪些类型？此患者耳鸣的病因是什么？

3. 患者左耳耳鸣，多次就诊于西医院，均予以口服银杏叶提取物治疗，疗效不佳，入院后治疗予以口服中药汤剂、穴位贴敷、中药硬膏热贴敷及普通针刺，患者治疗后自诉今日耳鸣症状稍有所缓解，为了取得更好疗效，从中医治疗考虑，下一步应采取什么措施？

4. 患者 10 年前做过右心房房间隔缺损封堵术，此患者出现耳鸣是否与之有关？

5. 患者平素饮食及生活起居应注意哪些？

三、针对案例开展讨论

1. 耳鸣辨证首先要辨表里虚实，一般耳鸣的病因有风邪、火邪、湿邪、痰浊、瘀血五邪。此患者车祸后出现耳鸣，受到撞击，造成外耳道水肿，有黄色分泌物，局部有炎症，从中医学而论，局部炎症引起水肿，属于有湿邪阻滞，痰浊内生，痰浊上蒙清窍，故可见耳鸣。此外，此患者耳郭色红，左侧耳郭皮温高于其他部位，呈持续电流音或蝉鸣音，伴听力下降、站立、活动时耳鸣较轻，静卧时耳鸣加重，午睡醒来时尤甚，伴有头痛、头晕、头昏，时有咳嗽、咳痰，咽干，易烦躁，说明患者外感风邪，久而气滞化热，《太平圣惠方·卷三十六》云："此为风邪所乘，入于耳脉，则正气痞塞，不能宣通，邪正相击，故令耳鸣也。"由于外感风热，循经上攻，清窍壅塞不利，其耳鸣如蝉，卒感听力减退或闭塞，用手指按压耳屏或牵拉耳郭后症状减缓，常伴有发热恶寒，头痛，鼻塞流涕，口干，咽干，全身疲乏等症。故而结合患者舌质暗红、苔白腻、脉弦滑，四诊合参，可见患者既有痰浊上蒙里证，又有风火之表证，故治疗以祛风解表、化痰开窍为法，选方以半夏白术天麻汤加通窍药为主。治疗风火之邪的用药有蔓荆子、透骨草、藁本、蝉蜕、野菊花等。临床常用开窍中药有炒僵蚕、细辛、白芷、透骨草、路路通、辛夷、石菖蒲、小通草等。

2. 引起耳鸣的原因有很多，耳部疾病，如耵聍栓塞、耳外伤、神经性耳鸣等；耳毒药物，如大环内酯类、甲硝唑、左氧氟沙星、水杨酸类、氨基糖苷类等；全身性疾病，如糖尿病引起耳鸣，糖尿病引起神经血管损伤、神经功能障碍，听神经瘤等肿瘤引起耳鸣；心理精神因素也可引起耳鸣，生活环境嘈杂，如建筑工地施工、交通运输等都可引起耳鸣。耳鸣分类有六大类：外耳性耳鸣、中耳性耳鸣、内耳性耳鸣、神经性耳鸣、中枢性耳鸣、其他。此患者车祸受到撞击后出现耳鸣，应该考虑是否有下颌关节脱位、颈椎病，前庭功能是否正常；此患者外耳道有水肿，且有鼻窦炎，亦可形成水肿，使局部功能异常，加之受撞击外伤因素，所以考虑还是炎症引起水肿造成的。

3. 患者入院接受治疗后有效果，说明治疗方向正确，继续口服中药疏风解表，化痰开窍；临床上普通针刺治疗效果也可，可以继续针刺治疗，选择双风池穴、双列缺穴、双乳突穴、双翳风穴、双血海穴、双丰隆穴、双足三阴交穴等；可以选择局部穴位贴敷治疗，尤其是胆经和肝经穴位，可以使药物持续作用，宣散风火，后期根据患者病情变化，调整用药，对症选穴，加强疗效；此外，可以选择局部推拿左耳周围，每次20分钟，改善局部血供，提高疗效。

4. 考虑二者关系不大。首先患者是10年前做过手术，现查心脏彩超无明显异常，如果与手术有关系，应该在10年前就有耳鸣症状，而此患者是 5 月车祸后出现耳鸣，时间不相符；其次患者以左侧耳鸣为主，而非双耳，为感应性耳鸣，主要是以邪气为主，如果与手术相关，应是双侧，以正气虚为主。所以耳鸣与 10 年前做过"右心房房间隔缺损封堵术"关系不大。

5. 饮食方面忌烟忌酒，少喝浓茶、咖啡等，多吃黑木耳、韭菜、葡萄等活血食物，能扩张血管，改善血液黏稠度，有利于保持耳部小血管微循环正常；每天喝牛奶补充维生素，利于钙吸收，对耳鸣症状很有帮助；少食动物内脏、肥肉、奶油、蛋黄及油炸食物等，多食含铁、锌的食物，如鱼、牛肉、鸡蛋、苹果等。生活方面要注意保暖，避免感冒，保持精神舒畅，不能熬夜。

四、刘敬霞主任医师临证讲解

问题分析和讲解

耳鸣是因外邪侵袭、饮食失调、情志不畅、病后体弱等引起听觉功能异常的以一种疾病。凡耳内鸣响，或如蝉声，或如潮声，其声或细或暴，静时尤甚，妨碍听觉者，称为耳鸣。从西医学来说，耳鸣大多因流行性感冒、内耳性眩晕、高血压、贫血及药物中毒等引起。此患者车祸后出现耳鸣，是因撞击造成外耳道水肿、局部炎症引起。对于治疗，首先要辨证，辨别虚实。一般来讲，最直接的辨证依据是患者耳鸣的时间长短，若时间短，新病者多以表邪为主，若久病者多以正虚为主；辨证还要看是单侧耳鸣还是双侧耳鸣，单侧耳鸣多为感应性耳鸣，多以邪实为主，双侧耳鸣多以正虚为主。结合患者现在的症状及体征：外耳道内有黄色分泌物，水肿，属于湿邪阻滞，痰浊内生，上蒙清窍；此外，患者耳郭色红，左侧耳郭皮温高于其他部位，入院时患者咽喉部充血、水肿，咽后壁可见散在米粒样大小滤泡，说明患者外感风邪，表邪久而气滞化热，故又有风火之表证。所以治疗以祛风解表、化痰开窍为主，选方半夏白术天麻汤加通窍药加减，可加蝉蜕、野菊花以疏散风热，消除局部炎症以通窍。嘱患者平素健康饮食，规律作息，避免熬夜，避免长时间处于嘈杂环境中，保持心情舒畅；消除对耳鸣的负面认识，积极面对，避免处于过分安静的环境中，适当的环境声音对减轻耳鸣也有很大帮助。

第二节　干眼综合征

一、主管医师汇报病历

患者左某，男，39 岁，于 2022 年 9 月 8 日入住我科。

主诉：双目干涩、异物感 2 个月余，加重 20 天。

现病史：患者 2 个月余前无明显诱因出现双目干涩、异物感，伴双目畏光、视物模糊，无眼痛，无睁眼困难，就诊于贺兰国良医院，完善相关检查后诊断为干眼症，给予滴眼药水治疗（具体药物不详）效果不佳。2022 年 7 月 22 日患者就诊于宁夏回族自治区人民医院，完善相关检查后诊断为双眼干眼症，给予妥布霉素地塞米松眼膏外用，效果不佳。20 天前患者无明显诱因出现双目干涩、异物感、双目畏光、视物模糊加重，又于 2022 年 8 月 18 就诊于宁夏回族自治区人民医院，完善眼底检查示双眼角膜上皮完整，细胞排列整齐，上皮下神经纤维组织走形迂曲行明显增加，可见少量点状炎性细胞，并可见少量朗格汉斯细胞，前基质激活态，细胞核反光增强，可见粗大以及迂曲延伸的神经纤维。内皮细胞密度良好，多行性略增加。睑板腺皮质层反光增加，腺泡萎缩、变小，腺管管腔变细，管腔壁反光增强，皮脂腺可见油脂滴，少量毛囊旁有散在的蠕形螨形态影。诊断为干眼症，给予维生素 A 棕榈酸酯眼用凝胶、普拉洛芬滴眼液滴眼治疗，效果不佳。现为求中医治疗，前来我院门诊就诊，为进一步治疗，门诊拟"干眼综合征"收住。入院症见：患者双目干涩、异物感，双目畏光、视物模糊，气短、乏力，心慌、心悸，汗多，手抖，口干、口苦、反酸，腹部时有疼痛，咳嗽、咳痰，灰白痰，不易咳出，咽干、咽痒，头晕、头昏，双手关节疼痛，双肘关节疼痛，腰部疼痛。无眼痛，无睁眼困难，无迎风流泪。纳可，睡眠欠佳，入睡困难，易醒，二便调，近半年体重减轻约 5kg。

既往史：慢性萎缩性胃炎病史 2 年；否认高血压、糖尿病、冠心病病史；否认有肝炎、结核等疾病及接触史；否认手术史，否认外伤史，否认输血史；否认食物及药物过敏史；预防接种史不详。

个人史：出生于陕西榆林，4 年前迁至宁夏贺兰并久居于此，无食生鱼、生肉史，近 1 个月无外出旅居史，无地方病流行区居住史，无传染病接触史；无烟嗜好，无酒嗜好，无药物嗜好；无粉尘物质接触史；无冶游史。

婚育史：24 岁结婚，配偶健在，否认近亲婚配史，育 2 女 1 子。

家族史：家人均健在，否认患遗传病、传染病和同类疾病史。

望、闻、切诊：神志清楚，两目少神，呼吸平稳，语言清晰，面色晦暗，肌肉不削，动作自如，反应灵敏，头颅圆整，发黑，耳郭色泽淡红，鼻色红黄隐隐，唇色暗红干燥，口唇随意开合，动作协调，齿龈淡红而略干燥，咽喉充血、水肿，双侧扁桃体无肿大，呼吸通畅，发音正常，食物下咽顺畅。舌象：舌红，少苔。脉象：脉细数。

体格检查：体温 36.2℃，脉搏 102 次/分，呼吸 25 次/分，血压 97/68mmHg。神志清晰，发育正常，营养中等，表情自如，自主体位，步态正常，精神欠佳，查体合作，对答切题。全身皮肤黏膜无黄染，未见皮疹及出血点，无肝掌和蜘蛛痣。全身浅表淋巴结未扪及肿大，头颅无畸形，两侧瞳孔同圆等大，对光反应正常，双侧结膜充血，眼球运动正常。鼻通畅，鼻唇沟对称，鼻中隔无偏曲，鼻翼无扇动，鼻窦区无压痛，无流涕和出血。两耳郭正常，外耳道无脓性分泌物，乳突区无压痛，两耳听力粗测正常。唇色暗红，牙龈无肿胀，无溢脓及色素沉着，口腔黏膜无溃疡，咽喉充血、水肿，双侧扁桃体无肿大，悬雍垂居中。颈软，颈静脉不充盈，气管居中，双侧甲状腺无肿大。胸廓无畸形，乳房两侧对称，呼吸运动两侧对称，双侧语颤正常，呼吸节律规整，两肺叩诊呈清音，呼吸音低，两肺未闻及干、湿性啰音。心尖搏动位于左侧第五肋间左锁骨中线内 0.5cm，心尖部无震颤，无摩擦感，心脏浊音界无扩大，心率 102 次/分，心律齐，心音有力，各瓣膜听诊区未闻及病理性杂音。腹无膨隆，未见腹壁静脉曲张及蠕动波。腹壁柔软，无肌紧张，无压痛及反跳痛，肝脾肋下未触及，无液波震颤，未触及包块。肝脾区均无叩击痛，无移动性浊音，双肾区无叩击痛。肠鸣音 4 次/分，未闻及血管杂音。肛门及外生殖器未查。脊柱及四肢无畸形，活动自如，关节无红肿，双下肢无可凹陷性水肿，无杵状指（趾）。生理反射存在，病理反射未引出。

辅助检查：（2022 - 08 - 18，宁夏回族自治区人民医院）共聚焦显微镜眼活体组织检查示双眼角膜上皮完整，细胞排列整齐，上皮下神经纤维组织走形迂曲明显增加，可见少量点状炎性细胞，并可见少量朗格汉斯细胞，前基质激活态，细胞核反光增强，可见粗大以及迂曲延伸的神经纤维。内皮细胞密度良好，多行性略增加。睑板腺皮质层反光增加，腺泡萎缩、变小，腺管管腔变细，管腔壁反光增强，皮脂腺可见油脂滴，少量毛囊旁有散在的蠕形螨形态影。入院查血常规、血糖、肝功能、肾功能、尿常规、便常规未见明显异常。腹部彩超未见明显异常。心电图示正常窦性心律，心率93次／分，正常心电图。

中医诊断：白涩症，气阴两虚证。

西医诊断：①干眼综合征；②慢性萎缩性胃炎；③病毒性咽炎。

诊疗计划：①中医治疗。予中医特色疗法耳针（左耳，取穴：脾、肾、肝、心、肺、神门、内分泌、三焦、神经衰弱点、激素点、缘中、扁桃体）以调节各脏腑功能；予艾灸关元穴以培本固元；予中药穴位贴敷疗法（取穴：双肝俞穴、双脾俞穴、双肺俞穴、双肾俞穴、双血海穴、双足三里穴、双阴陵泉穴、双三阴交穴、双太溪穴、双涌穴泉）以养阴润燥；依据中医辨病辨证论治，辨证为气阴两虚证，兼有表证，给予口服中药汤剂治以益气健脾、养阴明目，兼以解表祛邪。②西医治疗。予0.9%氯化钠注射液250mL＋维生素C注射液2.0g＋维生素B_6注射液0.2g，1次／日，静滴，以营养治疗。

二、临床需要解决的问题

1. 患者辨病为白涩症，气阴两虚证，是否准确？

2. 干眼综合征与干燥综合征是否有关系？

3. 甲状腺功能异常是否可引起本病？

4. 中医治疗本病如何辨证用药？

5. 目前患者经西医治疗效果不佳，中医治疗有哪些优势？

6. 此患者生活中有哪些注意事项？

三、针对案例开展讨论

1. 白涩症是指白睛不赤不肿，自觉眼睛干涩不适，甚则视物昏花。《灵枢·大惑论》记载："五脏六腑之精气，皆上注于目而为之精，精之窠为眼，骨之精为瞳子，筋之精为黑眼，血之精为络，其窠气之精为白眼，筋肉之精为约束。"这也是从整体角度论述了眼睛与五脏的关系。后世医家在此基础上完善了五轮学说，五轮学说中目内眦、目外眦是有血络的，心主血脉，所以内、外目眦属血轮；脾主肌肉，所以上下眼睑属肉轮；白睛属气轮，因肺主气；黑睛属风轮，与肝有关；瞳孔属于水轮，与肾有关。目前患者症状主要为视物干涩、视物模糊。中医学认为视觉是由瞳神发出，瞳神有广义与狭义之分，狭义的瞳神指瞳孔，广义的瞳神指西医学的视网膜、视神经、葡萄膜等。瞳神是视觉发出的中心，视觉的产生有赖于精气滋养。如果肾虚，水液输布失常，津液不能上承，会出现眼睛干涩、视物模糊；肝主木藏血，肝血不足则不能濡养眼睛；肝肾阴虚证会出现眼睛干涩、视物模糊、口干；阴虚火旺证可见手抖。头晕与肾虚有关，肾阴与精血不足，不能濡养大脑，故头晕。肾为相火，相火旺动扰乱心神也会出现心慌、心悸的表现，结合患者舌红、少苔、脉细数，故辨证为肝肾阴虚证。

2. 干眼综合征又称为角结膜干燥症，是由多因素导致的眼表不适、视觉减退、潜在眼表损害等。有一种泪液分泌不足性干眼，其中一个因素是全身获得性疾病引起泪液减少，包括类风湿关节炎、系统性红斑狼疮。干燥综合征是侵犯泪腺、唾液腺等外分泌腺 B 淋巴细胞，以异常增殖淋巴细胞浸润为特征的弥漫性结缔组织病。干燥综合征有一种干燥性角结膜炎，易与干眼综合征混淆，建议行唇腺病理检查，排除此患者干眼综合征是否为干燥综合征的早期表现。

3. 甲状腺功能亢进症的眼睛症状可表现为眼球突出、眼裂扩大、眼睛闭合不全，导致局部炎症引起泪腺分泌不足。甲亢眼球突出时，分泌同量的泪液润滑面积不一样，导致泪液相对不足。甲亢可引起角膜炎，出现眼睛干涩、疼痛等症状，此炎症可导致腺体分泌减少。甲状腺功能减退症是代谢减慢，可引起眼泪动力不足，即泪液分泌出来但不能润滑整个角膜和结膜。所以建议完善甲状腺功能检查。

4. 上下眼睑各有一个小孔隙，称为泪堂，参与泪液分泌。泪为肝之液，与心、肝、肺密切相关。瞳神内有水液濡养，因为肾主水，所以与肾、肺密切相关。患者发病 2 个月，发病在暑季，第一阶段以解表化湿为主，后期以益气滋阴、健脾化湿为主。

5. 中医治疗的优势是从脏腑入手，利用中药、外治法解决问题。目前辨证为气阴两虚证，从中医学角度考虑，多是在外感或余邪未尽时发病，侵犯肺、脾两经，阻碍津液输布，目窍失养，出现双目干涩。发病起始阶段有肺脾气虚，治疗以补中益气汤为主；阴虚存在于肝、肾、脾三脏，以参麦散合六味地黄丸为主，要兼顾阴血不足，阴虚不足引起的目失濡养，可加当归、熟地黄；患者仍夹湿邪，可予中药化湿。外治法：局部按摩、针刺，取穴：迎香穴、攒竹穴、承泣穴、睛明穴、鱼腰穴。

6. 注意用眼卫生，避免长时间看手机、电脑等电子设备，避免熬夜，要劳逸结合；多食蔬菜水果，少进食火锅、烧烤。

四、刘敬霞主任医师临证讲解

1. 纠正病历书写中的问题

体格检查中，泪腺在上眼眶的外 1/3 与内 2/3 之间，要描述泪液的分泌腺有无压痛。干眼综合征有五型：水液缺乏型干眼、脂质缺乏型干眼、黏蛋白缺乏型干眼、泪液动力学异常型干眼、混合型干眼。现病史中应增加有无眼睛分泌物及分泌物颜色的描述，根据眼睛分泌物来判断患者属于哪一类型。患者眼底活检提示有增厚、有颗粒、有沉着，这里代表有邪气，晨起分泌得多还是下午分泌得多，分泌物清理后眼睛亮了还是干涩不舒服，都需要在现病史中体现。

2. 问题分析和讲解

（1）泪腺分泌的泪液主要润滑结膜和角膜，白睛属于肺，称为气轮，为肺所属，现在润滑液减少表现为白睛干涩，称为白涩病。

（2）什么叫干眼综合征，一是泪液分泌不足；二是质量异常，质量异常不一定是干燥，可能是里面有湿邪，合并湿邪时泪液的滚动就不足了，所以对巩膜、结膜的润滑作用减弱；三是泪液黏稠，泪膜破碎的时间不足 5 秒，就是诊断的一个指标。四是泪液的动力不足，泪腺分泌的眼泪不能按时流出来，或有邪气阻滞泪液流动和润滑。

（3）肝肾阴虚的舌象是无舌苔、有裂纹、舌面光如镜面。患者为年轻男性，且舌红少苔，可排除肝肾阴虚证。《审视瑶函》中将本病归于肺，常见证型有湿浊内阻证、湿热壅肺证。患者舌红少苔，可以排除湿热证。还有一型为燥邪伤肺证。患者两个月前发病正值暑季，暑邪容易伤阴，夹湿，辨证为气阴两虚证才是正确的，气虚湿邪不化，故辨证为气阴两虚夹湿。

（4）干燥综合征是多个腺体分泌不足，发病过程比干眼综合征更快、更为复杂，因为涉及自身免疫系统、多脏器疾病，结局更严重，治疗上更侧重免疫抑制的调节。而干眼综合征更侧重泪腺和局部治疗。有的病发病的时候以干眼综合征为主要表现，但在发病过程中出现唾液分泌减少，会朝着干燥综合征的方向发展。干眼综合征可能是干燥综合征的早期表现，需要做一个免疫全套检查了解抗核抗体有无阳性。

（5）治疗上还可在两侧泪腺局部贴敷化湿药物，改变泪腺周围环境。

第十二章　皮肤科疾病

湿　疹

一、主管医师汇报病历

患者郑某，女，52 岁，于 2022 年 9 月 26 日入住我科。

主诉：颈、背部多发皮疹伴瘙痒 1 个月余，加重 5 天。

现病史：患者自诉于 1 个月前无明显诱因于颈、背部出现片状红斑及粟粒样皮疹，皮疹呈灰白色，逐渐遍布于腰部、腋下、双下肢腘窝区，呈对称性分布，后变为水疱、局部破溃、渗出，有时皮疹中央有白色分泌物，自觉瘙痒难忍、有灼热感，为求中医治疗，遂就诊于我院门诊，诊断为湿疹，口服中药汤剂治疗，并嘱其口服药物维生素 C 片，1 片/次，复方甘草酸苷胶囊，1 粒/次，患者诉后背部皮疹明显好转，其余部位皮疹略有改善。5 天前，患者因受凉后上述症状较前加重，为求进一步系统治疗，复诊于本院门诊，门诊以"湿疹"收住入院。入院症见：患者后背、前胸、颈部、腰部及双下肢腘窝区遍及皮疹，片状红斑及粟粒样皮疹，对称性分布，伴有瘙痒，无明显分泌物，无烧灼感，局部干燥；咳痰，偶有咳嗽，色白质黏，不易咳出；无明显头晕、头昏、头痛，双目干涩、发痒；偶有心慌心悸，汗多，时感胸闷气短，乏力，手足心偏热；纳食一般，胃胀、胃脘部怕凉，反酸，无烧心，口干，无口苦，夜寐安，二便正常。近期体重未见明显增减。

既往史：原发性高血压病史 2 年余，未口服药物治疗；否认糖尿病、心脏病、脑血管疾病、精神类疾病病史；否认药物、食物过敏史；2009 年因卵巢囊肿于当地医院行手术治疗，恢复可；否认输血史；否认外伤史；预防接种记录不详。

个人史：生于宁夏盐池，久居于宁夏银川，无疫区居住史；无吸烟史，无饮酒史；无工业毒物、放射性物质接触史，有粉尘接触史；无冶游史。

月经史：13 岁初潮，行经 3～5 天，周期 26～30 天，47 岁绝经，月经量偏少，颜色正常，有血块，有痛经史。

婚育史：20 岁结婚，育有 1 子，配偶及 1 子均体健家族史；否认家族传染病和同类疾病史。

望、闻、切诊：神志清楚，呼吸平稳，语言清晰，面色荣，身体不削，反应灵敏，头颅圆整，发黑白相间，耳郭色泽红润，鼻色红黄隐隐，含蓄明润，口唇随意开合，齿龈淡红欠润泽，咽喉充血、水肿，咽峡部可见散在红色疱疹，双侧扁桃体 Ⅱ 度肿大，呼吸畅通，发音正常，食物下咽顺畅。舌象：舌尖红，苔白腻。脉象：细弱。

体格检查：体温 36℃，心率 74 次/分，呼吸 17 次/分血压 152/92mmHg。神志清晰，发育正常，查体合作，全身皮肤黏膜无黄染，前胸、后背、颈前、双下肢腘窝区见散在皮疹（直径 1～3mm），片状红斑（直径 3～5mm），对称性分布，无破溃、无渗出，无肝掌和蜘蛛痣。唇红，口腔黏膜无溃疡，咽喉充血、水肿，咽峡部可见散在红色疱疹，双侧扁桃体 Ⅱ 度肿大，悬雍垂居中。颈软，双侧颈前区饱满。胸廓无畸形，乳房两侧对称，呼吸运动两侧对称，双侧语颤正常，呼吸节律规整，两肺叩诊呈清音，呼吸音低，两肺可闻及痰鸣音。心尖搏动位于左侧第五肋间左锁骨中线内 0.5cm，心尖部无震颤，无摩擦感，心脏浊音界无扩大，心率 74 次/分，心律齐，心音略低，各瓣膜听诊区未闻及病理性杂音。腹无膨隆，未见腹壁静脉曲张及蠕动波。腹壁柔软，无压痛、反跳痛，无肌紧张，小腹部可见一长约 4cm 手术瘢痕，愈合良好，肝脾肋下未触及，无液波震颤，未触及包块。肝脾区均无叩击痛，无移动性浊音，双肾区无叩击痛。肠鸣音正常，4 次/分，未闻及血管杂音。外生殖器、肛门未查。脊柱生理曲度存在，无侧弯，无压痛。生理反射存在，病理反射未引出。

中医诊断：湿疮，血虚风燥证。

西医诊断：①湿疹；②原发性高血压；③病毒性咽炎；④急性扁桃体炎。

诊疗计划：①中医诊断。予中医特色疗法耳针，隔日 1 次（左右耳交替，取穴：肺、脾、肾、心、肝、神门、内分泌、三焦、神经衰弱点、激素点、缘中）以疏通经络，调节气血；予艾灸足三里穴以温中健脾化湿；患者辨证为血虚风燥证，给予中药穴位贴敷疗法（取穴：双血海穴、中脘穴、神阙穴、双曲池穴、双风门穴、双肺俞穴、双厥阴俞穴、双膈俞穴、双脾俞穴、双足三里穴、双三阴交穴）以健脾益气，养血息风；根据中医辨证论治，给予中药汤剂，治以益气健脾、宣肺化痰、搜风通络为主，兼以疏风散寒。②西医治疗。患者多发皮疹，乏力，咽喉充血水肿，给予5% 葡萄糖注射液 250mL ＋ 维生素 C 注射液 2.0g ＋ 维生素 B_6 注射液 0.2g，静滴，1 次／日，营养支持，稳定机体内环境。

二、临床需要解决的问题

1. 患者辨证为血虚风燥证是否合理？

2. 患者胸部正侧位片提示右肺结节，大小约18mm，中医学讲"肺主皮毛"，考虑湿疹是否与肺结节有关，请说明理由。

3. 患者湿疹反复发作难愈 1 个月余，请说明诱发湿疹的原因都有哪些。

4. 此次辅助检查提示肌酐、尿酸偏高，是否与本次湿疹有关，请说明理由。

5. 就患者目前病症，接下来的中医治疗思路有哪些？外治法有哪些？

6. 针对该患者的饮食及日常护理的注意事项有哪些？

三、针对案例开展讨论

1. 合理。湿疹分为 3 个证型：湿热浸淫证、脾虚湿蕴证、血虚风燥证。患者湿疹部位在局部，皮肤厚，剥落有磷屑，干燥，无渗出，面色偏黄，胸闷、气短，乏力，月经量少，结合舌脉、舌淡苔白脉细弱，辨证为血虚风燥证是合理的。

2. 二者无必然联系。肺结节病后期可以引起皮肤病，但为结节样湿疹或结节红斑样；湿疹进程快，呈对称性，不是一两天形成。结合该患者症状，所以认为二者没有必然联系。

3. 湿疹分为慢性、炎症性、瘙痒性、对称性、多形性。湿疹的诱因：饮食辛辣食物、吃牛羊肉、饮酒等；接触化学物品、色素，或洗漱用品偏香等；局部因素，湿疹部位有感染或者创伤；精神因素，焦虑等；禀赋不足，或受风寒等。

4. 辅助检查提示肌酐、尿酸偏高，与本次湿疹是有关系的，因为中医学认为肌酐、尿酸、湿疹都与湿邪有关，患者体质为血虚，外加季节为秋燥，兼有湿邪，故发病。一般认为肌酐、尿酸偏高属于肾阳不足证，肾阳主水，蒸腾气化功能减退，肾阳虚，水湿运化功能减退，外加患者有肺结节病史，痰湿阻肺，脾胃虚生寒湿，胃脘部怕凉，更易产生水湿，再加外邪湿邪，出现湿疹。

5. 接下来的中医治疗思路以"急则治其标"为主，结合病史、咽喉壁疱疹，先解表，祛寒除风，此基础上再健脾益肺化痰。这与肺的功能相关，肺主上焦，湿邪偏下，停滞于皮肤，结合其尿酸、肌酐偏高认为湿邪内蕴，泛溢肌肤，而为湿疹。中医讲"开鬼门，洁净府"，用提壶揭盖法，使肺气宣发，利小便，让湿热从下焦排出。外治法：中药硬膏热贴敷辅助治疗，增强疗效；用火针，临床效果明显；艾灸足三里穴，健脾和胃，散寒祛湿；药物熏蒸。最终治疗目的以改善体质来改善患者症状。

6. 该患者的饮食及日常护理的注意事项：室内保持干净整洁，及时开窗通风；出门注意保暖，避免受凉，以防感冒；洗澡水不能过热，不能使用含香精类洗护用品，不能用劲搓揉皮肤；易过敏食物忌口，如毛桃、芒果；少食辛辣刺激食物；不能熬夜，规律作息。

四、刘敬霞主任医师临证讲解

1. 纠正病历书写中的问题

（1）现病史中关于湿疹特征描述太少，如湿疹好发部位、耳后、乳腺、腹股沟是否有湿疹分布，湿疹挠抓以后伴色素沉着，有的呈分开状，有的呈片状，要追踪治疗效果，"在上者风先受之，在下者湿先受之"，用完硬膏后的效果如何，体格检查内容多做补充。

（2）湿疹瘙痒程度，白天还是夜晚较甚，挠抓以后更痒还是瘙痒能减轻，食辛辣或韭菜等食品后有无加重；若以风邪为主，食物一发反而瘙痒会减轻；湿疹是否与熬夜有关；该患者在图书馆工作，是否有粉尘接触史，这一系列原因是否与湿疹有关。病历补充相关内容。

（3）患者是否有口服水杨酸类药物史，是否有食用豆制品或羊肉类等诱发因素。病历补充相关内容。

2. 问题分析和讲解

（1）辨证论治：患者体无胖大，唇干，发病季节在于秋季，属于秋燥，近日气候温暖，属于温燥，燥邪易伤肺津，且易和风邪相合，伤及皮毛，造成皮肤干燥、起疹、脱屑、发痒，引起干燥性湿疹。患者属于围绝经期女性，精血亏少，血虚生风，又伤于秋季燥邪，容易发作干燥性湿疹。湿疹多以头面、耳后、上肢皮肤为多见。此外，风邪也容易和湿邪相合，发为湿疹，且易内外合邪。患者入院后肾功能检查提示，尿酸和肌酐偏高，尿酸和肌酐为湿浊之邪，又脾虚不能运化，导致内生湿邪，此湿邪可以内蕴脏腑，外溢肌肤，和外来湿邪相感，内外湿邪夹杂，诱发或加重湿疹。患者原有湿疹位于下肢，是脾虚湿邪内生，外溢肌肤所致。但本次发病以颈背部湿疹为主，且瘙痒明显，认为是风燥所致，结合舌尖红为燥邪伤津、脉细弱为血虚之象，辨证为血虚风燥是合理的。

（2）从中医"肺主皮毛"的关系分析患者的湿疹是否与肺结节病相关。湿疹属于一种比较常见的皮肤疾病，可能是由过敏体质引起，还有可能是遗传因素或者是精神因素所致，而且与饮食因素也有一定的关系。而肺结节病是属于慢性炎症性肉芽组织形成的疾病。从西医理论分析，湿疹与患者免疫功能相关，但不属于肺部疾病，与肺结节病无明显相关性。从中医学理论分析，"肺主皮毛"，肺气充足，卫气开阖有度，肌肤润泽，可外御邪气，六淫之邪不易侵犯肌表，蕴阻而发皮肤疾病；但是肺气不足，卫气失守，玄府开阖失度，则邪气蕴犯肌表而病。因此，肺主皮毛，一切皮肤病和肺系病证均可由肺而来，湿疹和肺结节病有共同起病脏腑；另外，肺结节病属于中医学"肺积""咳嗽"范畴，其病机为人体正气虚损，邪气乘虚而入，导致痰湿壅肺，其和湿疹存在的共同病邪是湿，湿邪内壅于肺，外犯肌肤，使肺结节病患者发生湿疹者更为多见。因此，从中医"肺主皮毛"理论分析，湿疹发病与肺结节病是有相关性的。

（3）患者湿疹发作前曾食用芒果，建议患者食用当地应季水果；临床要关注患者是否接触过异常化学药品、异常消毒剂；是否使用过香水、沐浴露等有香精的化妆品；是否服用过含中药成分的食品或药品，如薄荷、穿心莲等苦寒之品，因苦寒燥湿，易从下而得。

（4）肌酐、尿酸偏高与湿疹的关系：患者既往未做肌酐和尿酸检查，本次入院后发现肌酐和尿酸均有增高。中医学认为，肌酐和尿酸升高属于中医湿邪范畴，是由脾虚不能运化引起的内生之邪，其性质黏浊。"伤于湿者，下先受之"，由湿邪引起的湿疹，以脐下腹部、下肢、腘窝等部位多发。患者大便黏滞，舌苔中间白腻，均为湿邪之象，表明患者为脾虚湿盛体质。综合分析，患者以颈背部湿疹为主，病机为脾虚湿盛为本，血虚生风为标。

（5）我院治疗湿疹的思路。一阶段有表邪、表寒、表风、表燥，以祛风散寒除湿为主，兼以养血润燥、息风止痒。二阶段以养血补气、健脾益肺、化湿止痒为主。三阶段病机归于下焦脾肾，以健脾肾、化湿浊、消湿疮为主。最后能达到治本作用。具体治疗方法，一是中药口服，二是湿疹硬膏，只要没有火热之邪就可以用火针治疗，点刺湿疹，减轻瘙痒，防止湿疹渗出，预防感染。用药指导：如果有风邪，可用防风、蒺藜、白芷、全蝎；如有热邪，可用黄柏、白鲜皮、桑白皮；如有湿邪，可用苍术、萆薢；可应用养血药，如熟地黄、当归、赤芍；湿疹六联：百部、苍术、五倍子、僵蚕、蝉蜕等，如果有热邪选用蝉蜕，无热邪选用僵蚕；地肤子，蛇床子，其中蛇床子9g（身体偏热），蛇床子6g（身体偏凉）；热证明显者，可选用苦参、黄柏；海桐皮、浮萍、徐长卿，与肺相关；白鲜皮、桑白皮为抗过敏药；乌梅、白芍药，可以改变体质，用于阴血亏虚证，并可降低嗜酸性粒细胞计数；运用祛风药物时，易伤阴血，要加养阴药物。临证要辨证选药，不能单一用药。